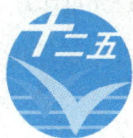

全国中医药行业中等职业教育"十二五"规划教材

生理学基础

（供中医、中医康复保健、护理、中医护理专业用）

主　　编　廖海清（成都中医药大学附属医院针灸学校）
　　　　　贾银花（曲阜中医药学校）

副 主 编　马凤巧（南阳医学高等专科学校）
　　　　　罗丁三（甘肃省中医学校）

编　　委　（以姓氏笔画为序）
　　　　　王达菲（郑州市卫生学校）
　　　　　杨　娜（曲阜中医药学校）
　　　　　姜薇薇（成都中医药大学附属医院针灸学校）
　　　　　崔　文（四川省达州中医学校）
　　　　　崔艳茹（江西中医药大学）

中国中医药出版社
·北　京·

图书在版编目（CIP）数据

生理学基础/廖海清，贾银花主编 . —北京：中国中医药出版社，2015.8(2017.6重印)

全国中医药行业中等职业教育"十二五"规划教材

ISBN 978 - 7 -5132 - 2600 -4

Ⅰ.①生… Ⅱ.①廖… ②贾… Ⅲ.①人体生理学 – 中等专业学校 – 教材

Ⅳ.①R33

中国版本图书馆 CIP 数据核字（2015）第 128432 号

中 国 中 医 药 出 版 社 出 版

北京市朝阳区北三环东路28 号易亨大厦16 层

邮政编码　100013

传真　010 64405750

山东百润本色印刷有限公司印刷

各地新华书店经销

*

开本 787 × 1092　1/16　印张 15.75　字数 350 千字

2015 年 8 月第 1 版　2017 年 6 月第 4 次印刷

书　号　ISBN 978 - 7 - 5132 - 2600 - 4

*

定价　32.00 元

网址　www. cptcm. com

张美林（成都中医药大学附属医院针灸学校党委书记、副校长）

张登山（邢台医学高等专科学校教授）

张震云（山西药科职业学院副院长）

陈　燕（湖南中医药大学护理学院院长）

陈玉奇（沈阳市中医药学校校长）

陈令轩（国家中医药管理局人事教育司综合协调处副主任科员）

周忠民（渭南职业技术学院党委副书记）

胡志方（江西中医药高等专科学校校长）

徐家正（海口市中医药学校校长）

凌　娅（江苏康缘药业股份有限公司副董事长）

郭争鸣（湖南中医药高等专科学校校长）

郭桂明（北京中医医院药学部主任）

唐家奇（湛江中医学校校长、党委书记）

曹世奎（长春中医药大学职业技术学院院长）

龚晋文（山西职工医学院/山西省中医学校党委副书记）

董维春（北京卫生职业学院党委书记、副院长）

谭　工（重庆三峡医药高等专科学校副校长）

潘年松（遵义医药高等专科学校副校长）

秘　书　长　周景玉（国家中医药管理局人事教育司综合协调处副处长）

前　言

中医药职业教育是我国现代职业教育体系的重要组成部分，肩负着培养中医药多样化人才、传承中医药技术技能、推动中医药事业科学发展的重要职责。教育要发展，教材是根本，是提高教育教学质量的重要保证，是人才培养的重要基础。为贯彻落实习近平总书记关于加快发展现代职业教育的重要指示精神和《国家中长期教育改革和发展规划纲要（2010—2020 年）》，国家中医药管理局教材办公室、全国中医药职业教育教学指导委员会紧密结合中医药职业教育特点，适应中医药中等职业教育的教学发展需求，突出中医药中等职业教育的特色，组织完成了"全国中医药行业中等职业教育'十二五'规划教材"建设工作。

作为全国唯一的中医药行业中等职业教育规划教材，本版教材按照"政府指导、学会主办、院校联办、出版社协办"的运作机制，于 2013 年启动编写工作。通过广泛调研、全国范围遴选主编，组建了一支由全国 60 余所中高等中医药院校及相关医院、医药企业等单位组成的联合编写队伍，先后经过主编会议、编委会议、定稿会议等多轮研究论证，在 400 余位编者的共同努力下，历时一年半时间，完成了 36 种规划教材的编写。本套教材由中国中医药出版社出版，供全国中等职业教育学校中医、护理、中医护理、中医康复保健、中药和中药制药等 6 个专业使用。

本套教材具有以下特色：

1. 注重把握培养方向，坚持以就业为导向、以能力为本位、以岗位需求为标准的原则，紧扣培养高素质劳动者和技能型人才的目标进行编写，体现"工学结合"的人才培养模式。

2. 注重中医药职业教育的特点，以教育部新的教学指导意见为纲领，贴近学生、贴近岗位、贴近社会，体现教材针对性、适用性及实用性，符合中医药中等职业教育教学实际。

3. 注重强化精品意识，从教材内容结构、知识点、规范化、标准化、编写技巧、语言文字等方面加以改革，具备"精品教材"特质。

4. 注重教材内容与教学大纲的统一，涵盖资格考试全部内容及所有考试要求的知识点，满足学生获得"双证书"及相关工作岗位需求，有利于促进学生就业。

5. 注重创新教材呈现形式，版式设计新颖、活泼、图文并茂，配有网络教学大纲指导教与学（相关内容可在中国中医药出版社网站 www.cptcm.com 下载），符合中等职业学校学生认知规律及特点，有利于增强学生的学习兴趣。

本版教材的组织编写得到了国家中医药管理局的精心指导、全国中医药中等职业教育学校的大力支持、相关专家和教材编写团队的辛勤付出，保证了教材质量，提升了教材水平，在此表示诚挚的谢意！

我们衷心希望本版规划教材能在相关课程的教学中发挥积极的作用，通过教学实践的检验不断改进和完善。敬请各教学单位、教学人员及广大学生多提宝贵意见，以便再版时予以修正，提升教材质量。

国家中医药管理局教材办公室

全国中医药职业教育教学指导委员会

中国中医药出版社

2015 年 4 月

编写说明

　　《生理学基础》是"全国中医药行业中等职业教育'十二五'规划教材"之一。本教材依据习近平总书记关于加快发展现代职业教育的重要指示和《国家中长期教育改革和发展规划纲要（2010—2020 年)》精神，为适应中医药中等职业教育的教学发展需求，突出中医药中等职业教育的特色，由全国中医药职业教育教学指导委员会、国家中医药管理局教材办公室统一规划、宏观指导，中国中医药出版社具体组织，全国中医药中等职业教育学校联合编写，供中医药中等职业教育中医、中医康复保健、护理、中医护理等专业教学使用的教材。

　　本教材体现了中医药职业教育的特点，在保证教材的思想性、科学性、先进性前提下，特别注重教材的启发性和实用性。根据职业教育学生的特点，以学生为中心，以"三对接"为宗旨，在内容的深度和广度上，遵循"必须、够用"原则，兼顾生理学理论体系的系统性和完整性，在语言表达上力求精炼、准确，化繁为简。为方便学生自学、拓展知识面和训练思维，在每章前以提炼关键词的方式呈现"学习要点"；在部分内容前置入"问题导入"，以提高学生的学习兴趣，培养学生对实际问题的思考和分析能力；在正文适当位置添加"知识链接"，以增加教材的可读性和趣味性；编写章后小结和课后习题，帮助学生复习掌握基本知识，并有效融入中医执业助理医师和护士资格考试知识点。

　　本教材的编写分工如下：第一章绪论由廖海清编写；第二章细胞的基本功能由姜薇薇编写；第三章血液和第四章血液循环由马凤巧编写；第五章呼吸由崔艳茹编写；第六章消化和吸收由贾银花编写；第七章能量代谢和体温由杨娜编写；第八章尿的生成与排放由王达菲编写；第九章感觉器官的功能、第十章神经系统生理和第十一章内分泌由罗丁三编写；第十二章生殖由崔文编写。实验指导由对应的理论部分编者编写。

　　在编写过程中，编者参考了许多同行的研究资料，并参阅了多版《生理学基础》教材，各参编学校给予了大力支持，在此一并致以衷心感谢。

　　由于编者水平有限，时间仓促，不足与疏漏之处在所难免，敬请广大师生在使用过程中提出宝贵意见，以便再版时修订提高。

《生理学基础》编委会

2015 年 5 月

目　录

第一章　绪　　论

1. 生理学研究的对象和任务，生理学与医学的关系。
2. 生命活动的基本特征，刺激、反应、兴奋、抑制、兴奋性和阈值的概念。
3. 内环境的概念，稳态及其意义。
4. 比较神经调节、体液调节、自身调节的特点，举例说明反射、反馈、正反馈、负反馈及其意义。

第一节　生理学研究的对象和任务

一、生理学的概念

纷繁复杂的地球充满了丰富多彩的生命现象，世界上最高级、最复杂、最神秘的物质运动形式是生命活动。凡是具有生命活动的个体就是生物体，包括一切动物、植物和微生物。**生理学**是研究生物体生命活动及其规律的科学。人是生物体中最复杂、最高级的群体，研究正常人体的生命活动及其规律的科学称为**人体生理学**。人体生理学与人类的医疗实践活动密切相关，因此又称**医学生理学**，简称生理学。生理学的任务就是通过研究人体生命活动的发生机制、条件，以及体内、外环境变化对各种生命活动的影响，例如呼吸、消化、循环、肌肉运动、生殖等，从而掌握人体各种生理活动发展、变化的规律。

知识链接

生理学研究的三个层次

人体的结构和功能极其复杂，对生命活动的研究通常在三个不同层次上进行。

1. 整体水平　以完整机体为研究对象。观察和分析在不同生理情况下机体各器官系统之间的相互联系、相互协调。例如在运动时呼吸、血压、心率等生理功能发生的变化及其规律。

2. 器官与系统水平　以器官系统为研究对象。例如研究心脏的射血功能，影响心脏活动的因素，以及心脏活动对于血液循环和整体生命活动的意义等。

3. 细胞及分子水平　以细胞及其所含的物质分子为研究对象。例如肌细胞膜、肌质网、肌原纤维等亚显微结构的功能，以及细胞中蛋白质、无机盐等物质分子和离子运动的理化过程等。

二、学习生理学的意义

生理学的理论和研究成果可指导临床医护实践，并在实践中得到检验、完善；而临床实践中不断发现的新问题，又为生理学的研究提出新课题、新任务，从而推动生理学的不断发展。人体出现的亚健康现象和各种疾病，无不是正常生命活动发生量变和质变的结果，只有掌握了正常生命活动的规律，才能去认识、探索亚健康和疾病的发生、发展及调理、防治规律。所以，学习生理学的目的是掌握正常人体生命活动的基本规律，为以后学习其他学科（如病理学、内科学等）和医护工作实践提供重要的理论基础。

三、学习生理学的方法

（一）生理学的常用实验方法

生理学是一门实验科学。生理学的所有知识均建立在实验研究和临床观察的基础上，所以，学好生理学，首先要了解生理学的实验方法。

生理学的实验方法包括急性实验和慢性实验两大类，为了避免实验对人体造成伤害，实验对象往往选择各种实验动物。

1. 急性实验方法　实验过程一般不能持续太久，实验后动物往往不能生存。具体可分为：

（1）**离体细胞、分子实验法**　将动物细胞取出进行细胞培养、实验分析，或分离出亚细胞成分进行分子生物学实验。例如，取动物的心肌细胞，在其细胞膜上进行离子通道的实验分析研究。

（2）**离体组织、器官实验法**　从活着或刚死去的动物身上取下要研究的器官组织，置于一定的人工环境中，并在一定时间内保持其生理功能以进行研究。例如，取动物的神经组织，在离体条件下研究神经组织的生物电活动。

（3）**活体解剖法**　在动物麻醉或毁坏其大脑的条件下，进行活体解剖，对体内各器官进行预定的实验研究。例如，在动物体内直接观察胃肠运动的形式及分析其影响因素。

2. 慢性实验方法　在清醒而完整的动物身上，观察其整体活动或某一器官对体内、外环境条件变化的反应规律。

（二）学习生理学需要注意的几个方面

（1）**结构与功能联系**　机体的结构与功能是相适应的。各器官、组织和细胞是其功能活动的结构和物质基础，功能活动则是这些结构的运动形式。一旦结构发生变化，功能活动必将随之变化；反过来，功能长期变化，也可导致结构的改变。

（2）局部与整体联系　构成机体各系统的器官，虽然具有不同的形态、结构与功能，但这些结构和功能都是机体的一部分。

（3）机体与环境联系　机体通过与外环境之间不断地进行物质、能量和信息交换而生存。外环境的变化必然直接或间接影响机体的功能。特殊环境下机体必然表现出相应功能活动变化。随着科技的进步，人类活动空间已向极地、太空和深海等特殊空间延伸，这就给生理科学带来了更多的研究课题。

（4）理论与实践联系　生理学实验教学和理论教学是相辅相成的。在实验学习中需要同学们积极、主动参与，认真观察，并结合理论对实验结果进行客观分析，才能加深对有关知识的理解。

第二节　生命的基本特征

生命活动的形式是多种多样的，那么，怎样判断一个物体是否具有生命？生物学家通过广泛而深入的研究，发现各种生物体的生命活动具有新陈代谢、兴奋性、生殖和适应性的基本特征。

一、新陈代谢

【问题导入】

一个人能不能不进食？为什么正常人每天都要大小便？

新陈代谢是指机体与环境之间进行物质和能量交换，实现自我更新的过程。

新陈代谢包括合成代谢（同化作用）和分解代谢（异化作用）。合成代谢是指机体不断从环境中摄取营养物质来合成自身的成分，并储存能量的过程。分解代谢是指机体不断分解自身的物质，释放能量供生命活动的需要，并把代谢产物排出体外的过程。物质的合成和分解称为物质代谢；伴随物质代谢而产生的能量储存、释放、转移和利用过程称为能量代谢。在新陈代谢中，物质代谢和能量代谢同时进行，不可分割地联系在一起。

新陈代谢是机体与环境的最基本联系，也是生命的基本因素。机体在新陈代谢的基础上表现出生长、发育、生殖、运动等一切生命活动形式。新陈代谢一旦停止，生命也就随之终结，所以新陈代谢是生命活动最基本的特征。

二、兴奋性

【问题导入】

冬天，从温暖的室内走到寒冷的户外，人体为什么会出现打寒战、起"鸡皮疙瘩"等现象？

兴奋性是指机体或组织对刺激发生反应的能力或特性。当机体所处的内外环境条件发生变化时，其功能活动会发生相应改变，由此生物体不断主动地适应环境得以生存。

(一) 刺激与反应

作用于机体或组织的环境条件发生变化称为**刺激**。刺激按其性质可分为：①物理刺激，如声、光、电流、射线、机械、温度等；②化学刺激，如酸、碱、离子、药物等；③生物刺激，如细菌、病毒、抗体等。对人类来讲，社会因素和心理活动构成的刺激对人体的生理功能和疾病的发生、发展具有十分重要的作用。

接受刺激后，机体活动状态发生的相应变化称为**反应**。如寒冷刺激可使机体分解代谢加强，产热量增加、皮肤血管收缩、散热减少，甚至肌肉颤抖等，这就是机体对寒冷刺激的反应。

知识链接

可兴奋组织

在机体各种组织中，神经、肌肉和腺体的兴奋性最高，它们反应迅速，易于观察，并有电位变化作为客观标志。在生理学中，这些组织称为"可兴奋组织"。它们对刺激的兴奋反应形式各异，如神经组织的兴奋表现为动作电位的产生和传导，肌肉组织的兴奋表现为收缩，腺体的兴奋表现为分泌。可见，组织兴奋反应的形式也就是它特殊功能的体现。

刺激的种类很多，但并非所有刺激都能引起机体发生反应。实验表明，任何刺激要引起机体或组织产生反应必须具备三个条件：刺激强度、刺激持续时间和强度变化率。

1. 刺激强度

【问题导入】

在生活中，人为什么可以直接接触干电池，却不能直接接触通电的插座？

如将刺激的时间和强度变化率保持不变，刺激必须要达到一定的强度，才能引起组织反应。能引起组织发生反应的最小刺激强度称为**阈强度**或**阈值**。组织的兴奋性与阈强度呈反比关系，即阈强度愈小，组织的兴奋性愈高，故阈强度可反映组织兴奋性的高低。强度等于阈值的刺激称为**阈刺激**，大于阈值的刺激称为**阈上刺激**，小于阈值的刺激称为**阈下刺激**。阈刺激和阈上刺激都能引起组织发生反应，所以是有效刺激，而单个阈下刺激则不能引起组织反应。

2. 刺激持续时间

【问题导入】

高频电热疗法是临床常见的治疗手段，虽然电压很高，甚至上千伏。但为什么电流通过人体组织时只产生热，而不会电死人？

刺激必须持续一定时间，才能引起组织反应。如果刺激持续时间太短，那么即使强度再大，也不能引起组织反应。

3. 强度变化率

【问题导入】

从午后到黄昏阳光逐渐减弱，人眼睛无明显不适感觉，但为什么晚上突然关闭电灯，人会感到眼前一片漆黑？

刺激作为引起组织反应的一种动因，必须有变化。刺激由弱变强，或由强变弱，均可引起组织反应。单位时间（秒）内强度变化的量，也即强度变化速度，称为强度变化率。强度变化率愈大，刺激作用愈强，反之，强度变化率愈小，刺激作用愈弱。

（二）兴奋和抑制

当机体接受刺激而发生反应时，有两种基本表现形式，即兴奋和抑制。**兴奋**是指机体接受刺激后由相对静息状态变为活动状态，或活动由弱变强。当人遇到紧急情况时出现心跳加快、呼吸急促、动作迅速等，这些表现即为兴奋反应。**抑制**是指机体接受刺激后由活动状态转入静息状态，或活动由强变弱。如长时间待在密闭的轿车内，人会出现头晕、乏力、呼吸减弱甚至暂停等，即表现为呼吸抑制。

机体接受刺激后究竟发生兴奋还是抑制，主要取决于两个方面：

(1) 刺激的质和量
①质：机体处于同样的功能状态，刺激的性质不一样，产生的反应会不同。例如肾上腺素作用于心脏，使心跳加强、加快等，产生了兴奋现象；而乙酰胆碱作用于心脏，可使心脏跳动减弱、减慢等，产生了抑制现象。
②量：强弱不同，反应可不同。例如，疼痛刺激可引起心跳加强、呼吸加快、血压升高等，这是兴奋的表现；而过于剧烈的疼痛则会引起心跳减弱、呼吸变慢、血压降低，甚至意识丧失，这却是抑制的表现。

(2) 机体的功能状态　机体的功能状态不同时，同样的刺激，引起的反应可不同。例如，在饥饿和饱食状态下，人对食物的反应是截然不同的。

三、生殖

生物体生长发育到一定阶段后，能产生与自己相似的子代个体，这种功能称为生殖。生物个体的寿命是有限的，只有通过生殖过程产生新的个体才能使种系得以延续，生命之火才能长存不熄。

近年来，随着**克隆**技术的不断成熟与发展，使人类无性繁殖成为可能。

四、适应性

【问题导入】

为什么大太阳天人从室外突然进入较暗的房间，开始什么也看不见，等一会儿眼睛才能逐渐看见东西？

自然界的许多因素，如气温、气压、湿度、阳光等变化，都可构成对机体的刺激而影响生命活动。但是机体能根据环境条件的变化，不断地调整各系统的功能和相互关系，使机体与环境之间取得平衡统一，保证生命活动的正常进行。机体具备的这种根据外部环境变化来调整内部关系的生理特性称为**适应性**，生理学称为习服。

以体温的调节为例，适应性分为行为适应和生理适应两种类型。当外界气温高于体温时，机体可通过减少衣着，寻找阴凉有风的地方，甚至借助空调、风扇以维持正常体温，此为体温的行为调节；与此同时，在环境气温较高时，机体皮肤血管扩张，血流加快，通过对流、传导、蒸发、辐射等物理方式加快生理散热过程，以维持正常体温，是为生理性体温调节。

第三节　机体与环境

机体的一切生命活动都是在一定的环境中进行的。机体的环境有内环境和外环境之分。

组成人体的细胞数以亿计，其中绝大多数细胞并不直接与外界自然环境接触。那么，这些与外界环境隔离的细胞又生活在怎样的环境中呢？它们又是怎样与外界环境进行物质交换呢？这得从人体内的液体说起。

一、体液

人体内的液体总称为**体液**。正常成年人体液约占体重的60%。体液可分为两大部分：存在于细胞内的称为**细胞内液**，约占2/3；存在于细胞外的称为**细胞外液**，约占1/3，其中的3/4分布于细胞间隙内，称组织液，约1/4在血管中不断循环流动，即血浆，还有少量的淋巴液和脑脊液等。

二、内环境

体内绝大多数细胞并不与外环境直接接触，而是浸于细胞外液之中。人体摄取的营养物质必须通过细胞外液才能进入细胞内；而细胞的代谢产物也首先排至细胞外液，最后才能排出体外。所以，细胞外液是细胞直接生活的体内环境，称为机体的**内环境**。

知识链接

外 环 境

外环境主要是指自然环境（如气温、湿度、阳光、土壤等）。近几十年来，由于工业的快速发展，"三废"对环境的污染，加上水土流失等，使自然生态系统遭到了严重破坏，已经严重影响人类的健康。除了自然环境，还有社会环境、心理因素等。社会因素的剧烈变化，可成为人类致病因素。心理因素，也越来越显现，成为影响人类生命活动的重要因素。

三、稳态

内环境为细胞的代谢提供必要的理化条件和营养物质，并接受来自细胞的各种代谢产物。尽管机体所处的外环境可有很大变化，但细胞外液中的各种理化因素和物质浓度变动却很小。将内环境的理化特性保持相对稳定的状态，称为**稳态**。例如，人体每日产生大量的酸，但正常人血液的 pH 值仅在 7.35～7.45 之间浮动。这是由于机体有一系列缓冲功能，并通过血液循环将多余的酸运至肾、肺等器官排出的缘故。

内环境的稳态是细胞进行正常生命活动的必要条件。因为新陈代谢的各个过程都是酶促反应，而酶促反应要求理化条件必须保持在一个狭小范围内变化才能顺利进行；组织细胞的兴奋性等生理特性，也只有在一定的理化条件下才能维持正常。机体的一切调节活动最终的生物学意义都在于维持内环境的稳态。一旦调节系统或器官组织的活动发生紊乱，稳态不能维持，就会引起细胞新陈代谢紊乱，并导致疾病，甚至危及生命。

第四节　人体生理功能的调节

机体能够保持其自身的稳态和对环境的适应，这是因为机体有一整套完整的调节系统和控制系统，它能对各系统、器官、组织和细胞的各种生理功能进行有效调节和控制。

一、人体生理功能的调节方式

人体生理功能的调节方式主要有神经调节、体液调节和自身调节，其中以神经调节最为重要。

（一）神经调节

【问题导入】

为什么手无意间碰到针尖，会迅速缩回？

神经调节是指通过神经系统的活动对机体生理功能进行的调节。神经调节的基本方式是反射。所谓**反射**，是指在中枢神经系统的参与下，机体对体内、外环境刺激做出的适应性反应。完整机体的一切活动，就其本质来说，都是反射活动。

反射的结构基础是反射弧，它由感受器、传入神经、反射中枢、传出神经和效应器五个部分组成（图1-1）。反射活动的完成有赖于反射弧的完整，其中任何一部分受损，反射活动即消失。

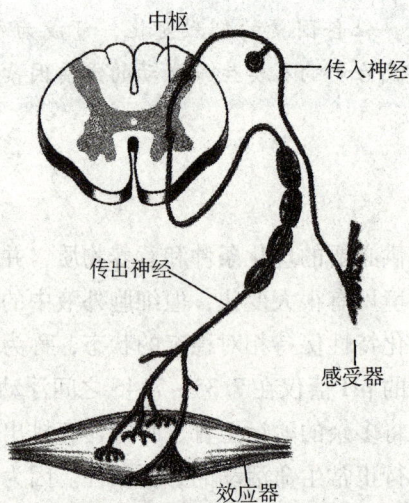

图1-1 反射弧及其组成示意图

反射可分为非条件反射和条件反射两大类。

(1) **非条件反射** 非条件反射是与生俱来的，其反射弧和反射活动较为固定，数量有限，是一种初级的神经活动，反射中枢大都位于中枢神经系统的低级部位，是机体适应环境的基本手段。如吸吮反射就属非条件反射。

(2) **条件反射** 条件反射是在非条件反射的基础上经后天学习和训练后建立起来的一种高级神经活动。这种反射活动不是一成不变的，当环境条件改变时，相应的条件反射也会发生改变。因此，条件反射的反射弧不固定。巴甫洛夫认为大脑半球是形成条件反射的主要器官。条件反射是一种高级的调节方式，可使机体对环境的适应范围扩大，并有预见性，且更灵活。

神经调节的特点是迅速、短暂而精确，具有高度的协调和整合功能，所以是人体功能调节中最主要的调节方式。

（二）体液调节

【问题导入】

为什么有人在考试中，会出现面部发红、手心出汗的现象？

体液调节是指体液中的化学物质（如激素、代谢产物等），通过体液途径对人体功能进行的调节。分为全身性体液调节和局部性体液调节。

(1) **全身性体液调节** 激素经血液循环到全身各处，影响各器官的活动，称为全身性体液调节。如甲状腺产生的甲状腺激素，通过血液循环运输到全身各组织细胞，促进物质代谢和能量代时，促进生长与发育过程。

(2) **局部性体液调节** 某些细胞或组织分泌的生物活性物质及代谢产物，借细胞外液扩散至邻近细胞，调节其活动，称为局部性体液调节。如肥大细胞释放组胺、白三烯类物质，可引起局部血管扩张、通透性增加，出现红肿现象。

体液调节的特点是比较缓慢、持久而弥散，对调节机体的代谢、生长、发育和生殖等生理过程具有重要意义。

在完整机体内，神经调节和体液调节相辅相成，密切相关，而神经调节在多数情况下处于主导地位。神经系统同全身各器官有广泛联系，大多数内分泌腺或内分泌细胞直接或间接接受神经系统的调节。所以，体液调节常作为反射弧传出途径中的一个中间环节或辅助部分而发挥作用，形成"神经－体液调节"（图1－2）。如肾上腺髓质受交感神经支配，交感神经兴奋时，可使肾上腺髓质分泌肾上腺素和去甲肾上腺素增加，从而使神经与体液因素共同参与机体的调节活动。

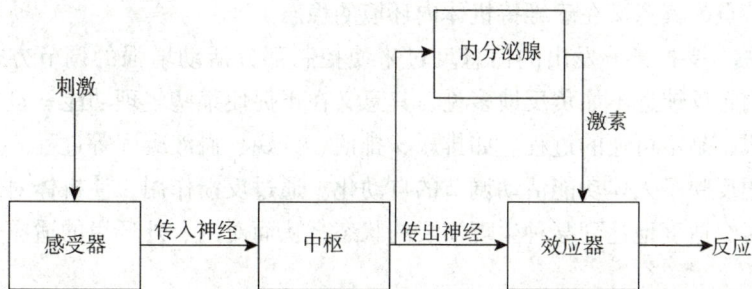

图1－2 神经调节和神经－体液调节示意图

（三）自身调节

【问题导入】

为什么有些人由蹲位突然直立时会出现头昏眼花现象，但症状很快就会减轻或消失？

自身调节是指组织细胞在不依赖神经或体液因素的作用下，自身对刺激产生的一种适应性反应。如当动脉血压在一定范围内波动时，脑血管可通过自身的舒缩活动来改变血流阻力，使脑血流量经常保持相对恒定。一般说来，自身调节是一种比较简单、局限、调节幅度较小的调节方式，但对于人体生理功能的调节同样具有重要意义。

二、生理功能的自动控制系统

人体生理功能的各种调节实际上为一个"自动控制"系统。在自动控制系统中，控制部分与受控部分相互作用，通过闭合环路而实现。在人体内，控制部分相当于反射中枢或内分泌腺；受控部分相当于效应器或靶器官、靶细胞。在这种闭合环路的调节过程中，由受控部分发出的信息反过来影响控制部分活动的调节方式称为**反馈调节**（图1-3）。反馈调节有负反馈和正反馈两种方式。

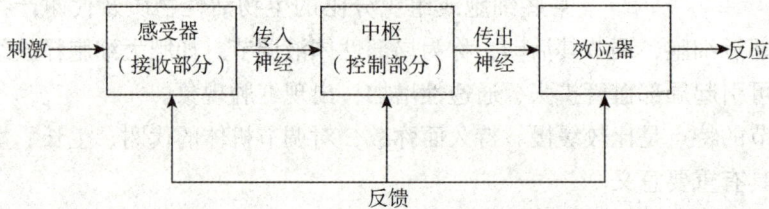

```
刺激──→  感受器  ──传入──→  中枢   ──传出──→  效应器  ──→反应
        （接收部分）  神经  （控制部分）  神经
                      ↑                              │
                      └──────────── 反馈 ────────────┘
```

图1-3　生理功能的反馈调节示意图

1. 负反馈　受控部分发出的信息反过来使控制部分活动减弱的调节方式称为**负反馈**。在正常人体内负反馈较多见，且极为重要。如当动脉血压升高时，反馈信息抑制心血管中枢的活动，使血压下降；而当动脉血压降低时，反馈信息对心血管中枢的抑制作用减弱，从而使心血管活动增加，血压得以回升，以维持血压稳定。可见，负反馈具有双向调节的特点，其意义在于维持机体内环境的稳态。

2. 正反馈　受控部分发出的信息反过来使控制部分活动增强的调节方式称为**正反馈**。在人体内正反馈远不如负反馈多见，其意义在于促使某些生理功能一旦发动就迅速加强直至完成，是不可逆的过程。如排尿、排便、分娩、血液凝固等过程。

反馈作用反映了人体功能活动调节的自动化。通过反馈作用，使机体对刺激的反应能足量、及时、适度地达到某种生理需要的状态，从而对内、外环境的适应更为完善。

小　　结

生理学是研究生物体生命活动及其规律的科学。新陈代谢、兴奋性、生殖和适应性是生命活动的基本特征。新陈代谢是指机体与环境之间进行物质和能量交换实现自我更新的过程。作用于机体的环境条件变化称为刺激。接受刺激后，机体活动状态发生的相应变化称为反应。反应有两种基本形式，即兴奋和抑制。有效刺激必须具备三个条件：刺激强度、持续时间和强度变化率。能引起组织发生反应的最小刺激强度称为阈强度或阈值。机体对刺激发生反应的能力或特性称为兴奋性。细胞外液是细胞直接生活的体内环境，称内环境。内环境的理化特性处于相对稳定的状态称为稳态。人体生理功能的调节方式主要有神经调节、体液调节和自身调节。神经调节的特点是迅速、短暂而精确。体液调节的特点是比较缓慢、持久而弥散。反馈调节有负反馈和正反馈两种方式。负反馈是指受控部分发出的信息反过来使控制部分活动减弱的调节方式，其意义在于维持机体内环境的相对稳定。正反馈是指受控部分发出的信息反过来使控制部分活动增强的调节方式，其意义在于促使某些生理功能一旦发动就迅速加强直至完成。

课 后 习 题

一、名词解释

新陈代谢　兴奋性　适应性　阈值　兴奋　内环境　反射　条件反射　负反馈

二、填空题

1. 生命活动的基本特征有＿＿＿＿＿、＿＿＿＿＿、＿＿＿＿＿和＿＿＿＿＿。
2. 机体生理功能的调节方式包括 ＿＿＿＿＿、＿＿＿＿＿ 和＿＿＿＿＿。
3. 神经调节的基本方式是＿＿＿＿＿，其结构基础是＿＿＿＿＿。
4. 衡量组织细胞兴奋性高低的客观指标是＿＿＿＿＿，它与兴奋性呈＿＿＿＿＿关系。
5. 反射可分为＿＿＿＿＿和＿＿＿＿＿两大类。

三、单项选择题

1. 正常人体内环境的理化特性经常保持
   A. 固定不变　　　　　　B. 相对恒定　　　　　C. 随机多变
   D. 绝对平衡　　　　　　E. 以上都是
2. 不属于正反馈的活动有
   A. 排尿反射　　　　　　B. 血液凝固　　　　　C. 分娩过程
   D. 体温调节　　　　　　E. 排便反射
3. 体液调节的特点是
   A. 精确　　　　　　　　B. 短暂　　　　　　　C. 广泛
   D. 迅速　　　　　　　　E. 局限
4. 下列叙述不属于非条件反射的是
   A. 受到伤害刺激的肢体出现屈曲
   B. 吸入气体中氧浓度降低引起呼吸加深加快
   C. 食物入口引起唾液分泌
   D. 见到美味食物引起唾液分泌
   E. 强光下瞳孔缩小
5. 人体功能的主要调节方式是
   A. 神经调节　　　　　　B. 体液调节　　　　　C. 自身调节
   D. 负反馈　　　　　　　E. 正反馈

四、简答题

1. 人体生理功能活动的调节方式有哪些？各有何特征？其相互关系如何？
2. 何谓内环境和稳态？有何重要生理意义？

第二章　细胞的基本功能

学习要点

1. 细胞膜物质转运的形式、特点和意义。
2. 静息电位、动作电位的概念、特点、产生原理及生理意义。
3. 动作电位传导的概念及特点。
4. 骨骼肌收缩过程及收缩形式。
5. 受体、极化、去极化、超极化、阈电位、前负荷、后负荷的概念。

　　细胞是人体的结构和功能基本单位。细胞功能变化可影响整体活动，因此，只有了解细胞的基本功能，才能深入理解机体各系统、器官生命活动的规律。细胞功能涉及许多方面，本章仅讨论细胞膜的基本功能、细胞生物电现象和肌细胞的收缩运动。

第一节　细胞膜的基本功能

【问题导入】

　　新陈代谢是细胞的基本生理特征，所以每天会有许多的物质进出细胞，那它们是如何顺利穿过细胞膜的呢？

一、细胞膜的物质转运功能

　　细胞膜是细胞内容物与周围环境之间的屏障，是一种具有特殊结构和功能的半透膜，起支持和保护细胞的作用。它也是细胞与周围环境进行物质交换的重要场所，细胞内外物质交换，必须通过细胞膜转运。

　　物质经细胞膜进出细胞的过程称细胞膜的物质转运，又称**跨膜转运**。细胞膜以液态脂质双分子层为基架，其中镶嵌着具有不同生理功能的蛋白质称膜蛋白，膜蛋白是细胞膜各种功能的主要执行者。（图2-1）

　　物质以何种方式进行跨膜转运主要取决于：①物质分子质量的大小。小分子物质可直接穿过细胞膜进行转运，而大分子物质的转运则需细胞膜进行复杂的变形活动。②物质转运是顺浓度差（或电位差）还是逆浓度差（或电位差）。顺浓度差转运细胞不需要

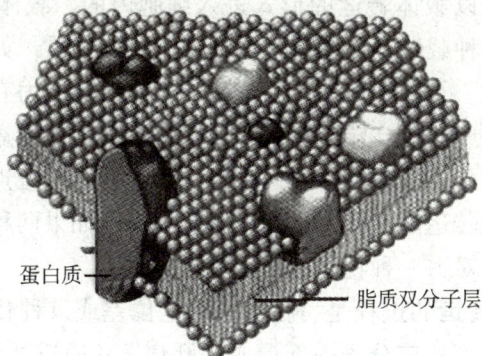

蛋白质——

——脂质双分子层

图 2 - 1　细胞膜的基本结构模式图

消耗能量，而逆浓度差转运需消耗能量。③物质是脂溶性还是水溶性。小分子的脂溶性物质较水溶性物质容易通过细胞膜进行转运。常见的几种跨膜转运形式如下。

（一）单纯扩散

单纯扩散是指脂溶性小分子物质从细胞膜高浓度一侧向低浓度一侧转运的过程。在人体以单纯扩散方式进出细胞的物质很少，比较确定的有 O_2、CO_2、N_2 等小分子物质。这些小分子是顺浓度差转运，不需要细胞消耗能量。影响单纯扩散的主要因素有两个，即膜两侧的溶质分子浓度梯度（浓度差）和膜对该物质的通透性。

（二）易化扩散

易化扩散是指水溶性或脂溶性很小的物质跨膜转运时，依靠镶嵌在细胞膜上的特殊蛋白质帮助，顺浓度差或（和）电位差扩散的过程。它将本来不能或极难进行的跨膜扩散变得容易进行，所以叫易化扩散。目前认为，参与易化扩散的镶嵌蛋白有两种类型：一种是载体蛋白，简称载体；一种是通道蛋白，简称通道。因而将易化扩散分为两种类型。

1. 载体转运　**载体转运**的过程可能是，细胞膜载体蛋白分子上有一个或数个能与某种转运物质相结合的位点，物质在高浓度一侧与位点结合后，载体蛋白本身发生变构作用，从而将该物质运到低浓度一侧，然后物质与载体蛋白分离，完成转运。载体蛋白恢复原来结构，并可反复使用。（图 2 - 2）

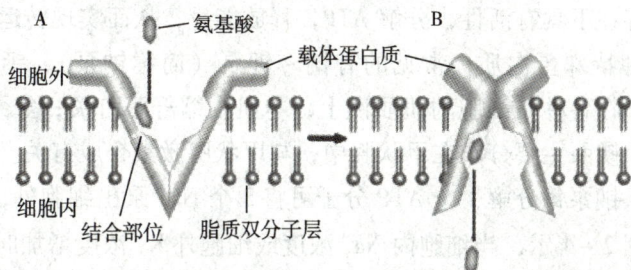

A　　　　氨基酸　　　　　　B

细胞外　　　　　　载体蛋白质

细胞内

　　结合部位　　脂质双分子层

图 2 - 2　载体转运示意图

A. 载体蛋白在膜的一侧与被动转运物结合；B. 载体蛋白在膜的另一侧与被动转运物分离

如葡萄糖、氨基酸是以载体转运的形式进入细胞内的。载体转运具有以下三个特点：①高度特异性，即一种载体只能转运某种特定结构的物质，如葡萄糖载体只能转运葡萄糖，不能转运氨基酸。②饱和现象，即载体转运物质的能力有一定限度，当在一定范围内增加被转运物质浓度能提高转运速度和转运量，但当被转运物质浓度增加超过一定限度时，转运量不再增加，这是因为载体蛋白的数量和结合位点是有限的。③竞争性抑制，即一种载体有同时转运两种及以上物质的能力时，如果两种物质同时存在，则一种物质浓度增加，将减弱对另一种物质的转运。

2. 通道转运　**通道转运**的过程是，在膜两侧电位差或某种化学物质的作用下，通道蛋白分子的结构发生改变，使分子内部形成"孔道"（通道开放），被转运的物质能顺电位梯度或浓度梯度通过细胞膜。通道关闭时，该物质转运停止。（图2-3）

通道蛋白像贯穿于细胞膜并带有闸门的管道，有备用、激活（开放）、失活（关闭）三种功能状态。通道的开关是通过"闸门"来控制的，如果"闸门"的开闭主要由膜两侧电位差决定，那该通道称为电压门控通道；如果通道的开闭主要由化学物质决定，那么该通道称化学门控通道。无机离子如 Na^+、K^+、Ca^{2+} 等简单离子就是通过通道转运的。

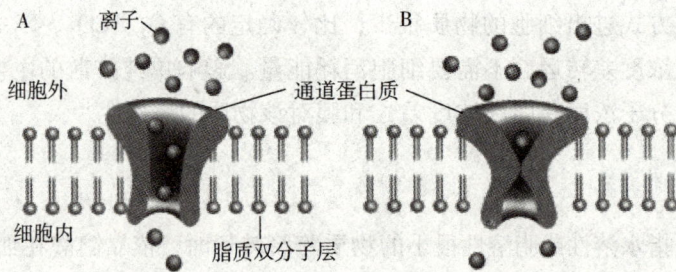

图2-3　通道转运示意图
A. 通道呈开放（激活）状态；B. 通道呈关闭（失活）状态

（三）主动转运

主动转运是指物质依靠膜上"泵蛋白"的作用，逆浓度梯度或电位梯度的转运过程。在此过程中，细胞膜或细胞要消耗能量，泵蛋白具有三磷酸腺苷（ATP）酶作用，并在一定的离子存在下具有活性，分解 ATP，释放能量，从而实现转运。

泵蛋白是一种特殊蛋白质，常见的有钠-钾泵（简称钠泵）、钙泵、氢泵、碘泵等。钙泵主要分布在各种肌细胞的肌质网上，与肌收缩舒张有关；氢泵见于胃黏膜中，与胃液分泌有关；碘泵主要分布在甲状腺中，与甲状腺激素合成有关。

一般情况下，钠泵每分解 1 个 ATP 分子可将 3 个 Na^+ 泵出细胞外，同时将 2 个 K^+ 泵入细胞内。如图2-4示，当细胞内 Na^+ 浓度或细胞外 K^+ 浓度增加时可激活钠泵，而缺氧、能量供应不足、低温、酸中毒等因素可使钠泵活动减弱，某些药物如毒毛花苷（哇巴因）可抑制钠泵活动。钠泵活动的生理意义在于维持细胞内外 Na^+、K^+ 浓度差。

①维持细胞内高 K^+，这是许多生理活动进行的必要条件。②维持细胞内低 Na^+，阻止水分大量进入细胞，保持细胞正常形态和功能。③维持细胞外高 Na^+，这是可兴奋细胞产生兴奋的基础，也为营养物质继发性主动转运提供能量来源。

主动转运分原发性主动转运和继发性主动转运，一般所说的主动转运指的是原发性主动转运。泵的主动转运，形成并维持了细胞内外离子的不同分布和浓度差。

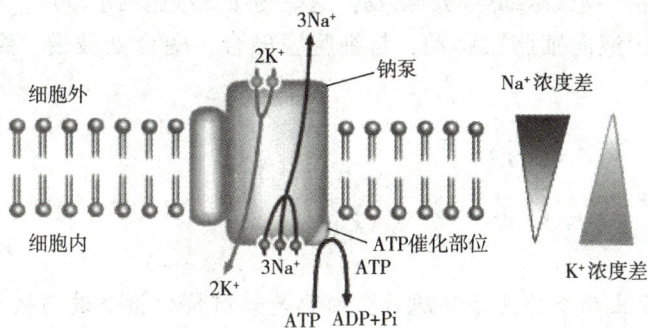

图 2-4 钠泵主动转运示意图

（四）入胞和出胞

一些大分子物质或团块进出细胞，必须通过细胞膜一系列复杂的变形吞吐活动才能完成，这些过程需要细胞提供能量。

1. 入胞（胞吞） 细胞外大分子物质或团块进入细胞内的过程称为入胞（图 2-5），如血浆脂蛋白、大分子营养物质、细菌等进入细胞。如果进入的物质是固体，称为**吞噬**；如果是液体，称为**吞饮**。

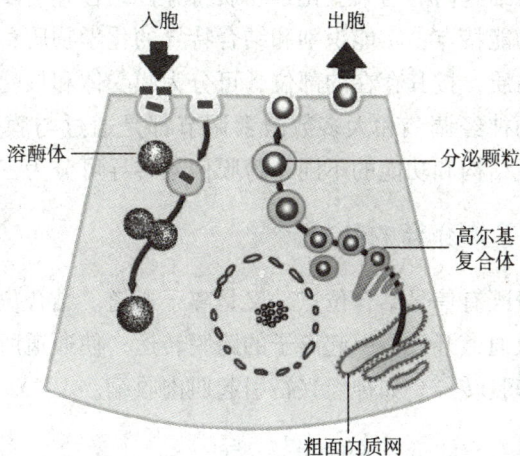

图 2-5 胞吞与胞吐式转运示意图

入胞过程开始是细胞先向胞外物质周围伸出伪足，伪足逐渐将物质包围和封闭起来，通过细胞膜的融合和断裂，使之进入胞质而形成小泡（吞噬体）；有时胞外物质与细胞膜接触后，引起该处膜内陷，将外来物质包围和封闭，再进入胞质。在胞质内，小泡与溶酶体接触后，两膜融合成一体，溶酶体内的水解酶即可将进入的物质消化。

2. 出胞（胞吐） 大分子内容物通过细胞膜的运动排出细胞的过程称为**出胞**。主要见于细胞的代谢产物或腺细胞的分泌物，这些物质在细胞内形成后，被一层膜性物质包裹形成囊泡，囊泡向细胞膜移动，与细胞膜融合，融合处破裂，囊泡内物质排出细胞。

二、细胞膜的受体功能

【问题导入】

当机体发出指令作用于细胞时，细胞是如何接受指令进而做出快速反应的呢？

有效刺激作用于细胞时，构成刺激的信号物质分子并不一定进入细胞内，但却能引起细胞功能的改变，这是因为细胞膜具有跨膜信号转导功能。

机体通过各种信号物质（绝大部分是化学物质）来调节细胞的新陈代谢和功能活动。信号物质大体可分为两类：一类是疏水性信号物质，如皮质激素，这类物质进入细胞内，与细胞内受体结合，产生生物效应，从而发挥对细胞的调节作用。另一类为数更多的是亲水性信号物质，它们难以通过细胞膜进入细胞内，只能作用于细胞膜表面的受体，通过膜受体中介，将信号物质带有的调节信息传递到细胞内，发挥对细胞的调节作用。

受体是指细胞膜或细胞内能与某些化学物质特异性结合并引发细胞特定生理效应的特殊部分。具有两个功能特点：①能识别和结合特异的化学物质；②能转发化学信息。

受体的本质是蛋白质，按其存在的部位，可分为膜受体和核受体两大类，其中膜受体占绝大多数。机体的神经调节和大多数激素调节都是通过与膜受体结合而发挥作用的。根据膜受体蛋白质结构和功能的不同，跨膜信号转导可分为三种类型。

（一）通道偶联受体介导的信号转导

通道偶联受体本身既有信号结合位点，又是离子通道。结合位点一旦与信号物质结合，受体被激活，导致通道开放，引起离子的跨膜转运，使通道所在细胞膜电位发生变化，从而实现信号的跨膜转导。如神经兴奋引起肌肉收缩。

（二）G蛋白偶联受体介导的信号转导

G蛋白是鸟苷酸结合蛋白的简称，是偶联膜受体和效应器蛋白（酶或离子通道）的膜蛋白。G蛋白偶联受体介导的信号转导过程大致如下：信号物质与细胞膜表面的G蛋白偶联受体结合后，激活G蛋白，进而激活细胞内的效应器酶（腺苷酸环化酶或磷脂酶），使细胞内某些物质的含量发生变化，从而改变细胞内蛋白激酶活性，引发细胞生物效应。

（三）酶偶联受体介导的信号转导

酶偶联受体是贯穿细胞膜脂质双分子层的膜蛋白，结构较简单，受体的胞外段有信号物质的结合位点，胞内段具有酶的活性。当信号物质与酶偶联受体结合即激活受体胞内段的酶（如酪氨酸激酶），进而引发细胞内一系列蛋白磷酸化反应，导致细胞产生生物效应。部分肽类激素（如胰岛素）就是经这类受体将信号转导至细胞内的。

第二节　细胞生物电现象

细胞在生命活动过程中始终伴有电现象，称**生物电**。它与细胞兴奋的产生和传导有密切的关系。生物电主要发生在细胞膜两侧，因此又称**跨膜电位**，主要包括静息电位和动作电位。现以神经纤维为例讨论细胞的生物电现象。

【问题导入】

心电图、脑电图、肌电图是临床常见的实验室检查方法，它们对疾病的发现、诊断、评估疾病进程和治疗效果有重要作用。它们共同的工作原理是什么？

一、静息电位

细胞在安静状态下，存在于细胞膜两侧的电位差称**静息电位**。

如图2-6示，将与示波器相连的A、B电极置于安静状态下的细胞表面任何两点（图2-6，a），示波器屏幕上的光点在零电位线上横向描记，这说明细胞膜表面任何两点电压相等，不存在电位差。当将B电极尖端刺入细胞内，A电极仍置于细胞表面（图2-6b），此时示波器屏幕上光点迅速从零电位线下降到一定水平，然后继续横向扫描，这说明细胞膜内外存在电位差，且细胞膜内电位低于膜外电位。如果将细胞膜外电位设为零，那么细胞膜内的电位为负电位。一般以细胞膜内电位值来表示静息电位。哺乳类动物神经细胞和肌细胞的静息电位值为-70~-90mV。静息电位的特点是膜内为负，膜外为正，而且膜内外的电位差值相对稳定。

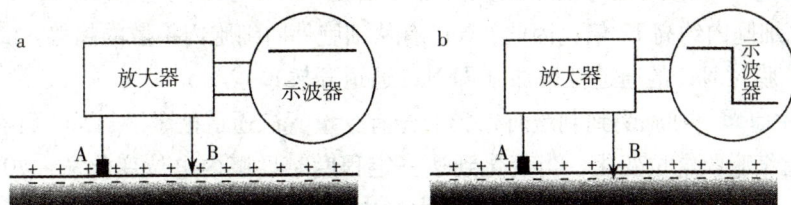

图2-6　细胞膜静息电位观测示意图
a. A电极与B电极均置于细胞外表面；b. A电极置于细胞外，B电极插入细胞内

（一）静息电位的产生

1. 产生条件 ①细胞内外各种离子的分布和浓度不同。细胞内正离子主要是 K^+，带负电荷的是蛋白质分子，细胞内 K^+ 浓度比细胞外 K^+ 浓度高近 30 倍。②安静时细胞膜对各种离子的通透性不同。对 K^+ 通透性较大（即 K^+ 通道开放），对其他离子的通透性很小，这为安静时 K^+ 向细胞外扩散提供了可能性。

2. 产生原理 安静时，由于细胞膜内外存在 K^+ 浓度差及膜对 K^+ 的通透性较大，因而 K^+ 由细胞内向细胞外扩散（K^+ 外流）。带正电荷的 K^+ 外流时必然吸引带负电荷的蛋白质同行，但由于膜对带负电荷的蛋白质分子不能通透，因此，这些蛋白质分子被阻隔在膜的内侧面，外流的 K^+ 在这些蛋白质分子的吸引下排列在膜的外侧面，形成了膜内为负、膜外为正的跨膜电位差。随着 K^+ 不断外流，膜内外 K^+ 浓度差逐渐减小，即 K^+ 外流的化学驱动力减小，而膜外正电荷逐渐增加，由此产生阻止 K^+ 外流的电场力逐渐增大。当 K^+ 外流的化学驱动力与阻止 K^+ 外流的电场力达到平衡时，K^+ 的净外流停止。此时膜内外形成稳定的跨膜电位差值即静息电位，它实际上是 K^+ 外流的电 – 化学平衡电位。

（二）静息电位的生理意义

1. 静息电位是细胞安静的标志。

2. 静息电位的大小影响细胞兴奋性。一般来说静息电位值减小，细胞兴奋性增高，容易产生兴奋；反之，细胞兴奋性降低，细胞发生抑制。

二、动作电位

可兴奋细胞受到有效刺激时，在静息电位基础上发生的一系列快速可扩布的电位变化称为**动作电位**。

当给予神经纤维一个足够强的刺激时，示波器屏幕上迅速显示一个动作电位波形（图 2 – 7），此波形由锋电位和后电位两部分组成。上升支 ab 和下降支 bc 形成尖锋样波形，称为锋电位，锋电位之后膜电位形成的微小波形 cde 称后电位。

（一）动作电位的产生

1. 产生条件 ①细胞外液中的正离子主要是 Na^+，负离子主要是 Cl^-，细胞外液 Na^+ 浓度比细胞内约高 12 倍，因此，Na^+ 有从细胞外向细胞内扩散的趋势。②当细胞受到刺激时，膜对 Na^+ 的通透性增加（即 Na^+ 通道开放）。

2. 产生原理 细胞受到刺激时，膜上先有少量 Na^+ 通道被激活，Na^+ 顺浓度差少量内流，引起细胞膜电位变化，当变化到达一定程度时（膜内电位变化从 $-70 \sim -55 \mathrm{mV}$ 时），膜上大量 Na^+ 通道被激活，使 Na^+ 大量内流，从而暴发动作电位。使膜对 Na^+ 通透性突然增大而暴发动作电位的临界膜电位值称为**阈电位**。刺激必须使膜内负电位值减小达到阈电位水平，才能暴发动作电位。Na^+ 顺浓度差和顺电位差产生的电化学驱动力

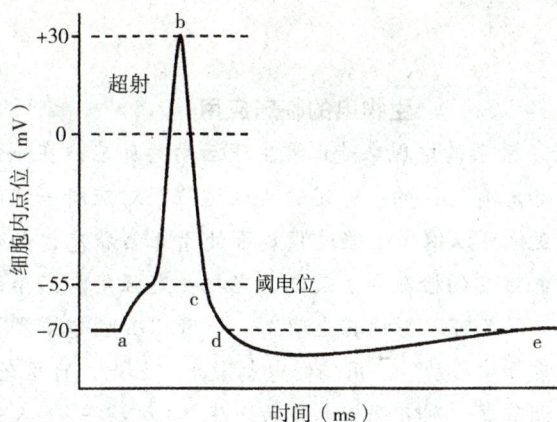

图 2 - 7　神经纤维动作电位示意图

促使 Na^+ 内流的速度非常迅猛，使膜内原来的负电位迅速减小、消失，并变为正电位。这时膜内正电位对 Na^+ 的继续内流形成电场阻力，当 Na^+ 内流的化学驱动力和电场阻力达到平衡时，Na^+ 净内流停止。此时动作电位达到最大幅值，即 Na^+ 内流的电 - 化学平衡电位，这是动作电位 ab 上升支形成的原理。Na^+ 通道开放的时间很短，随后失活关闭。这时膜对 K^+ 的通透性增大，膜 K^+ 通道开放，K^+ 顺浓度差和电位差向细胞膜外扩散，产生动作电位下降支 bc。细胞膜电位在锋电位之后，跨膜电位虽然基本恢复，但离子分布状态并未恢复，因为内流的 Na^+ 和外流的 K^+ 并未各回原位。这时，激活了膜上的钠泵，通过钠泵将内流的 Na^+ 泵出，K^+ 泵入，继续维持兴奋前细胞膜两侧 Na^+、K^+ 的不均衡分布，为下一次兴奋做准备。但钠泵的活动对细胞内电位的影响很小，可能只是形成后电位的原因之一。

因此，如图 2 - 7 所示，将安静时细胞膜两侧电位保持内负外正的状态称为**极化状态**。在极化的基础上膜内负电位值减小称为**去极化**或**除极化**（ab 上升支）。在去极化的基础上膜电位向静息电位方向恢复称为**复极化**（bc 下降支）。在极化的基础上膜内负电位值增大称为**超极化**。膜内电位由负变正称为**反极化**或**超射**（ab 上升支中 0 电位以上段）。

动作电位是可兴奋细胞（神经、肌肉、腺体）兴奋的共同标志，动作电位与兴奋是同义词。可兴奋细胞只有先产生兴奋，然后才能表现出各自特定的生理功能，如肌肉收缩、腺体分泌等。

（二）动作电位的特点

1. "全"或"无"现象　阈下刺激时，不产生动作电位；刺激强度一旦达到阈值，即暴发动作电位，且动作电位的幅度即刻达到最大值，不再随刺激强度增大而增大。

2. 不衰减性传导　动作电位的幅值不随动作电位传导距离的增加而减弱。

3. 脉冲式　连续刺激产生的多个动作电位不会融合。这是因为动作电位的整个锋电位过程中细胞兴奋性降低到零，在这段时间里给予任何强大的刺激，细胞都不会再产生动作电位，所以动作电位总是一个个分离的。

生物电的临床应用

生物体内广泛、繁杂的电现象是正常生理活动的反应，在一定条件下，从统计学上说，生物电是有规律的：一定的生理过程，对应着一定的电反应。因此，依据生物电的变化可以推知生理过程是否处于正常状态，如心电图、脑电图、肌电图等生物电信息的检测等。反之，当把一定强度、频率的电信号输送到特定的组织部位，则又可以影响其生理态，如用"心脏起搏器"可使一时失控的心脏恢复其正常节律活动。应用脑的电刺激术（EBS）可医治某些脑疾患。在颈动脉设置血压调节器，则可调节患者的血压。"机械手"、人造肢体等都是利用肌电实现随意动作的人-机系统。航天技术中采用的"生物太阳电池"就是利用细菌生命过程中转换的电能，提供了比硅电池效率高得多的能源。可以预见生物电在医学、仿生、信息控制、能源等领域将会不断开发其应用范围。

三、局部反应

当细胞受到阈下刺激时，虽不能产生动作电位，但可使受到刺激的细胞膜局部产生低于阈电位的轻度去极化，称为**局部反应**（局部电位）。局部反应的特点是：①不是"全"或"无"的，即局部去极化程度可随阈下刺激强度的增加而增强。②不能远传。这是因为局部轻度去极化产生的局部电流太小，在扩布时由于膜电阻的作用，局部电流逐渐减小以至消失。这种扩布称为电紧张扩布。③可以总和。连续多个阈下刺激引起的局部反应可叠加，一旦达到阈电位，也可暴发一次动作电位（图2-8）。由此可见，能

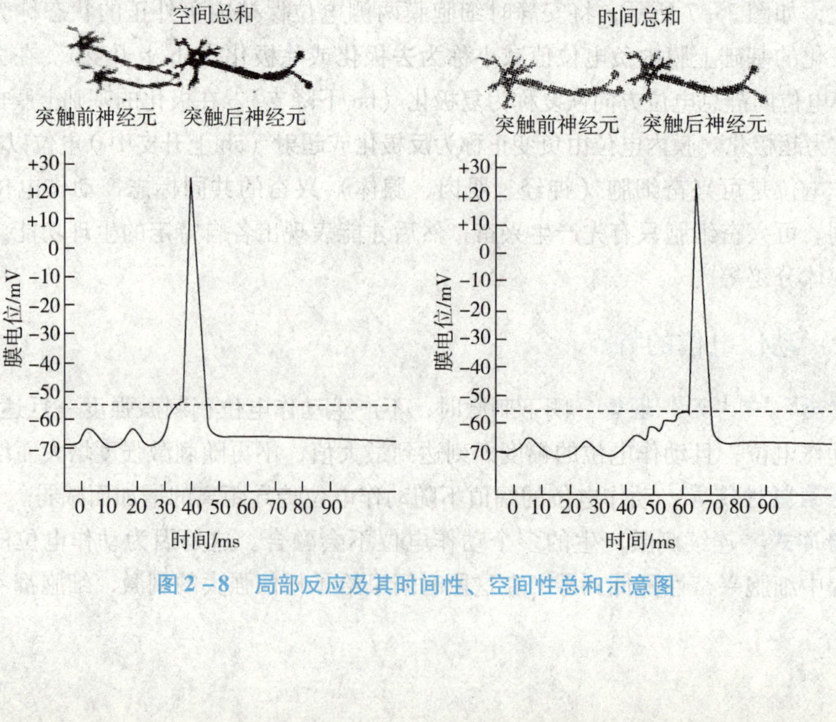

图2-8 局部反应及其时间性、空间性总和示意图

否暴发动作电位的关键在于去极化能否达到阈电位。刺激强度达到阈值是细胞产生兴奋的外因，膜去极化达到阈电位是细胞产生兴奋的内因。

局部反应的生理意义：①局部反应虽不能引起细胞兴奋，但可以提高细胞兴奋性。②多个阈下刺激引起的局部电位总和达到阈电位时也能暴发动作电位。所以是细胞兴奋的又一途径。例如肌细胞的兴奋就是通过终板膜局部反应总和实现的。

四、动作电位的传导

动作电位一旦在细胞膜的某一点产生，就会沿细胞膜扩布，使整个细胞膜都经历一次兴奋过程。将动作电位在同一细胞膜上的扩布称为**动作电位的传导**。动作电位在神经纤维上的传导称为神经冲动。动作电位在两个细胞之间进行传播称为传递。

下面以无髓神经纤维为例说明兴奋传导的机制。图 2-9（a）表示无髓纤维 a 点受刺激产生动作电位，此处膜电位出现外负内正的反极化状态，而邻近尚未兴奋部位仍处于外正内负的静息状态。这样，在兴奋部位与邻近未兴奋部位之间出现了电位差，而细胞内液和细胞外液都是导电的，因而必然会产生由正到负的电流流动，其流动的方向是，在膜外侧，电流由未兴奋点流向兴奋点 a；在膜内侧，电流则由兴奋点 a 流向未兴奋点，这种局部流动的电流称为局部电流。局部电流流动的结果是造成与 a 点相邻的未兴奋点膜内侧电位上升，膜外侧电位下降，即产生去极化，这种去极化如达到阈电位水平，即触发相邻未兴奋点爆发动作电位，使它转变为新的兴奋点。如图 2-9（b），兴奋膜与相邻未兴奋膜之间产生的局部电流不断向前移动，就会使产生在 a 点的动作电位迅速传播开去，一直到整个细胞膜都发生动作电位为止。可见，动作电位的传导机制是靠局部电流的作用。动作电位在其他可兴奋细胞上的传导机制与无髓纤维兴奋传导相同。

有髓神经纤维兴奋的传导也是通过局部电流，但由于有髓纤维外面包裹着一层既不导电又不允许离子通过的髓鞘，而髓鞘绝缘，因此动作电位只能在没有髓鞘的郎飞结处进行传导。传导时，出现在某一郎飞结的动作电位和与它相邻的郎飞结之间产生局部电流，使相邻的郎飞结兴奋，表现为跨越一段有髓鞘的神经纤维而呈跳跃式传导［图 2-9（c、d）］。加上有髓神经纤维较粗，电阻较小，所以它的动作电位传导速度要比无髓神经纤维快得多。例如，人的粗大有髓神经纤维的传导速度超过 100m/s，而一些纤细的无髓神经纤维传导速度还不到 1m/s。

动作电位传导的特点是：①不衰减性。这是因为动作电位幅值很大，产生的局部电流强度足以使未兴奋部位去极化达到阈电位，由此暴发的动作电位呈现"全"或"无"的现象。所以动作电位幅值不会因传导距离增大而减小，保证了兴奋传导的安全性。②双向性。动作电位可沿细胞膜相反两个方向传导。③相对不疲劳性。如用 50～100 次/秒连续电刺激神经纤维 9～12 小时，动作电位仍能传导。

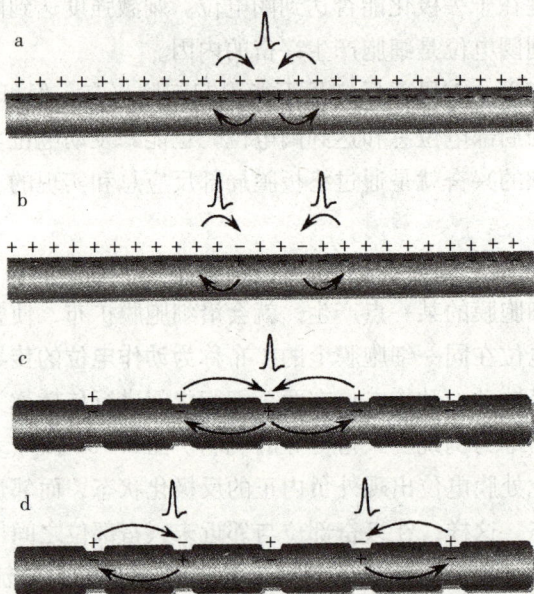

图 2-9　动作电位在神经纤维上的传导模式

知识链接

生物电研究发现的历史

2000 多年前，人类就发现动物体带电的事实，并利用电鳐所发生的生物电治疗精神病。18 世纪末，L. 伽伐尼发现蛙肌与不同金属所构成的环路相接触时发生收缩的现象，提出"动物电"的观点。但被伏打推翻证明蛙肌的收缩只是由于蛙肌中含有导电液体，将绑在青蛙肌肉两端的不同金属连接成闭合回路，这才是产生电的关键。以后马蒂乌奇、杜布瓦－雷蒙和黑尔曼等的工作，都证明了生物电的存在。20 世纪初，艾因特霍芬用灵敏的弦线电流计，直接测量到微弱的生物电流。1922 年，加瑟和埃夫兰格首先用阴极射线示波器研究神经动作电位，奠定了现代电生理学的技术基础。1939 年，霍奇金和赫胥黎将微电极插入枪乌贼大神经，直接测出了神经纤维膜内外的电位差。这一技术上的革新，推动了电生理学理论的发展。1960 年，电子计算机开始应用于电生理的研究，使诱发电位能从自发性的脑电波中清晰地区分出来，并可对细胞发放的参数精确地分析计算。

第三节　肌细胞的收缩功能

人体各种形式的运动主要是靠肌细胞收缩来完成的。不同肌肉组织在结构和功能上各有特点，但收缩的基本形式和原理相似。本节以研究最充分的骨骼肌为例阐述肌细胞收缩功能。

一、神经－骨骼肌接头处兴奋的传递

【问题导入】

中枢发出的信号在神经上传导，实际就是动作电位在神经纤维的传导，最终效应器——肌肉实现收缩，肌细胞也需要爆发动作电位（可以局部电位累积），那么神经纤维的动作电位是如何到达肌细胞的呢？

运动神经末梢和骨骼肌细胞相互接触的部位称为神经－骨骼肌接头。

（一）神经－骨骼肌接头的结构

运动神经纤维的轴突末梢失去髓鞘，嵌入它所支配的骨骼肌细胞膜。贴近骨骼肌细胞膜的轴突末梢膜称为接头前膜，而与接头前膜相对的骨骼肌细胞膜称为接头后膜（终板膜），接头前膜与终板膜之间的间隙称为接头间隙。在神经轴突末梢轴浆中有大量囊泡，囊泡内含有乙酰胆碱。在终板膜上有乙酰胆碱依赖式化学门控通道，通道上有能与乙酰胆碱特异性结合的受体，称为 N_2 型胆碱能受体。终板膜上还有大量胆碱酯酶，能使乙酰胆碱发挥作用后被及时水解失效（图 2－10）。

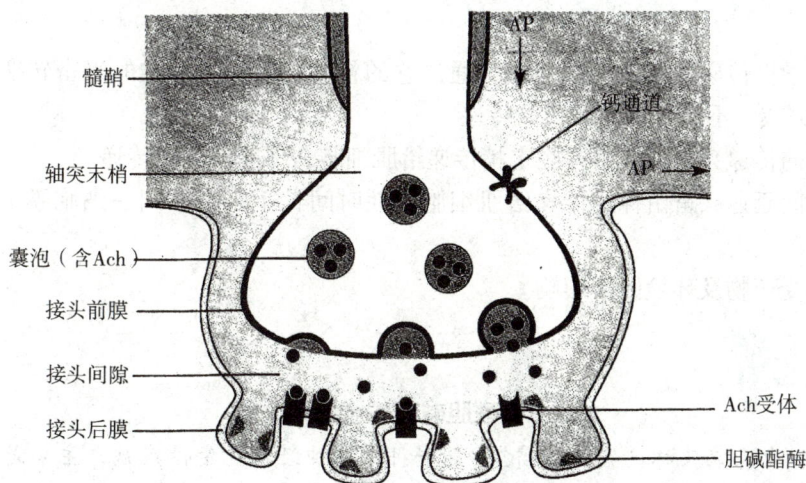

图 2－10 神经－骨骼肌接头结构与兴奋传递过程示意图

（二）神经－骨骼肌接头兴奋传递过程

当运动神经纤维有神经冲动传来时，轴突末梢产生去极化，使接头前膜上的电压门控 Ca^{2+} 通道开放。细胞外液中 Ca^{2+} 顺浓度差进入神经轴突末梢内，触发大量囊泡向接头前膜移动，与前膜融合、破裂，通过出胞作用，将囊泡中乙酰胆碱释放进入接头间隙。乙酰胆碱与终板膜化学门控通道上的 N_2 型胆碱能受体结合，使通道开放，出现

Na^+内流和K^+外流，主要是Na^+内流，结果是终板膜产生去极化（形成终板电位），当去极化达到肌细胞膜阈电位时，暴发动作电位，引起肌细胞兴奋，至此完成神经－骨骼肌接头兴奋的传递。

终板电位是一种局部反应，其特点是：①没有"全"或"无"现象。去极化程度与神经末梢乙酰胆碱释放量呈正比。②没有不应期，可以总和。

在神经－骨骼肌接头兴奋传递过程中，乙酰胆碱并没有进入肌细胞，当它与胆碱能受体结合发挥作用后立即被接头后膜上的胆碱酯酶水解失效。因此，一次神经冲动仅引起一次肌细胞兴奋，产生一次肌肉收缩。

知识链接

肌松剂——筒箭毒碱

筒箭毒碱是从南美洲的防己科和番木科植物筒箭中提取的生物碱，右旋体具有药理活性。筒箭毒碱与 Ach 竞争阻断 N_2 胆碱受体，产生明显的肌松、促进组胺释放和神经节阻断作用。可作全身麻醉辅助用药，也适用于胸腹部手术和气管插管等。作用多不可逆，维持时间较长，且不良反应多，现已少用。

（三）神经－骨骼肌接头兴奋传递的特征

1. 化学性传递递质是乙酰胆碱，通过它的释放，将神经纤维的兴奋转变为肌细胞的兴奋，完成了不同细胞间兴奋的传递。
2. 单向传递兴奋只能由神经末梢传递给肌细胞，不能反方向传递。
3. 时间延迟兴奋由神经传递给肌细胞所耗时间长于兴奋在同一细胞膜上等距离传导的时间。
4. 易受药物及环境因素影响。

知识链接

乙酰胆碱与帕金森病

帕金森病又称"震颤麻痹"，是一种中枢神经系统变性疾病，主要是因位于中脑部位"黑质"中的细胞发生病理性改变后，多巴胺的合成减少，抑制乙酰胆碱的功能降低，则乙酰胆碱的兴奋作用相对增强。两者失衡，便出现了"震颤麻痹"。

黑质细胞发生变性坏死的原因迄今尚未明了，可能与遗传和环境因素有关。有学者认为蛋白质、水果、乳制品等摄入不足，嗜酒、外伤、过度劳累及某些精神因素等，均可能是致病的危险因素。原因不明的多巴胺减少导致的震颤麻痹，在医学上称为"原发性震颤麻痹"，即帕金森病。

二、兴奋 - 收缩偶联

肌细胞兴奋时，首先在肌细胞膜上产生动作电位，然后才触发肌细胞收缩。把肌细胞兴奋的电变化与肌细胞收缩的机械变化联接起来的中介过程称为**兴奋 - 收缩偶联**。在兴奋 - 收缩偶联过程中，起关键作用的偶联因子是 Ca^{2+}。

知识链接

钙 火 花

　　肌肉细胞中的钙离子释放事件在肌肉细胞兴奋 - 收缩偶联过程中扮演重要角色。肌肉细胞膜具有许多离子通道，其中一种是电压门控离子通道——二氢吡啶受体（DHPR）。肌肉细胞膜接受电信号后，DHPR 开放导致少量胞外钙离子进入细胞质。位于肌浆网（SR）（相当于普通细胞的内质网 ER，胞内储存钙离子场所）上的钙离子通道（RyRs）对钙离子浓度敏感，DHPR 开放引起少量钙离子内流会激活 RyRs。这就会导致钙离子由 SR 涌入肌浆中，钙离子浓度瞬时局部升高，产生钙信号。钙离子与肌钙蛋白结合，导致细胞收缩。

　　上述过程即肌肉细胞的兴奋 - 收缩偶联（EC）。由 DHPR 进入胞内的少量钙离子激活 RyRs，导致大量钙离子涌出 SR 的过程被称为钙致钙释放。肌浆内的钙离子浓度瞬时增高，这种现象被称为钙火花。

　　钙火花也可在静息细胞中自发产生，事实上，钙火花第一次被人们发现便是在静息心肌细胞中。这项工作于 1993 年由 Mark B. Cannell 和 Peace Cheng（程和平）使用共聚焦显微镜发现。

三、骨骼肌收缩形式

（一）等长收缩与等张收缩

等长收缩是指肌收缩时只有张力增加，无长度变化的形式。等长收缩的主要作用是维持人体姿势。例如，站立时，为了对抗重力维持身体姿势而发生的有关肌肉的收缩。

等张收缩是指肌收缩时只有长度缩短，无张力变化的形式。等张收缩的主要作用是位移物体，完成做功。

人体骨骼肌收缩形式大多数情况下是混合的。例如，搬移重物时，肌肉先进行等长收缩，当肌张力增加超过物体重量时，肌肉开始缩短，但张力不再增加，即进行等张收缩。

（二）单收缩与强直收缩

肌肉受到一次刺激时，爆发一次动作电位，引起一次收缩称为**单收缩**。单收缩曲线分潜伏期、收缩期和舒张期（图2-11①）。人体内心肌的收缩是典型的单收缩。

　　肌肉受到连续刺激时，如果连续刺激的频率较低，后一刺激落在前面肌收缩的舒张期内，记录的收缩曲线呈锯齿状（图2-11②③），称为**不完全强直收缩**。当刺激频率增加到一定程度时，记录出的收缩曲线顶端呈一平线（图2-11④），称为**完全强直收缩**。人体内骨骼肌的收缩通常都是强直收缩，只是强直收缩持续时间长短不同。这是因为运动神经传来的神经冲动总是连续的，肌肉在连续刺激下产生单收缩波的融合。强直收缩产生的肌张力比单收缩要大3~4倍，因而有更强的收缩效果。强直收缩只是肌肉收缩发生融合，而不是肌肉兴奋的动作电位发生融合。无论刺激频率多高，由于不应期的存在，肌细胞动作电位是不可能发生融合的。

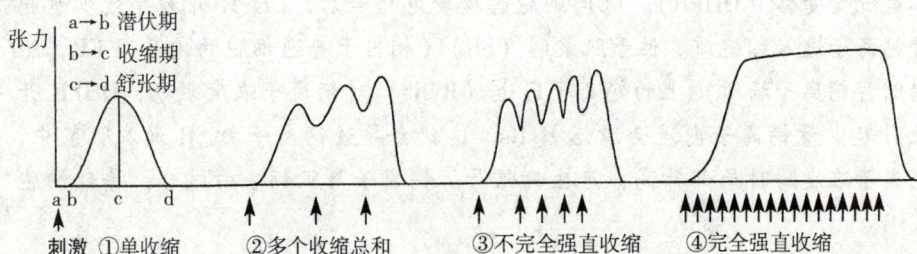

图2-11　骨骼肌收缩的形式

四、影响肌肉收缩的因素

1. 前负荷　前负荷是指肌肉收缩之前已承受的负荷。前负荷增加使肌肉初长度（肌收缩之前的长度）增加。而肌肉初长度在一定范围内增加，可使肌肉收缩力量增加，两者呈正相关；但超过一定范围，两者呈负相关。这是因为肌肉初长度适当增加，肌收缩力增大；但初长度过长时，导致肌肉收缩力下降。能使肌肉产生最大收缩力的前负荷称为最适前负荷，此时肌肉初长度称为最适初长度。

2. 后负荷　后负荷是指肌肉开始收缩时承受的负荷，是肌肉收缩的阻力。肌肉为克服后负荷总是先进行等长收缩，当肌张力增加超过后负荷时，则进行等张收缩。如果后负荷太大，肌张力达到最大仍不能超过后负荷，肌肉只能进行等长收缩不能进行等张收缩，即肌肉缩短速度为零。如果后负荷过小，肌肉缩短速度虽然很快，但肌张力很小，肌肉做功的效率较低。所以适当的后负荷才能使肌肉做功达到最佳效率。后负荷既影响肌肉收缩的形式也影响肌肉收缩的力量和肌肉缩短的速度。

3. 肌肉收缩能力　肌肉收缩能力是指肌肉本身的功能状态和内在能力。它与前负荷和后负荷无关，受神经、体液因素、化学物质及机体代谢状况影响。如缺O_2、酸中毒、低Ca^{2+}、能量供应不足可使肌肉收缩能力下降；而咖啡因、Ca^{2+}、肾上腺素等可使肌肉收缩能力增强，此外体育锻炼也能增强肌肉收缩能力。

小　结

　　胞膜的物质转运方式包括四种：单纯扩散、易化扩散、主动转运和出胞、入胞。人体内绝大多数的物质转运属于主动转运。钠泵活动的意义：①造成细胞内高 K^+，为许多代谢反应所必需；②防止细胞水肿；③建立势能储备，供其他耗能过程利用。细胞的生物电现象主要包括静息电位和动作电位。静息电位是指细胞在安静时存在于细胞膜两侧的电位差，主要由 K^+ 外流形成。动作电位是指可兴奋细胞在受到有效刺激后，在静息电位的基础上，细胞膜两侧发生的迅速而短暂的、可扩布的电位变化。上升支由 Na^+ 内流产生，下降支为 K^+ 外流产生。能引起动作电位的临界膜电位数值称为阈电位。无髓神经纤维上动作电位是以局部电流的方式传导，而在有髓神经纤维动作电位呈跳跃式传导。传导的特点为双向性、安全性、不衰减性。神经 – 骨骼肌接头处的兴奋传递过程：运动神经纤维产生动作电位，其末梢释放 Ach，与终板膜 N_2 受体结合，使骨骼肌细胞产生动作电位而兴奋收缩。把肌细胞的兴奋和肌细胞的收缩连接在一起的中介过程，称为骨骼肌的兴奋 – 收缩耦联，耦联的最重要物质是 Ca^{2+}。

课 后 习 题

一、单项选择题

1. 受体的化学本质是
   A. 脂肪　　　　　　　B. 蛋白质　　　　　　C. 糖类
   D. 核酸　　　　　　　E. ATP
2. 细胞膜两侧 Na^+、K^+ 分布不匀的原因是
   A. 膜对 Na^+、K^+ 通透性不同
   B. Na^+ – K^+ 泵的作用
   C. 载体转运的结果
   D. 通道转运的结果
   E. 受体作用的结果
3. 可兴奋细胞兴奋时共同的标志是产生
   A. 静息电位　　　　　B. 阈电位　　　　　　C. 局部电位
   D. 动作电位　　　　　E. 跨膜电位
4. 骨骼肌发生强直收缩主要取决于
   A. 刺激的强度　　　　B. 刺激作用时间　　　C. 刺激强度变率
   D. 刺激频率　　　　　E. 刺激种类
5. 葡萄糖进入红细胞是通过
   A. 单纯扩散　　　　　B. 易化扩散　　　　　C. 原发性主动转运

D. 入胞作用　　　　　　　　E. 继发性主动转运

6. 神经 – 骨骼肌接头处的化学递质是

　　A. 乙酰胆碱　　　　　　　B. 胆碱酯酶　　　　　　　C. 肾上腺素

　　D. 去甲肾上腺素　　　　　E. 5 – 羟色胺

7. 细胞膜内电位由 – 70mV 变为 – 110mV，称为

　　A. 极化　　　　　　　　　B. 去极化　　　　　　　　C. 反极化

　　D. 复极化　　　　　　　　E. 超极化

二、简答题

1. 载体、通道、泵蛋白、受体各有何生理作用？

2. 高血钾患者的细胞静息电位和动作电位会发生何变化？为什么？

3. 列举人体单收缩、强直收缩、等长收缩、等张收缩的实例。

第三章　血　液

学习要点

1. 血液的组成，血细胞比容的概念及正常值，血液的理化性质，血浆成分及血浆蛋白的功能，血浆渗透压的组成、形成及生理作用。

2. 各类血细胞的正常值、生理特性及功能，红细胞的生成及调节。

3. 血液凝固的概念及过程，抗凝与促凝的因素，纤维蛋白溶解及生理意义。

4. 血量，ABO 血型系统分型的依据、输血关系、交叉配血的意义与方法，Rh 血型系统的特点及临床意义。

【问题导入】

生活中，人们需要借助交通工具到达较远的地方。人体内不断进行的新陈代谢，又是依靠什么来运输营养物质和代谢废物呢？

血液是一种存在于心血管系统内的红色液体组织。在心脏的推动下，血液在心血管系统内按照一定的方向循环流动。通过血液循环，把 O_2 和营养物质运到组织，同时把代谢产物运到排泄器官，实现运输功能。血液中含有很多缓冲对，缓冲酸碱平衡。血液还能将内分泌细胞分泌的激素运到靶器官，参与体液调节。血液中水的比热较大，能维持体温的相对稳定。血液还参与各种免疫反应，具有防御、保护功能。总之，血液对维持机体内环境的相对稳定具有重要的作用。

第一节　血液的组成和理化特性

一、血液的组成

血液是由血浆和血细胞两部分组成。

（一）血细胞

将一定量血液置入试管中，加入抗凝剂，混匀，离心后，由于血液各种成分的比重不同，血浆和血细胞分开，上层淡黄色的透明液体为血浆，下层深红色的是红细胞，两层之间有一薄层灰白色的是白细胞和血小板（图 3 - 1）。血细胞在血液中所占的容积百分比称为**血细胞比容**。成年男性的血细胞比容为 40% ~ 50%，成年女性为 37% ~ 48%。

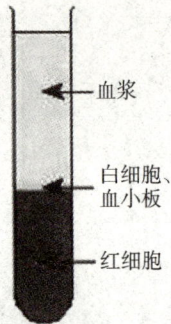

图 3 - 1　血液的组成

血浆
白细胞、血小板
红细胞

> **知识链接**
>
> **血细胞比容的临床意义**
>
> 在血液中，因为白细胞和血小板的含量很少，仅占血液总容积的 0.15% ~ 1%，因此血细胞比容的变化可反映血液中红细胞的相对浓度。当血液中红细胞的数量或血浆容量发生变化时，血细胞比容会受到影响。如严重贫血患者，因红细胞数量显著减少，血细胞比容下降；严重脱水患者，因血浆容量减少，引起血细胞比容增大。

（二）血浆

血浆是位于血管内、血细胞外的液体成分。占细胞外液的 1/4，是机体内环境的重要组成部分。血浆成分在正常情况下保持相对稳定，当机体患病时，可导致血浆成分或性质发生特征性变化，因此，临床上测定血浆成分，在医学诊断上具有重要价值。

1. 血浆的成分及其作用

（1）**血浆的成分**　血浆中水占 91% ~ 92%，是血浆的主要组成部分，溶质占 8% ~ 9%，成分主要有血浆蛋白、无机盐、小分子有机物和少量气体等。

（2）**血浆成分的作用**

①血浆蛋白：血浆蛋白是血浆中多种蛋白质的总称。用盐析法可将血浆蛋白分为三类，即白蛋白（A）、球蛋白（G）和纤维蛋白原。正常成人的血浆蛋白含量为 65 ~ 85g/L，其中白蛋白为 40 ~ 48g/L，球蛋白为 15 ~ 30g/L，纤维蛋白原为 2 ~ 4g/L。

> **知识链接**
>
> **A/G 倒置的临床意义**
>
> 白蛋白和多数球蛋白由肝脏产生，γ - 球蛋白由淋巴系统产生，因此严重肝病患者，白蛋白/球蛋白（A/G）下降，甚至倒置（正常人为 1.5 ~ 2.5）。

②无机盐：血浆中无机盐含量占血浆的 0.9%，主要以阳离子和阴离子两种形式存

在。阳离子主要有 Na^+、K^+、Ca^{2+}、Mg^{2+} 等，阴离子主要有 Cl^-、HCO_3^-、HPO_4^{2-}、SO_4^{2-} 等，NaCl 是血浆中最主要的无机盐成分。由于水和无机盐的分子量较小，能自由通过毛细血管壁，因此血浆无机盐含量和组织液基本相同。无机盐的主要功能是形成血浆晶体渗透压；维持酸碱平衡，保持神经肌肉的兴奋性等。

③小分子有机物：小分子有机物包括营养物质（如葡萄糖、脂类、维生素、氨基酸等）、代谢产物（尿素、尿酸、肌酐、尿酸、乳酸、酮体、胆红素等）和激素。通常把血浆中蛋白质外的含氮化合物称为非蛋白含氮化合物，主要包括尿素、尿酸、肌酐、肌酸、多肽、氨基酸、胆红素等。临床上把这些物质中的含氮量总称为**非蛋白氮**（NPN）。血浆中正常成人 NPN 含量为 $14.5 \sim 25mmol/L$，尿素氮是蛋白质的代谢产物，约占其中的 $1/3 \sim 1/2$。非蛋白含氮化合物主要经血液运输到肾脏排出体外，所以通过测定血浆中 NPN 的含量，来了解体内蛋白质代谢情况及肾脏功能。

知识链接

NPN 异常的临床意义

当肾功能障碍影响排泄时，会导致 NPN 在血中浓度升高，这也是血中 NPN 升高最常见的原因。此外，当肾血流量下降、体内蛋白质摄入过多、消化道出血或蛋白质分解加强等也会使血中 NPN 升高，临床上将血中 NPN 升高称之为氮质血症。

二、血液的理化性质

（一）血液的颜色

【问题导入】

检查过肝功能的同学可能注意到，从肘静脉抽出来的血液呈暗红色，身体里所有的血液都是这样的吗？

血液的颜色主要取决于红细胞内血红蛋白的颜色。动脉血中红细胞含氧合血红蛋白较多，呈鲜红色；静脉血中红细胞含去氧血红蛋白较多，呈暗红色。血浆呈黄色，来源于血红蛋白的代谢产物。

（二）血液的比重

正常人全血比重为 $1.050 \sim 1.060$，血浆比重为 $1.025 \sim 1.030$。全血的比重主要取决于血液中红细胞的数量，而血浆的比重则主要取决于血浆蛋白的含量。

（三）血液的黏度

血液是一种黏度较大的液体，血液的黏度来源于血液内部各种分子之间或颗粒之间的摩擦力。以水的黏度为1，则全血的相对黏度为4~5，其大小主要取决于红细胞的数量；血浆的相对黏度为1.6~2.4，其大小主要取决于血浆蛋白的含量。血液的黏度是形成血流阻力的重要因素。

（四）血浆的酸碱度

pH值即酸碱度，正常人血浆的pH值为7.35~7.45，血浆中的缓冲系统、肺、肾在酸碱平衡的调节中均起着重要的作用。血浆中的缓冲对有$NaHCO_3/H_2CO_3$、蛋白质钠盐/蛋白质和Na_2HPO_4/NaH_2PO_4等，其中最重要的缓冲对是$NaHCO_3/H_2CO_3$，两者比值只有维持在20∶1，血浆的pH值才能维持正常值。病理情况下，当体内酸过多或碱过多时，超出了缓冲能力，血浆的pH值将会发生变化。血浆的pH值低于7.35时，称为**酸中毒**，高于7.45时，称为**碱中毒**。

（五）血浆的渗透压

1. 渗透压的概念　**渗透压**是指溶液中的溶质颗粒吸引水分子透过半透膜的能力。其大小与单位溶液中溶质颗粒的数量成正比，而与溶质的种类和颗粒的大小无关。

2. 血浆渗透压的组成及形成　血浆渗透压的正常值约为300mmol/L。血浆渗透压由两部分组成：①**血浆晶体渗透压**，是由血浆中的晶体物质（如无机盐、葡萄糖、尿素等）形成，由于晶体物质分子量较小，颗粒数目多，所以血浆晶体渗透压占总渗透压的绝大部分。其中80%来自NaCl。所以血浆晶体渗透压主要由NaCl形成。②**血浆胶体渗透压**，是由血浆蛋白等胶体物质形成，其数值很小，由于白蛋白含量多，且分子量小，因此血浆胶体渗透压主要由白蛋白形成。

3. 血浆渗透压的生理作用　血浆渗透压具有吸引水分子通过半透膜的能力。细胞膜和毛细血管壁对不同的溶质具有不同的通透性，故血浆晶体渗透压和血浆胶体渗透压有不同的生理作用。

【问题导入】

为什么红细胞在高渗溶液中会皱缩？在低渗溶液中会膨胀甚至破裂？

（1）**血浆晶体渗透压**　细胞膜对水分子通透性大，而对各种溶质不易通透，当血浆晶体渗透压大于血细胞内液的晶体渗透压时，水透过细胞膜进入细胞外，细胞皱缩；相反，当血浆晶体渗透压小于血细胞内液的晶体渗透压时，水透过细胞膜进入细胞，细胞膨胀甚至破裂。因此血浆晶体渗透压的生理意义是维持细胞内、外的水平衡，保持红细胞正常的形态。

【问题导入】

为什么肝肾疾病患者会出现水肿？

（2）**血浆胶体渗透压**　毛细血管壁的通透性很大，允许除血浆蛋白外的其他小分子物质自由通过。因此当血浆与组织液的晶体渗透压改变时，晶体物质会迅速通过毛细血管壁顺着渗透压梯度进行转运，使二者很快达到平衡。因血浆蛋白分子量较大，一般不易通过毛细血管壁，所以血浆胶体渗透压大于组织液胶体渗透压，促使组织液中的水回到血管中，从而保持血管内外的水分平衡。因此血浆胶体渗透压的生理意义是调节毛细血管内外的水平衡，维持循环血量。

临床上通常把渗透压与血浆渗透压相等的溶液称为**等渗溶液**。如将红细胞放入 0.9% NaCl 或 5% 的葡萄糖溶液中，红细胞的形态和体积不变，因 NaCl、葡萄糖不能通过细胞膜，所以这两种溶液既是等渗溶液又是**等张溶液**。1.9% 的尿素溶液与血浆渗透压相等，但将红细胞放入其中，尿素能通过细胞膜进入细胞，立即发生溶血，所以该溶液是等渗溶液，但不是等张溶液。渗透压高于血浆渗透压的溶液称为**高渗溶液**；低于血浆渗透压的溶液称为**低渗溶液**。

知识链接

肝肾疾病引起水肿的原因

　　肝脏疾病由于肝细胞受损，肝脏合成白蛋白的能力下降；引起低蛋白血症。肾脏疾病由于蛋白尿，引起白蛋白丢失过多，血浆胶体渗透压下降，水分由血管内进入组织，引起组织水肿。

第二节 血 细 胞

一、红细胞

（一）细胞的形态、数量和功能

1. 红细胞的形态　**红细胞**是血液中数量最多的血细胞。正常的红细胞周边厚，中间薄，呈两面凹的圆盘形。正常成熟的红细胞没有细胞核，没有细胞器，胞浆中含有丰富的血红蛋白。

2. 红细胞的正常值　我国正常成年男性红细胞的正常值为 $(4.0 \sim 5.5) \times 10^{12}/L$，女性为 $(3.5 \sim 5.0) \times 10^{12}/L$，我国成年男性血红蛋白的含量为 $120 \sim 160g/L$，成年女性为 $110 \sim 150g/L$。

3. 红细胞的生理功能　红细胞的主要功能是运输 O_2 和 CO_2，缓解酸碱平衡。此功能主要是通过红细胞内的血红蛋白来实现的。当发生溶血时，血红蛋白从细胞内溢出，将丧失以上功能。

（二）红细胞的生理特性

【问题导入】

红细胞的直径平均 $7.5\mu m$，而最细的毛细血管直径仅为 $6\mu m$，那红细胞是如何通过的？

1. 可塑变形性 正常红细胞在通过小于其直径的毛细血管和血窦孔隙时，可发生变形，通过后又恢复正常的双凹圆盘形，这种特性称为**可塑变形性**。红细胞可塑变形性的大小与红细胞双凹圆盘形的几何形状有关。双凹圆盘形使红细胞具有较大的表面积，增加了表面积与体积之比，使红细胞在受到外力时易于变形。临床上遗传性球形红细胞增多症患者，其红细胞的变形能力明显减弱。

【问题导入】

将正常人的红细胞放到血沉加快的血浆中，血沉如何变化？将血沉加快者的红细胞放到正常人的血浆中，血沉又如何变化？

2. 悬浮稳定性 将盛有抗凝血的血沉管垂直静置，虽然红细胞的比重大于血浆的比重，但正常时红细胞下沉的速度十分缓慢。所以我们把红细胞能悬浮于血浆中不易下沉的特性，称为**红细胞的悬浮稳定性**。通常把红细胞在第一小时末下沉的距离称为**红细胞沉降率**，简称**血沉**。临床上常用血沉来表示红细胞悬浮稳定性的大小。用魏氏法测定，血沉正常值为成年男性 $0 \sim 15mm/h$，成年女性 $0 \sim 20mm/h$。血沉愈快，表示红细胞的悬浮稳定性愈小。

知识链接

悬浮稳定性的产生机制

正常红细胞呈两面凹的圆盘形，增加了表面积与体积比，使红细胞与血浆间的摩擦力增大，故红细胞下沉缓慢。红细胞悬浮稳定性的大小取决于红细胞是否发生叠连。某些疾病（如活动性肺结核、风湿热等），红细胞间以凹面相贴，形成叠连，使红细胞的表面积与体积比减小，红细胞与血浆间的摩擦力减少，故下沉加快。红细胞是否发生叠连，原因不在于红细胞本身，而在于血浆成分的改变。实验证明，当血浆中球蛋白、纤维蛋白原及胆固醇含量增多，可加速红细胞叠连，血沉加快，而当血浆中白蛋白、卵磷脂增多，红细胞不易发生叠连，下沉减慢。所以将正常人的红细胞置于血沉加快者的血浆中，沉降加快，将血沉加快者的红细胞置于正常人血浆中，沉降正常。

3. 渗透脆性 红细胞在低渗溶液中发生膨胀破裂的特性，称为**渗透脆性**，简称脆性。渗透脆性的大小通常用红细胞对低渗溶液的抵抗力来表示。正常情况下，将红细胞放在 0.9% NaCl 溶液中，红细胞保持正常的形态和大小，将红细胞放在 0.6% ~ 0.8% NaCl 溶液中，红细胞膨胀，将红细胞放在 0.42% NaCl 溶液中，部分红细胞开始破裂，将红细胞放在 0.35% 的 NaCl 溶液中，红细胞全部破裂，血红蛋白逸出，称为**溶血**。这个实验表明红细胞对低渗溶液具有一定的抵抗力。生理情况下，衰老的红细胞对低渗溶液的抵抗力较小，即脆性大，而幼稚的红细胞对低渗溶液的抵抗力较大，即脆性小。有些疾病可影响红细胞的脆性，如遗传性球形红细胞增多症患者的红细胞脆性变大。故测定红细胞渗透脆性有助于疾病的临床诊断。

（三）红细胞生成与破坏

1. 红细胞的生成

（1）**生成部位** 肝、脾和骨髓在胚胎发育的不同时期，分别承担着造血功能。出生后，红骨髓是主要的造血器官。当机体在受到某些物理因素（γ 射线、X 射线）、化学因素（如氯霉素、苯、抗癌药等）损害时，红骨髓的造血功能受到抑制，导致**再生障碍性贫血**。故红骨髓具有正常的造血功能是红细胞生成的前提条件。

（2）**造血原料** 铁和蛋白质是红细胞生成的主要原料。成人每天需要 20 ~ 30mg 铁用于红细胞的生成，但每天仅需从食物中吸收 1mg 就可以补充排泄的铁，其余均来自体内铁的再利用。再利用的铁主要来自被破坏的红细胞。当铁的摄入不足或吸收障碍、长期慢性失血引起体内铁的贮存不足，都将引起红细胞数量和血红蛋白合成减少，导致**缺铁性贫血**。由于患者血红蛋白含量减少，红细胞体积变小，因此又称为**小细胞低色素性贫血**。

（3）**成熟因子** 叶酸和维生素 B_{12} 是 DNA 合成不可缺少的辅酶。在维生素 B_{12} 的参与下，叶酸转化为四氢叶酸，参与 DNA 的合成。内因子是由胃泌酸腺的壁细胞分泌，具有保护维生素 B_{12} 并促进回肠对维生素 B_{12} 的吸收。

当叶酸、维生素 B_{12} 和内因子缺乏时，DNA 合成障碍，使红细胞核发育异常，幼红细胞分裂减慢，核质发育不平衡，红细胞体积增大，导致**巨幼红细胞性贫血**。

2. 红细胞的破坏
正常人红细胞的平均寿命约为 120 天。衰老的红细胞脆性增大，易破裂，当流经肝、脾时，可被巨噬细胞吞噬和破坏。因此，当脾功能亢进时，红细胞破坏增多，可引起**脾性贫血**。

3. 红细胞生成的调节
红细胞的生成主要受促红细胞生成素和雄激素的调节。

【问题导入】

往往需要耐力的运动，比如足球、自行车运动员都会在高原地区训练，这是出于什么目的？

（1）**促红细胞生成素（EPO）** EPO 是一种糖蛋白，主要在肾脏合成。它能促进红骨髓造血，使血液中成熟红细胞的数量增加。当机体缺氧时（如正常人从平原进入高原地区），肾脏合成的 EPO 增加，从而促进红骨髓造血，使外周血中的红细胞数量和血红蛋白含量增多，机体缺氧得到缓解时，肾脏释放的促红细胞生成素将随之减少。由此可见，骨髓可根据反馈信息调整造血功能，以维持血液中红细胞数量的相对稳定。

知识链接

肾性贫血

临床上，当患者的双肾实质严重受损时，肾脏合成的促红细胞生成素减少，使红骨髓的造血功能低下，因此晚期肾病患者常有难以纠正的贫血症状，称为肾性贫血。

【问题导入】

男性红细胞的数量为什么多于女性？

（2）**雄激素** 雄激素一方面通过刺激肾脏产生 EPO 促进红细胞的生成，另一方面还可直接作用于红骨髓，使红细胞生成增多。这可能是青春期以后男性红细胞数量和血红蛋白含量多于女性的原因。

二、白细胞

（一）白细胞的形态、分类和数量

1. 白细胞的形态及分类 白细胞是一类无色、有核的血细胞，体积比红细胞大，呈球形。根据胞浆中有无嗜色颗粒将白细胞分为有粒白细胞和无粒白细胞两类。前者包括中性粒细胞、嗜酸性粒细胞和嗜碱性粒细胞；后者包括淋巴细胞和单核细胞。

2. 白细胞的正常值 我国健康成人血液中，白细胞总数为 $(4.0 \sim 10.0) \times 10^9/L$，中性粒细胞占 50% ~ 70%，嗜酸性粒细胞占 0.5% ~ 5%，嗜碱性粒细胞占 0% ~ 1%，淋巴细胞占 20% ~ 40%，单核细胞占 3% ~ 8%。白细胞的数量可随年龄、生理状况等不同而发生变化。如剧烈运动、进食、妊娠等情况下，白细胞总数会暂时升高。

（二）白细胞的功能

白细胞通过变形、游走、趋化和吞噬等特性，来执行其防御和保护功能。

白细胞（除淋巴细胞外）伸出伪足，通过变形运动，穿过血管壁，到达组织间隙，我们把这一过程称为**白细胞渗出**。渗出的白细胞借助变形运动在组织内游走，在某些化学物质吸引下，迁移到炎症部位，发挥其生理作用。通常把白细胞朝向化学物质运动的特性，称为**趋化性**。能吸引白细胞发生定向运动的化学物质，称为**趋化因子**。包括人体细胞的降解产物、抗原－抗体复合物、细菌毒素和细菌等。

【问题导入】

为什么急性化脓性阑尾炎患者，血中白细胞总数和中性粒细胞分类百分比会显著增多？

1. 中性粒细胞 中性粒细胞是血液中主要的吞噬细胞，具有很强的非特异性吞噬能力，常处在机体抵抗病原微生物（特别是化脓性细菌）入侵的第一线，其变形游走能力和吞噬活性都很强。当细菌入侵时，中性粒细胞在炎症区域产生的趋化因子作用下，自毛细血管渗出，迅速游走到病变部位，吞噬细菌。中性粒细胞内含有大量溶酶体，将吞噬的细菌及组织碎片水解，防止炎症扩散。当中性粒细胞吞噬数十个细菌后，其本身即解体，释放的各种溶酶体酶对周围的正常组织细胞产生溶解作用，它们与溶解的组织碎片及细菌一起形成脓液。因此当体内发生细菌感染时，血液中白细胞的总数和中性粒细胞所占的百分比升高。如果血液中的中性粒细胞数减少，机体的抵抗力就会降低，容易发生感染。此外，中性粒细胞还可吞噬和清除衰老的红细胞及抗原－抗体复合物。

2. 嗜酸性粒细胞 嗜酸性粒细胞具有较弱的吞噬能力，但无杀菌作用。嗜酸性粒细胞的主要作用有：①限制嗜碱性粒细胞和肥大细胞在Ⅰ型超敏反应中的作用。其机制一是抑制嗜碱性粒细胞合成和释放生物活性物质；二是吞噬嗜碱性粒细胞和肥大细胞释放的颗粒，并灭活嗜碱性粒细胞释放的组胺、白三烯等生物活性物质。②参与对蠕虫的免疫反应。因此，在机体发生过敏反应或寄生虫感染时，常伴有嗜酸性粒细胞数目增多。

3. 嗜碱性粒细胞 嗜碱性粒细胞胞浆中含有较大的碱性颗粒，颗粒内含有肝素、组胺、过敏性慢反应物质、嗜酸性粒细胞趋化因子A等多种活性物质。肝素具有抗凝作用；组胺和过敏性慢反应物质使毛细血管通透性增加，引起局部充血水肿，使支气管和细支气管平滑肌收缩。从而引起荨麻疹和哮喘等Ⅰ型超敏反应症状。嗜酸性粒细胞趋化因子A可吸引嗜酸性粒细胞到达过敏反应的部位，以限制嗜碱性粒细胞在过敏反应中的作用。

4. 单核细胞 单核细胞胞体较大，胞浆中没有嗜色颗粒。在血液中的吞噬能力较弱，当其迁移到组织时，转变为具有强大吞噬能力的巨噬细胞。作用表现为：①吞噬和清除病原微生物或衰老损伤的血细胞；②参与激活淋巴细胞的特异性免疫功能；③识别和杀伤肿瘤细胞。

5. 淋巴细胞 淋巴细胞属于免疫活性细胞，在机体特异性免疫应答过程中起核心作用。根据淋巴细胞生长发育的过程、细胞表面标志和功能不同，可将淋巴细胞分成T淋巴细胞、B淋巴细胞和自然杀伤细胞三类。淋巴细胞主要执行特异性免疫功能，其中T淋巴细胞主要参与细胞免疫，B淋巴细胞主要参与体液免疫。

三、血小板

（一）血小板的形态、数量

血小板是骨髓中成熟的巨核细胞胞浆裂解脱落下来的有生物活性的小块胞质，体积小，无色、无核，呈双凸圆盘状。我国正常成人血小板的数量为（100～300）×10⁹/L。血小板午后较晨间略多；冬季较春季略多；静脉血较毛细血管多；妇女月经后较月经前稍多；剧烈运动后、妊娠中晚期增多。若血小板少于 $50 \times 10^9/L$，毛细血管壁脆性增加，易导致异常出血，皮肤和黏膜下出现淤点，甚至大块淤斑，称为**血小板减少性紫癜**。若血小板过多，易发生血栓性疾病。

（二）血小板的生理特性

1. 黏附血小板　**黏附**是指血小板与非血小板表面的黏着。血管受损后，内皮下的胶原纤维暴露，血小板就黏附于胶原纤维上。这是血小板发挥作用的起始步骤。

2. 聚集　**聚集**是指血小板与血小板之间的相互黏着，是血小板血栓形成的基础。血小板的聚集有两个时相。第一时相的聚集是由受损组织释放的外源性二磷酸腺苷（ADP）所引起。发生迅速，但聚集后可解聚，为可逆性聚集；第二时相的聚集是由血小板释放的内源性 ADP 引起。发生缓慢，为不可逆性聚集。阿司匹林等药物具有抗血小板聚集的作用。

3. 释放　血小板受到刺激后，将颗粒中贮存的 ADP、5 - 羟色胺、儿茶酚胺等生物活性物质排出的现象称为**血小板释放**。ADP 可使血小板发生第二时相的聚集，形成血小板血栓，堵塞血管破损处。5 - 羟色胺、儿茶酚胺可使小动脉收缩，有助于止血。

4. 吸附　血小板表明能吸附多种凝血因子，使受损局部的凝血因子浓度明显升高，促进血液凝固的发生。

5. 收缩　血小板中具有收缩蛋白系统。因此血凝块形成后，在血小板收缩蛋白的作用下，使血凝块收缩形成坚实的血栓，堵塞出血口，有利于止血。

（三）血小板的生理功能

血小板的生理功能主要有以下两个方面。

【问题导入】

临床上有种疾病叫"血小板减少性紫癜"，同学们可以通过学习下面的知识来解释它吗？

1. 维持血管内皮的完整性　血小板能沉着于血管壁，以填补内皮细胞脱落留下的空隙，参与血管内皮细胞的再生和修复过程，因此，血小板对于毛细血管内皮细胞的修复具有重要作用。当血小板数少于 $50 \times 10^9/L$ 时，毛细血管内皮完整性被破坏，出现皮下淤点或紫癜，称为血小板减少性紫癜。

2. 参与生理性止血　正常情况下，小血管受损后引起的出血在几分钟内就会自行停止，这种现象称为**生理性止血**。生理性止血过程包括血管收缩、血小板血栓形成和血液凝固三个过程。①血管收缩。当血管受损时，损伤性刺激反射性引起血管收缩；血管壁的损伤引起局部血管肌源性收缩；黏附于损伤处的血小板释放的缩血管物质（如 5 - 羟色胺、儿茶酚胺等），引起受损血管收缩。血管收缩，血流速度减慢，有助于止血。②血小板血栓形成。血管受损时，胶原纤维暴露，血小板黏附、聚集，形成血小板血栓，堵塞受损血管，起到暂时止血作用。③血液凝固。血管受损后凝血系统被激活，在局部迅速发生血液凝固，使血浆中可溶的纤维蛋白原转变为不溶的纤维蛋白，并交织成网，以加固血栓，实现有效的止血。

生理性止血功能常用出血时间检测。临床上常用小采血针刺破指尖或耳垂皮肤，测定血液自然流出到自然止血所经历的时间，称为**出血时间**。正常值为 1~3 分钟。血小板减少或血小板功能障碍时，出血时间延长，甚至出血不止。

3. 促进凝血　血小板在凝血过程中发挥重要作用。激活的血小板的磷脂表面吸附凝血因子，提高局部凝血因子的浓度，促进血液凝固的过程。

第三节　血液凝固和纤维蛋白溶解

一、血液凝固

血液凝固简称凝血，是血液由流动的液体状态变成不流动的凝胶状态的过程。血液凝固是由一系列凝血因子参与的酶促反应过程。其实质是血液中可溶的纤维蛋白原转变为不溶的纤维蛋白。血液凝固后 1~2 小时，血凝块回缩，析出淡黄色透明液体，称为**血清**。血清与**血浆**的主要区别在于血清中不含纤维蛋白原和部分消耗的凝血因子，多了血小板的释放物质。

（一）凝血因子

血浆和组织中直接参与血液凝固的物质，称为**凝血因子**。迄今已知的凝血因子有 14 种（表 3-1），其中 12 种凝血因子用国际命名法按照其发现的先后顺序用罗马数字编号，即凝血因子 I ~ XIII（简称 F I ~ FXIII），其中 F VI 是 F V 的活化形式，不是一个独立的凝血因子。另有两种凝血因子是前激肽释放酶和高分子激肽原。凝血因子具有以下特点：①除 F III 外，其他凝血因子均在血浆中；②除 F IV 是 Ca^{2+} 外，其余凝血因子均为蛋白质；③大部分凝血因子是以无活性的酶原形式存在于血浆中，习惯上在凝血因子加一个"a"表示其激活形式，如 F II 被激活为 F IIa；④多数凝血因子在肝脏合成，其中 F II、F VII、F IX、F X 的合成需要维生素 K 的参与，故称为依赖维生素 K 的凝血因子。因此，肝功能严重受损或维生素 K 的缺乏，会引发凝血功能障碍，有出血倾向。

表 3-1　凝血因子

因子	同义名称	合成部位	基因定位（染色体）
I	纤维蛋白原（fibrinogen）	肝脏	4
II	凝血酶原（prothrombin）	肝脏	11
III	组织因子（tissue factor, TF）	内皮细胞、组织细胞	
IV	钙离子（Ca^{2+}）		
V	前加速素（proaccelerin）	内皮细胞和血小板	1
VII	前转变素（proconvertin）	肝脏	13

因子	同义名称	合成部位	基因定位（染色体）
Ⅷ	抗血友病因子（antihemophilic factor，AHF）	肝脏	X
Ⅸ	血浆凝血激酶（plasma thromboplastin component，PTC）	肝脏	X
X	斯图亚特因子（stuart – prower factor）	肝脏	13
Ⅺ	血浆凝血酶前质（plasma thromboplastin antecedent，PTA）	肝脏	4
Ⅻ	接触因子（contact factor）	肝脏	5
ⅩⅢ	纤维蛋白稳定因子（fibrin – stabilizing factor）	肝脏、血小板	6.1
HK	高分子量激肽原（High – molecular weight kininogen，HK）	肝脏	3
PK	前激肽释放酶（prekallikrein，PK）	肝脏	4

（二）凝血过程

血液凝固是凝血因子按一定顺序相继被激活的过程，凝血过程分为凝血酶原激活物的形成、凝血酶的形成和纤维蛋白的形成三个步骤。（图3-2）

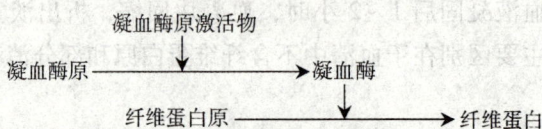

图3-2 凝血过程的三个基本步骤

1. 凝血酶原激活物的形成 凝血酶原激活物是由因子X、因子V、Ca^{2+}、PF_3（血小板第三因子）共同形成的复合物，根据因子X激活途径不同将凝血过程分为内源性凝血和外源性凝血两条途径。

（1）**内源性凝血途径** **内源性凝血途径**是指参与凝血的因子都来自血浆。当血液与带负电荷的异物表面（玻璃、白陶土、硫酸酯、胶原等）接触时，首先是因子Ⅻ转变成Ⅻa，有活性的因子Ⅻa一方面激活因子Ⅺ为Ⅺa，另一方面激活前激肽释放酶（PK），使之转变为激肽释放酶（K），后者对因子Ⅻ有正反馈作用，促进大量因子Ⅻa的形成，这是正反馈的调节。因子Ⅺa使因子Ⅸ转变成Ⅸa，因子Ⅸa与因子Ⅷ、Ca^{2+}和血小板第三因子（PF_3）结合形成Ⅸa – Ⅷ – Ca^{2+} – PF_3复合物，此复合物激活因子X，生成Xa。在此过程中，因子Ⅷ是一个辅因子，可使因子Ⅸa激活因子X的速度提高20万倍。激活的因子X、因子V、Ca^{2+}、PF_3形成凝血酶原激活物。

知识链接

血 友 病

血友病是一组由于缺乏FⅧ（血友病A）或FⅨ（血友病B）所引起的性联遗传性出血性疾病，FⅧ或FⅨ的缺乏均可导致凝血酶原激活物的生成障碍而发生出血。FⅨ受FⅪa激活，因此FⅪ缺乏也会导致凝血障碍，称为血友病C。

（2）**外源性凝血途径** 来自血浆外的组织因子（因子Ⅲ）暴露于血液而启动的凝血过程称为**外源性凝血途径**。当血管损伤时，组织释放的组织因子进入血液，与因子Ⅶa、Ca^{2+}形成FⅦa-组织因子复合物，使FX激活成FXa。FXa生成后与因子V、Ca^{2+}、PF_3形成凝血酶原激活物。

2. 凝血酶的形成 在凝血酶原激活物的作用下，血浆中的凝血酶原迅速被激活为凝血酶。凝血酶原激活物中的FVa是辅因子，可使FX激活凝血酶原的速度提高1万倍。

3. 纤维蛋白的形成 在凝血酶作用下，纤维蛋白原迅速分解为纤维蛋白单体，在Ca^{2+}参与下，凝血酶激活FXⅢ为FXⅢa，后者使纤维蛋白单体互相联结形成牢固的纤维蛋白多聚体，相互交织成网，将血细胞网罗其中，形成血凝块（图3-3）。

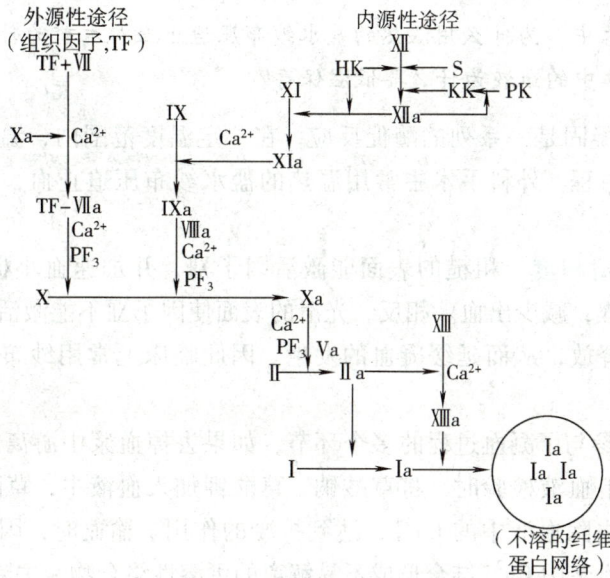

图3-3 凝血过程示意图

罗马数字：表示各相应的凝血因子；PL：磷脂；PK：前激肽释放酶；
S：血管内皮细胞；K：激肽释放酶；HK：高分子激肽原

（三）抗凝系统

正常血液中含有各种凝血因子，但血管中的血液仍能保持流动状态而不会发生凝固。原因在于：①血管内膜光滑、完整，不易激活凝血因子Ⅻ，故不能启动内源性凝血途径；②血浆中不含组织因子（因子Ⅲ），不能启动外源性凝血途径；③血流速度快，即使血浆中有一些凝血因子被激活，也会被稀释冲走，使早期凝血过程不能发生；④血浆中还存在与凝血系统相对抗的抗凝系统。其中最主要的抗凝物质是抗凝血酶Ⅲ和肝素。

1. 抗凝血酶Ⅲ 抗凝血酶Ⅲ是由肝细胞和血管内皮细胞分泌的脂蛋白，在血液中与凝血酶结合形成复合物，使凝血酶失活，纤维蛋白原不能转变为纤维蛋白，从而达到抗凝血的作用。正常情况下，抗凝血酶Ⅲ的抗凝作用慢而弱，只有与肝素结合，才能发挥强大的抗凝作用。

2. 肝素　肝素是一种酸性黏多糖，主要由肥大细胞和嗜碱性粒细胞产生。肝素是一种有效的抗凝物质，临床上把它作为一种抗凝剂广泛用于防治血栓性疾病。肝素的抗凝作用主要是通过与抗凝血酶Ⅲ结合，增强抗凝血酶Ⅲ的活性，使活化的凝血因子迅速灭活而发挥其抗凝作用。

（四）影响血液凝固的因素

临床上经常采用一些措施，以加速、延缓血液凝固的过程。

【问题导入】

在外科手术中，为什么用温热的盐水纱布压迫止血？术前为什么常规注射维生素 K？血库中的血液为什么要低温保存？

1. 温度　血液凝固是一系列的酶促反应，在一定温度范围内，温度升高，酶的活性升高，加速凝血过程。外科手术中常用温热的盐水纱布压迫止血，加速凝血，减少出血。

2. 接触面的光滑程度　粗糙的表面能激活因子Ⅻ，并加速血小板的黏附、聚集、释放，加速凝血过程，减少出血。相反，光滑的表面使因子Ⅻ不能激活，也减少了血小板的黏附、聚集和释放，从而延缓凝血的发生。因此临床上常用纱布或明胶海绵压迫止血。

3. Ca^{2+}　Ca^{2+} 参与了凝血过程的多个环节，如果去掉血浆中游离的 Ca^{2+}，则起到抗凝血作用。临床上血液检验时，将草酸钠、草酸钾加入血液中，草酸根与 Ca^{2+} 结合形成草酸钙沉淀，去除血液中的 Ca^{2+}，达到抗凝的作用。输血时，因草酸盐有毒，常加入枸橼酸钠，与血浆中 Ca^{2+} 结合形成不易解离的可溶性络合物，去除血浆中的 Ca^{2+}，达到抗凝血作用。

二、纤维蛋白溶解

纤维蛋白在纤维蛋白溶解酶的作用下，被溶解液化的过程，称为**纤维蛋白溶解**，简称**纤溶**。纤溶系统主要包括纤维蛋白溶解酶原（简称纤溶酶原）、纤溶酶、纤溶酶原激活物和纤溶抑制物。纤溶的生理意义在于它能将沉积在血管内外的纤维蛋白溶解液化，使已形成的血栓溶解，保持血管畅通，防止血栓形成。纤溶系统与凝血系统存在既矛盾又统一的动态平衡，当纤溶系统功能亢进会引起出血，凝血系统功能亢进会引起血栓形成。

纤溶的过程包括纤溶酶原的激活和纤维蛋白的降解两个阶段（图 3-4）。

纤溶酶原激活物

纤溶酶原激活物抑制剂

纤溶酶原───────────→纤溶酶

纤溶酶抑制剂

纤维蛋白（原）───────────→纤维蛋白降解产物
纤维蛋白

催化作用 ──────→　　抑制作用 ------▶

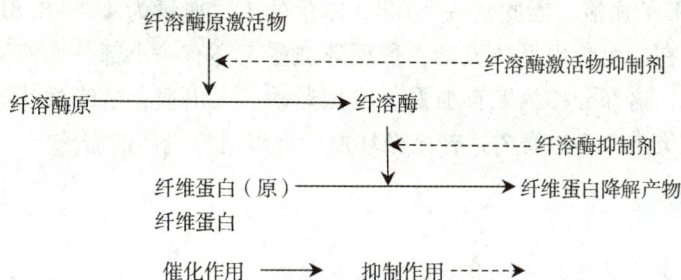

图 3 - 4　纤溶系统作用示意图

【问题导入】

为什么甲状腺术后刀口处易发生渗血现象？

（一）纤溶酶原的激活

正常情况下，血浆中的纤溶酶原是无活性的，在纤溶酶原激活物的作用下，纤溶酶原转变为有活性的纤溶酶、降解纤维蛋白和纤维蛋白原。

纤溶酶原激活物主要有三类。①血管激活物，由小血管内皮细胞合成，当血管内出现血凝块时可大量释放。②组织激活物，广泛存在于各种组织中，尤以甲状腺、肺、子宫、前列腺等组织含量较高，上述这些器官在手术时容易发生术后渗血。③依赖于因子Ⅻ的激活物，前激肽释放酶被因子Ⅻa激活为激肽释放酶，激肽释放酶能激活纤溶酶原。

（二）纤维蛋白和纤维蛋白原的降解

在纤溶酶作用下，纤维蛋白和纤维蛋白原被分解为许多可溶性的小肽，称为**纤维蛋白降解产物**（FDP）。纤溶酶可使纤维蛋白和纤维蛋白原的肽链分割，从而使凝血块溶解消失，被堵塞的血管重新开放。此外，FDP还具有抗凝的作用。但当纤溶系统功能亢进时，患者会有出血倾向。

（三）纤溶抑制物

正常人体内还存在多种纤溶抑制物，主要有两种：纤溶酶原激活物抑制物和抗纤溶酶。纤溶酶原激活物抑制物与纤溶酶原激活物竞争，抑制纤溶酶原的激活；抗纤溶酶与纤溶酶结合形成复合物，使纤溶酶失去活性。纤溶抑制物既可抑制纤维蛋白溶解，又可抑制凝血，这对保持凝血与纤维蛋白溶解局限于创伤局部有重要意义。

第四节　血量与血型

一、血量

血量是指人体内血液的总量。正常成人的血量为自身体重的7%～8%，即每公斤体重有 70~80mL 的血液。因此，一个 60kg 体重的人，血量为 4.2~4.8L，平均 4.5L。这些血液大部分在心血管内循环流动，称**循环血量**，还有一小部分血液滞留在肝、肺、脾及皮下静脉丛，这部分称为**贮存血量**。剧烈运动、大出血、情绪激动等紧急情况下，贮存血量可被动员进入心血管内，补充循环血量，以适应机体的需求。

【问题导入】

一个健康的成年人一次最多能献血多少毫升？

正常情况下，人体内的血量是相对稳定的。心血管内有充足的血量是保持血压稳定的前提条件。相对稳定的血量既维持了正常的血压和血流，又保证了组织有足够的血液灌流。若循环血量不足，引起血压下降、血流缓慢，最终导致细胞、组织、器官代谢障碍和功能损害。人体一次失血不超过血量的 10% 时，由于心脏活动增强，收缩血管，贮存血量的释放，使循环血量迅速恢复正常，不出现明显症状。血浆中丢失的水和电解质通过加速组织液的回流，经 1~2 小时可得到补充；血浆蛋白在肝脏合成，24 小时内恢复正常；红细胞由红骨髓生成，1 个月内基本恢复正常。若一次失血达血量的 20%，出现机体代偿功能不足，表现为血压下降、脉搏细速、四肢厥冷、眩晕乏力等现象，甚至昏迷。如一次失血达血量的 30% 以上，需及时输血抢救，否则会危及生命。因此一个健康的成人，一次献血 200~300mL，不会损害身体。

二、血型与输血

血型是指红细胞膜上特异性抗原的类型。自 1901 年 Landsteiner 发现第一个人类血型系统——ABO 血型系统以来，已经发现并为国际输血协会承认的血型系统有 30 种，医学上较重要的血型系统有 ABO、Rh、Lutheran、Kell、Lewis、Duff 及 Kidd 等，其中与临床关系最为密切的是 ABO 血型系统和 Rh 血型系统。

若将两个血型不同人的血液滴加在玻片上混合，红细胞可凝集成簇，该现象称为**红细胞凝集**。红细胞凝集的本质是抗原－抗体反应。红细胞膜上的特异性抗原称为**凝集原**，在凝血反应中起抗原作用；能与红细胞膜上的凝集原起反应的特异抗体称为**凝集素**，存在于血清中，在红细胞凝集反应中起抗体作用。当给人体输入血型不同的血液时，在血管内发生红细胞凝集和溶血反应，甚至危及生命。因此，血型鉴定是安全输血的前提。由于血型是遗传的，血型鉴定对法医学和人类学的研究也具有重要的价值。

（一）ABO 血型系统

ABO 血型是根据红细胞膜上凝集原的有无和类别将血型分为 A 型、B 型、AB 型和 O 型。在 ABO 血型系统，认为红细胞膜上含有 A 凝集原和 B 凝集原。红细胞膜上只含 A 凝集原的为 A 型；只含 B 凝集原的为 B 型；既有 A 凝集原，又有 B 凝集原的为 AB 型；既无 A 凝集原，又无 B 凝集原的为 O 型。在 ABO 血型系统的血清中含有两种凝集素，即抗 A 凝集素和抗 B 凝集素。A 型血的血清中，只含抗 B 凝集素；B 型血的血清中，只含抗 A 凝集素；AB 型血的血清中既无抗 A 凝集素，也无抗 B 凝集素；O 型血的血清中既有抗 A 凝集素，又有抗 B 凝集素（表 3 - 2）。ABO 血型系统还有几种亚型，其中 A 型血有 A₁ 和 A₂ 两种亚型。A₁ 型红细胞上含有 A 抗原和 A₁ 抗原，而 A₂ 型红细胞上仅含有 A 抗原。A₁ 型血清中只有抗 B 抗体，而 A₂ 型血清则含有抗 B 抗体和抗 A₁ 抗体。同样，AB 型血有 A₁B 和 A₂B 两种主要亚型。在我国汉族人群中，虽然 A₂ 型和 A₂B 型者所占的比例很少，但在临床输血时仍需注意。

表 3 - 2　ABO 血型系统的抗原和抗体

血型	红细胞上的凝集原	血清中的凝集素
A 型	A₁，A + A₁	抗 B
	A₂，A	抗 B + 抗 A
B 型	B	抗 A
AB 型	A₁B，A + A₁ + B	无
	A₂B	A + B
O 型	无 A，无 B	抗 A + 抗 B

（二）Rh 血型系统

1940 年，兰次坦纳与维勒用恒河猴的红细胞重复注射入家兔体内，使家兔发生免疫反应，产生抗恒河猴红细胞抗体，再用含有该抗体的家兔的血清与人的红细胞混合，大多数人的红细胞可被这种血清凝集，证明这些人的红细胞膜上含有与恒河猴相同的抗原，由于该抗原最先发现于恒河猴的红细胞上，故取恒河猴前两个字母，命名为 **Rh 血型系统**。

1. Rh 血型系统的分型依据　Rh 血型系统是红细胞血型中最复杂的一个系统，目前已发现的 Rh 抗原有 40 余种，与临床密切相关的有 5 种，分别是 C、c、D、E、e。在这五种抗原中，由于 D 抗原的抗原性最强，所以通常根据红细胞上是否含有 D 抗原将血型分为 Rh 阳性和 Rh 阴性。红细胞膜上含有 D 抗原的为 Rh 阳性，不含 D 抗原的为 Rh 阴性。在我国各族人群中，汉族和其他大部分民族，Rh 阳性的约占 99%，Rh 阴性者只占 1% 左右。在有些民族中，Rh 阴性者较多，如塔塔尔族约占 15.8%，苗族为 12.3%，布依族和乌孜别克族约 8.7%。

2. Rh 血型的特点及临床意义　与 ABO 血型抗体相比，Rh 血型抗体存在以下特点。

（1）血清中不含抗 Rh 的天然抗体。Rh 阴性的受血者在第一次输入 Rh 阳性的血液时，因血清中无天然抗体，不会产生输血反应。但 Rh 阴性的人在第一次接受 Rh 阳性的血液后，通过免疫应答刺激机体产生抗 Rh 抗体，输血后 2 ~ 4 月，血清中抗 Rh 抗体水平达到高峰。因此在第二次或多次输入 Rh 阳性血液后，会发生抗原 - 抗体反应，输入的 Rh 阳性红细胞将被破坏而发生溶血反应。

（2）Rh 血型系统的抗体是不完全抗体，即 IgG 抗体。当 Rh 阴性的母亲第一次孕育 Rh 阳性的胎儿时，在妊娠末期或分娩时，Rh 阳性胎儿的红细胞进入母亲体内，刺激母体产生抗体（主要是抗 D 抗体），因为 IgG 抗体分子量小，能透过胎盘进入胎儿血液，使胎儿红细胞发生凝集和溶血，造成胎儿死亡或新生儿溶血性贫血。因为母体血液中的抗体浓度是缓慢增加的，因此，第一胎很少出现新生儿溶血情况。但在第二次妊娠时，母体的抗 Rh 抗体可进入胎儿体内引起新生儿溶血。若在 Rh 阴性母亲生育第一胎后，及时输注特异性抗 D 免疫球蛋白，中和进入母体的 D 抗原，可避免 Rh 阴性母亲致敏，预防第二次妊娠时新生儿溶血的发生。

三、输血原则

输血作为一种治疗措施，在临床上广泛应用。但若输血不当，将会给患者造成严重损害，甚至死亡。为保证输血安全性，必须遵守输血原则。

准备输血时，首先要进行血型鉴定。保证供血者与受血者 ABO 血型相合。对于育龄期妇女和反复输血者，还要鉴定 Rh 血型，保证供血者与受血者 Rh 血型相合。其次，输血前还要进行**交叉配血试验**（图 3-5），即把供血者的红细胞与受血者的血清相混合，为交叉配血试验的主侧，再将受血者的红细胞与供血者的血清相混合，为交叉配血的次侧。如果主侧、次侧均不凝集，为配血相合，可以输入；如果主侧凝集，为配血不合，绝对不能输入；如果主侧凝集，次侧不凝集，在紧急的情况下，如找不到同型血，可以少量、缓慢输入，并在输血过程中密切观察受血者的情况，如发生输血反应，必须立即停止输血。

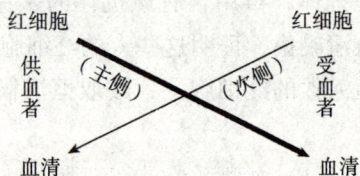

```
    红细胞              红细胞
供             （主侧）         受
血                            血
者    （主侧）    （次侧）      者
    血清              血清
```

图 3-5 交叉配血试验示意图

随着医学的进步，由于血液成分分离机的广泛应用以及分离技术和成分血质量的不断提高，输血疗法已从输全血发展为成分输血。成分输血是把人血中的各种不同成分，如红细胞、粒细胞、血小板和血浆分别制备成高纯度或高浓度的制品，再输注给患者。不同患者对输血有不同的要求，如严重贫血患者适宜输注浓缩红细胞悬液。因此，成分输血可增强治疗的针对性，提高疗效，减少不良反应，又能节约血源。

小　结

血液是由血浆和血细胞组成。血浆蛋白包括白蛋白、球蛋白和纤维蛋白原。白蛋白形成血浆胶体渗透压，球蛋白参与免疫功能，纤维蛋白原参与血液凝固。血浆晶体渗透压是由无机盐形成，对于保持细胞内外的水平衡、维持红细胞正常形态有重要作用。红细胞的正常值：男（$4.0 \sim 5.5$）$\times 10^{12}/L$，女（$3.5 \sim 5.0$）$\times 10^{12}/L$，主要功能是运输 O_2 和 CO_2，缓解酸碱平衡。白细胞的正常值：（$4.0 \sim 10.0$）$\times 10^9/L$，主要功能是防御和保护。血小板正常值：（100~300）×10^9/L，血小板的生理功能是维持血管内皮的完整性，参与生理性止血，促进凝血。血液凝固的步骤：①凝血酶原激活物的形成；②凝血酶的形成；③纤维蛋白的形成。因子Ⅻ是内源性凝血的启动因子，因子Ⅲ是外源性凝血的启动因子。人体主要的抗凝物质是肝素和抗凝血酶Ⅲ。纤溶的过程包括纤溶酶原的激活和纤维蛋白的溶解。ABO 血型系统分型的依据是红细胞膜上所含凝集原的有无和种类。因此输血前首先要进行血型鉴定和交叉配血试验，主侧、次侧均不凝集，可以输入；主侧凝集，绝对不能输入；主侧不凝集，次侧凝集，紧急情况下可少量、缓慢的输入。

课 后 习 题

一、名词解释

血细胞比容　血液凝固　血清　凝血因子　纤溶　血型

二、填空题

1. 血液由_____和_____组成。
2. 血浆蛋白包括_____、_____和_____。
3. 红细胞的生理功能包括_____、_____。
4. 红细胞的生理特性有_____、_____和_____。
5. 红细胞生成的原料有_____和_____；红细胞成熟因子有_____和_____；红细胞生成的调节因素有_____和_____。
6. 血小板的生理功能有_____、_____和_____。
7. 内源性凝血的启动因子是因子_____，外源性凝血的启动因子是因子_____。
8. 血浆中主要的抗凝物质是_____和_____。

三、单项选择题

1. 血浆 pH 值主要取决于哪种缓冲对
   A. $KHCO_3/H_2CO_3$　　B. K_2HPO_4/KH_2PO_4　　C. $NaHCO_3/H_2CO_3$
   D. Na_2HPO_4/NaH_2PO_4　　E. 蛋白质/蛋白质钠盐
2. 血浆胶体渗透压主要由哪种物质形成
   A. 无机盐　　B. 葡萄糖　　C. 白蛋白
   D. 球蛋白　　E. 纤维蛋白原
3. 参与血液凝固的血浆蛋白是
   A. 白蛋白　　B. α-球蛋白　　C. 纤维蛋白原
   D. γ-球蛋白　　E. 以上都是

4. 巨红细胞性贫血是由于缺少
  A. 铁   B. 蛋白质   C. 维生素 B_{12} 和叶酸
  D. 维生素 C   E. 维生素 D

5. 血清与血浆的区别在于前者
  A. 缺乏纤维蛋白原
  B. 缺乏某些凝血因子
  C. 增加了血小板释放的物质
  D. 以上都对
  E. 以上都不对

6. ABO 血型的划分依据是
  A. 红细胞膜上凝集原的有无与类别
  B. 血清中凝集素的有无与类别
  C. 交叉配血情况
  D. 凝集原和凝集素配合情况
  E. 红细胞膜上 D 抗原的有无

7. 汉族中约 99% 的人属于
  A. Rh 阳性血型   B. Rh 阴性血型   C. 二者都是
  D. 二者都不是   E. O 型血

四、简答题

1. 试述红细胞的生成条件。
2. 试述血液凝固的基本过程。
3. 试述血浆渗透压的组成、形成及生理意义。

第四章　血液循环

学习要点

1. 心率、心动周期、搏出量、心输出量、射血分数、心指数的概念。心脏的泵血过程；影响心输出量的因素；心音的组成及形成机制；心肌的生物电现象和生理特性；心电图的基本波形及意义。

2. 血压、收缩压、舒张压、中心静脉压、微循环的概念。动脉血压的形成原理及影响因素；影响静脉回流的因素；微循环的三条通路及各自的功能；组织液的生成与回流。

3. 心脏的神经支配及功能；颈动脉窦、主动脉弓压力感受性反射的过程及生理意义；肾上腺素与去甲肾上腺素的异同。

【问题导入】

血液是怎样在心脏和血管组成的封闭管道中流动的呢？

循环系统是一个相对封闭的管道系统，包括心血管系统和淋巴系统。心血管系统是由心脏和血管组成。血液在心血管内按照一定的方向周而复始地循环流动，称为**血液循环**。心脏节律性地收缩、舒张，为血液循环提供动力，心脏瓣膜定向的开放、关闭，推动血液在血管内按一定的方向循环流动。血管是输送、分配血液的管道。血液循环的功能主要有：①物质运输功能。将新陈代谢过程中需要的 O_2 和营养物质运到全身，将机体产生的代谢产物和 CO_2 运到排泄器官。②通过血液循环能将内分泌腺产生的激素运到靶细胞，实现体液调节。③机体内环境稳态的维持和防御功能也有赖于血液的循环流动。血液循环一旦停止，新陈代谢不能正常进行，重要器官的功能将严重受损，甚至危及生命。④心血管系统还具有内分泌功能。如心房肌细胞能合成心房钠尿肽，血管内皮细胞可分泌内皮素、血管舒张因子等，这些激素参与心血管系统及其他系统的功能调节。

第一节　心　脏　生　理

一、心脏的泵血功能

血液在血管内不断循环流动，是因为动脉与静脉之间始终存在一个压力差，从而使血液由压力高的地方流向压力低的地方，压力差的产生和维持是由心脏的收缩和舒张引起的，所以心脏是血液循环的动力器官。心脏收缩时把血液射入动脉，舒张时接受静脉血液的回流，为下一次射血做准备。心内瓣膜的定向开放，控制着血液沿一定的方向循环流动。

（一）心动周期和心率

1. 心动周期的概念及组成　心房或心室每收缩和舒张一次，构成一个机械运动周期，称为**心动周期**。在一个心动周期中，心房和心室的机械活动周期都由收缩期和舒张期构成。由于心室在心脏泵血过程中起主要作用，故心动周期通常是指心室的活动周期。

【问题导入】

为什么测心率时，要求受试者安静5~10秒？

2. 心率　每分钟心脏搏动的次数称为**心率**。正常成人心率在安静状态下约为60~100次/秒，平均75次/秒。心率因年龄、性别和生理状况不同而有差异。新生儿的心率可达140次/秒以上，随着年龄增长，心率逐渐减慢，青春期达到正常成人的心率。成人中，女性的心率略高于男性。经常进行体育锻炼的人心率可低于60次/秒。同一个人在不同的生理状况下，心率也不一样，安静或睡眠时，心率较慢，运动、情绪激动或紧张时，心率加快。心率是临床上常用的诊疗指标。在评价心率时要考虑各种因素对心率的影响才能得出正确的判断。

3. 心动周期与心率的关系　心动周期与心率呈反比关系。按心率75次/秒计算，每个心动周期历时0.8秒（心动周期=60/心率）。左右心房先收缩，持续0.1秒，然后心房舒张，舒张期占0.7秒。心房进入舒张期时，左右心室开始收缩，收缩期持续0.3秒，随后心室舒张，舒张期占0.5秒。心室舒张的前0.4秒，心房和心室都处于舒张状态，称为**全心舒张期**（图4-1）。在一个心动周期中，无论是心房还是心室，舒张期都明显长于收缩期，这使心脏有足够的时间接受静脉血液的回流，既保证了心室有充分的血液充盈，又能使心肌有充分的休息时间。当心率过快时，心动周期缩短，收缩期和舒张期都相应缩短，而心舒期缩短的程度更大，这不利于心室的血液充盈和心肌的充分休息，对于心脏持久的活动不利。

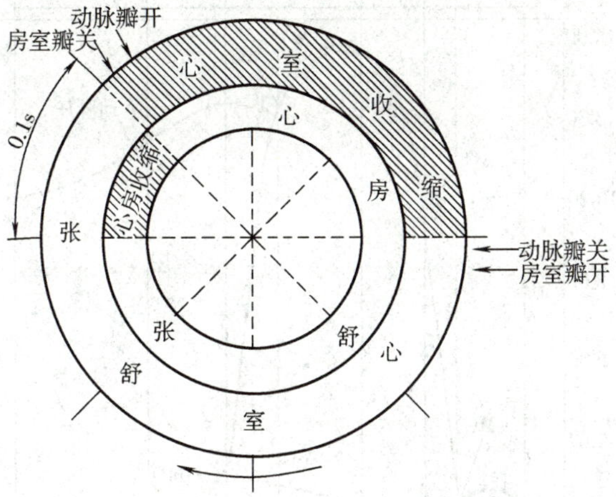

图4-1 心动周期中心房、心室的活动顺序与时间关系

（二）心脏的泵血过程

在心脏的泵血过程中，心室起了主要作用，左、右心室泵血过程相似，几乎同时进行。现以左心室为例，分析左心室的射血和充盈，以便了解心脏泵血机制（图4-2，表4-1）。

表4-1 心动周期中心腔内压力、容积、瓣膜、血流方向变化情况

心动周期分期	心房、心室、动脉内压力比较	房室瓣	动脉瓣	血流方向	心室容积
房缩期	房内压＞室内压＜动脉压	开	关	心房→心室	增大
等容收缩期	房内压＜室内压＜动脉压	关	关	血存于心室	不变
射血器	房内压＜室内压＞动脉压	关	开	心室→动脉	减小
等容舒张期	房内压＜室内压＜动脉压	关	关	血存于心房	不变
充盈期	房内压＞室内压＜动脉压	开	关	心房→心室	增大

1. 心室收缩期 根据心室内压力和容积等变化，可将心室收缩分为等容收缩期、快速射血期和减慢射血期。

（1）等容收缩期 心室收缩前，室内压低于房内压，房室瓣开放，血液由心房流入心室。随着心室收缩，室内压迅速升高，当室内压高于房内压时，室内血液推动房室瓣使其关闭，阻止了血液返流入心房。但此时，室内压仍低于主动脉压，因此动脉瓣仍处于关闭状态，心室暂时处于密闭状态。从房室瓣关闭到动脉瓣开放这段时期，由于心室容积不变，故称为**等容收缩期**，持续约0.05秒。由于心室肌的强烈收缩，血液又具有不可压缩性，所以这段时间室内压急剧升高。

（2）快速射血期 等容收缩期末，室内压高于主动脉压，血液冲开主动脉瓣快速射入主动脉，心室容积迅速缩小，但由于心室肌强烈收缩，室内压可继续上升，快速射血期末，室内压达到峰值。由于该期射血速度很快，称为**快速射血期**，持续约0.1秒。

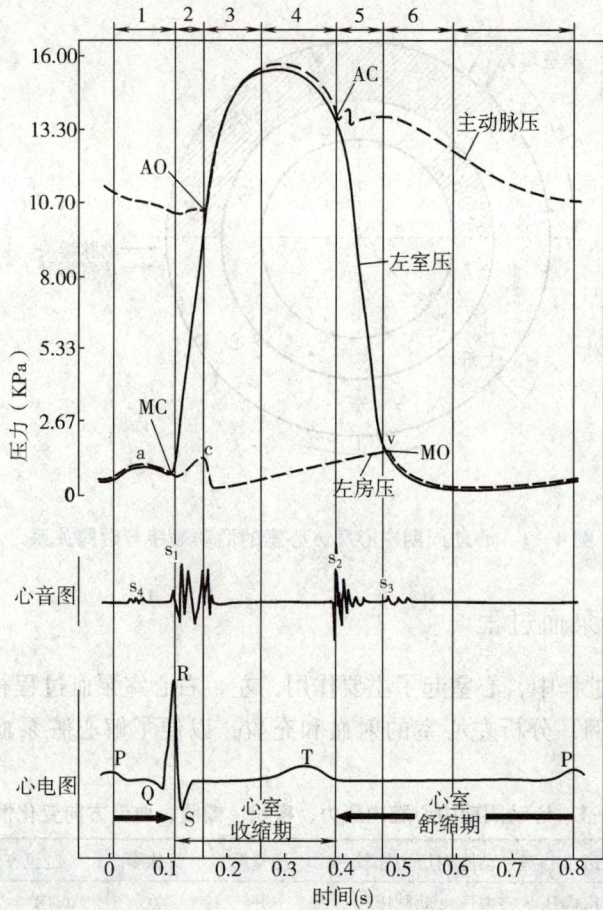

图 4-2 犬心动周期中左心室、主动脉、左心内压力及瓣膜等变化和心音图、心电图

1. 心房收缩期；2. 等容收缩期；3. 快速射血期；4. 减慢射血期；5. 等容舒张期；6. 快速射血期。

AO 和 AC：分别表示主动脉瓣开启和关闭；MC 和 MO：分别表示二尖瓣关闭和开启

快速射血期的射血量约占心室总射血量的 2/3。

（3）**减慢射血期**　在快速射血期后，由于心室内血液急剧减少，心室肌收缩强度减弱，导致射血的速度逐渐减慢，称为**减慢射血期**，持续约 0.15 秒。在减慢射血期内，室内压已略低于主动脉压，但由于心室肌的收缩，心室内血液具有较高的动能，在惯性作用下，继续流入动脉。在减慢射血期末，心室容积达最小。

2. 心室舒张期　心室舒张期按心室内压力和容积的变化，可分为等容舒张期、快速充盈期、减慢充盈期和心房收缩期。

（1）**等容舒张期**　减慢射血期结束，心室开始舒张，室内压下降，当室内压低于主动脉压时，主动脉内血液顺压力差向心室反流，推动动脉瓣关闭，阻止血液回流入心室。但此时室内压仍大于房内压，房室瓣仍处于关闭状态，心室又暂时成为一个封闭的腔。从动脉瓣关闭到房室瓣开放前的这段时间，由于心室容积不变，称为**等容舒张期**，持续约 0.06~0.08 秒。这段时间，由于心室继续舒张，因此室内压急剧下降。

（2）**快速充盈期**　随着心室舒张，室内压进一步下降，当室内压低于房内压时，血液推开房室瓣由心房快速流入心室，心室容积迅速增大，称为**快速充盈期**，持续约0.11秒。在快速充盈期内，进入心室的血液量约占心室总充盈量的2/3。所以，快速充盈期是心室充盈的主要阶段。此期，心房内的血液向心室快速流动，主要是由于心室舒张时，室内压下降，心室对心房内的血液形成抽吸作用。

（3）**减慢充盈期**　快速充盈期后，随着心室内充盈血量的增多，心室与心房间的压力梯度逐渐减小，血液流向心室的速度减慢，称**减慢充盈期**，持续约0.22秒。房室瓣仍处于开放状态。

（4）**心房收缩期**　在心室舒张的最后0.1秒，心房开始收缩，房内压上升，血液顺着压力差由心房继续流入心室，使心室进一步充盈。房缩期持续约0.1秒。由于心房壁较薄，收缩力不强，由心房收缩推动进入心室的血液仅占心室总充盈量的25%左右。此后心室活动进入下一个心动周期。

总之，左心室的收缩和舒张是造成左心室内压力变化，导致心房和心室之间以及心室和主动脉之间产生压力梯度的根本原因；而压力梯度则是推动血液在心房、心室以及主动脉之间流动的主要动力。在收缩期，心室肌收缩产生的压力增高和血流惯性是心脏射血的动力；在舒张早期，心室舒张，室内压下降，心室对心房的抽吸作用是心室充盈的主要动力，在舒张晚期心房肌的收缩可进一步充盈心室。由于心脏瓣膜的定向开放与关闭，使血液只能沿一个方向流动。

二、心脏泵血功能的评价

心脏不断地泵出血液以保证机体新陈代谢的需要，如果心脏泵血功能不足，会引起组织代谢障碍。因此正确评价心脏的泵血功能具有重要的临床价值。目前评价心功能的指标很多，本章仅介绍几种常用的指标。

【问题导入】

两男性青年，每搏输出量均为70mL，心率均为90次/分，二人左室舒张末容积均为160mL。其中甲患者身高1.65m，体重50kg，体表面积1.4m^2；乙患者身高1.78m，体重68kg，体表面积1.7m^2。如何判断两患者的心功能？

（一）心脏泵血功能的评价指标

1. 每搏输出量和射血分数　一侧心室每收缩一次射入动脉的血量，称为**每搏输出量**，简称**搏出量**。正常成人在安静的状态下，搏出量为60～80mL，平均70mL。搏出量相当于心室舒张期末容量减去心室收缩期末容量。

心室收缩时，并未将心室内的血液全部射入动脉。通常把搏出量占心室舒张末期容积的百分比称为**射血分数**。健康成人的射血分数为55%～65%。正常情况下，心脏的搏出量始终与心室舒张末期的容积相适应，即心室舒张末期的容积增加，搏出量也相应增加，故射血分数改变很少。在心室功能减退、心室异常扩大的情况下，虽然搏出量与正常人相比可能没有明显区别，但射血分数显著下降，因此，用射血分数来评定心脏泵血功能要比搏出量更为全面。

2. 每分输出量与心指数 一侧心室每分钟射入动脉的血量称为**每分输出量**，简称**心输出量**。左、右心室的心输出量基本相等。心输出量等于搏出量乘以心率。健康成年人在安静状态下，心率平均75次/秒，搏出量为60~80mL，则心输出量为4.5~6.0L，平均5.0L左右。心输出量可随机体代谢和活动情况而变化，重体力劳动或剧烈运动时，心输出量可高达25~35L，情绪激动时心输出量可增加50%~100%。

对于不同身材的人，新陈代谢水平不同，心输出量也不一样。所以用心输出量来衡量不同个体的心功能，是不全面的。人体在安静时心输出量不与体重成正比，而与体表面积（m^2）成正比。以单位体表面积计算的心输出量称为**心指数**。我国中等身材的成年人，其体表面积约为1.6~1.7m^2，安静和空腹情况下，心输出量约为4.5~6.0L/s，因此心指数约为3.0~3.5L/（s·m^2）。心指数是分析不同个体心功能的常用指标。心指数可以因代谢、年龄不同而异。一般静息心指数在10岁左右时最大，可达4L/（s·m^2）以上。以后随年龄增长逐渐下降，到80岁时，静息心指数降到接近2L/（s·m^2）。运动、妊娠、情绪激动、进食等情况下，心指数均增大。

3. 心脏做功量 心室要想把血液射入动脉，首先要克服动脉血压形成的阻力，动脉血压不同，心室要射出相同血量所消耗的能量（或做功量）也不同。因此，当动脉血压升高时，心室要想射出相同的血量，必须加强收缩，作更多的功，否则，射血量减少。反之，当动脉血压降低时，心室作同样的功，可射出更多的血量，所以用心脏做功作为评价心脏泵血功能的指标比单纯用心输出量更全面、更精确。

心室一次收缩所做的功称为**每搏功**，简称**搏功**。心脏做功释放的能量一方面表现为将血液由心室射入动脉，使动脉压升到一定的高度，即转化为压强能，其中压强能的大部分用于维持在一定的压强下（射血期心室内压的净增值）射出一定的血液量（搏出量），即压力容积功，这是心脏做功的主要部分；另一方面使血液以较快的流速向前流动，转化为血流的动能，这部分能量在整个心脏做功中占的比例很小，可忽略不计。故每搏功的计算如下。

每搏功=搏出量×（射血期左心室内压－左心室充盈压）

左、右心室的搏出量基本相等，由于肺动脉平均压仅为主动脉平均压的1/6，故右心室做功量只有左心室做功的1/6。

心室每分钟所做的功称为每分功，简称分功，它等于每搏功乘以心率。

（二）影响心输出量的因素

由上可知，心输出量等于搏出量乘以心率，因此凡影响搏出量和心率的因素均影响心输出量。在心率不变的情况下，搏出量的多少取决于心室的前负荷、后负荷和心肌收缩力。

【问题导入】

临床上输血输液时，为什么要严格控制输血输液的速度和量？

1. 心室肌的前负荷　心室肌的**前负荷**是指心室收缩前所承受的负荷，它取决于心室肌收缩前的初长度，而心室肌初长度的大小则取决于心室舒张末期充盈量。它相当于静脉回心血量与射血后室内剩余血量之和。也就是说，心室舒张末期的容积或压力是心室肌的前负荷。在一定范围内，心肌的前负荷越大，心肌的初长度越长，收缩力越大，搏出量越多，这是心脏的异长自身调节。若前负荷过大，心肌的初长度超过了最适前负荷，心肌的收缩力不但不增大，反而减弱。所以，在静脉输血或输液时，应严格控制输血、输液的速度和量，防止急性右心力衰竭的发生。

【问题导入】

心衰时，用扩血管药物为什么能改善心脏的搏出量？

2. 心室肌的后负荷　心室肌的**后负荷**是指心室开始收缩时才遇到的负荷或阻力。心室收缩时，在室内压未超过主动脉压前，心室肌不能缩短，表现为等容收缩，心室肌张力增加，室内压急剧上升，当室内压超过主动脉压时，心室肌才能缩短射血。所以，心室肌必须克服来自动脉压的阻力，冲开动脉瓣才能将血液射入动脉，因此动脉血压是心室射血所承受的后负荷。如其他条件不变，动脉血压越高，即后负荷越大，导致等容收缩期延长，射血期缩短，射血速度减慢，导致搏出量减少；反之，动脉血压越低，等容收缩期越短，射血期越长，搏出量越多。因此临床上常用扩血管药物降低心肌的后负荷来改善心脏的泵血功能。

在整体条件下，当动脉血压突然增高时，搏出量减少造成射血期末心室内剩余血量增多，如静脉回心血量不变，则使心室舒张末期的容积增加，心肌初长度增加，通过心肌异长自身调节的作用，心室肌收缩强度增大，搏出量可逐步恢复到原有水平。若动脉压持续保持较高水平，心室肌长期加强收缩，将会出现心室肌肥厚等病理性变化，最后因失代偿而出现心功能不全。

3. 心肌收缩能力　心肌细胞不依赖于前负荷和后负荷，通过改变心肌自身的功能状态而改变其力学活动（收缩的强度和速度），这一内在特性称为**心肌收缩能力**。心肌收缩力的大小取决于兴奋－收缩耦联过程中活化的横桥数量和 ATP 酶的活性。在一定初长度条件下，粗、细肌丝的重叠提供一定数量可联结的横桥，活化的横桥数目增多，心肌细胞的收缩能力增强，搏出量增加；反之则减少。神经、体液、药物等因素都可通过改变心肌收缩能力来调节心脏的搏出量。如肾上腺素能使心肌收缩力增强，乙酰胆碱则使心肌收缩力减弱。由于心肌的初长度没有发生变化，通过改变心肌细胞自身的力学活动，使心脏的搏出量和心输出量发生改变，称为**等长自身调节**。

4. 心率　在一定的范围内，心率增加快，心输出量增加；相反，心率减慢，心输出量减少。但是如果心率过快，超过 160～180 次/秒，心输出量不但不增加，反而减少。这是由于心率过快，心动周期缩短，心舒期缩短明显，心舒期心室充盈的血量显著减少，因此搏出量也明显减少，心输出量反而下降。反之，如果心率过慢，低于 40/秒，心输出量也会减少。这是因为心率过慢，心舒期过长，心室充盈已达到极限，再延长心舒期时间也不能相应增加搏出量，因此心输出量减少。

（三）心力储备

心输出量随机体代谢需要而增加的能力称为**心力储备**。正常成年人安静时心输出量为5L/s左右。剧烈运动时心输出量可达到25～35L/s，为安静时的5～7倍。说明正常心脏的泵血功能具有相当大的储备量。心力储备包括搏出量储备和心率储备两个方面。

1. 搏出量储备 搏出量等于心室舒张末期容积减去心室收缩末期容积。所以，搏出量储备包括舒张期储备和收缩期储备。

（1）舒张期储备 是通过增加心室舒张末期的容积获得的。正常成人安静时，左心室舒张期末的容积为145mL，由于心肌伸展性很小，心室容积最大只能达到160mL，因此舒张期储备只有15mL左右。

（2）收缩期储备 是通过增强心肌的收缩能力来实现的。正常成人安静时心室收缩末期的容积约55mL，当心室作最大程度收缩，心室收缩末期的容积可小至15～20mL，使搏出量增加35～40mL。相比之下，收缩期储备要比舒张期储备大得多。

2. 心率储备 正常成人安静时，心率为60～100次/秒，平均75次/秒，剧烈运动或重体力劳动时，心率可提高5～7倍，达到180～200次/秒。充分动用心率储备可使心输出量增加2～2.5倍。由此可知，心率储备是提高心输出量的主要途径。剧烈运动或重体力劳动时，心率虽然超过了160～180次/秒，也不会因心舒期缩短而使心输出量减少。这是由于剧烈运动或重体力劳动时，静脉回流速度加快、心室充盈速度增大、心肌收缩力量增强的缘故。

由此可见，心力储备在很大程度上反映了心脏的功能状况。经常坚持体育锻炼的人，由于心肌纤维变粗，心肌收缩能力增强，使收缩期储备增加；同时心率储备也增加，心脏射血能力增强。因此，运动员的最大心输出量可增大到安静状态时的8倍。缺乏锻炼或有心脏疾患的人，在安静状态下心输出量就不能满足代谢的需要，且由于心力储备能力较小，因此当运动量增加时，心输出量不能相应增加，出现心慌气短、头晕等现象。

（四）心音

心动周期中，心肌的舒缩、瓣膜的启闭、血液流速的改变以及血流冲击心血管壁形成涡流等因素引起机械振动，通过心脏周围组织传递到体表，用听诊器可以在胸壁上听到这些振动形成的声音，称为**心音**。若用换能器将这些机械振动转换成电信号，通过记录仪记录下来，便得到了心音图。

在一个心动周期中可产生四个心音，分别称为第一、第二、第三和第四心音。使用听诊器能听到第一心音和第二心音，在某些青年人和健康儿童可听到第三心音，第四心音只能在心音记录仪上记录到。

1. 第一心音 **第一心音**是由心室肌收缩，房室瓣关闭，心室射出的血液冲击动脉壁引起的振动，其中房室瓣的关闭是第一心音产生的主要机制。第一心音发生在心室收缩期，标志着心室收缩的开始。其特点是音调低、持续时间长，约0.12～0.14秒。第一心音听诊最响的部位在心尖部，即左侧锁骨中线与第五肋间相交稍内侧（二尖瓣听诊区）或胸骨左缘第四肋间（三尖瓣听诊区）（图4-3）。

2. 第二心音 第二心音是由心室舒张，动脉瓣关闭，血液返回冲击动脉根部引起振动，其中动脉瓣关闭是第二心音产生的主要机制。第二心音发生在心室舒张期，标志着心室舒张的开始。其特点是音调高、持续时间短，约0.08~0.10秒。第二心音听诊最响的部位在第二肋间胸骨左缘（肺动脉瓣听诊区）、第二肋间胸骨右缘（主动脉瓣听诊区）（图4-3）。

3. 第三心音 在快速充盈期末，心室壁和乳头肌突然伸展，心室从快速充盈转入减慢充盈，血流速度突然减慢引起的振形成**第三心音**。第三心音发生在快速充盈期末，是一种低频、低幅的振动。健康儿童和青年人偶尔可听得到。

4. 第四心音 第四心音是由于心房收缩血液注入心室引起振动产生的，故又称为心房音。发生在房缩期，第四心音只能在心音记录仪上记录到。

心音的听取可以了解心率、心律、心肌收缩力以及瓣膜的功能状态。当瓣膜狭窄或关闭不全时，均可出现异常的声音，称为心脏杂音。因此临床上听取心音对于诊断瓣膜功能和某些心血管疾病有重要意义。

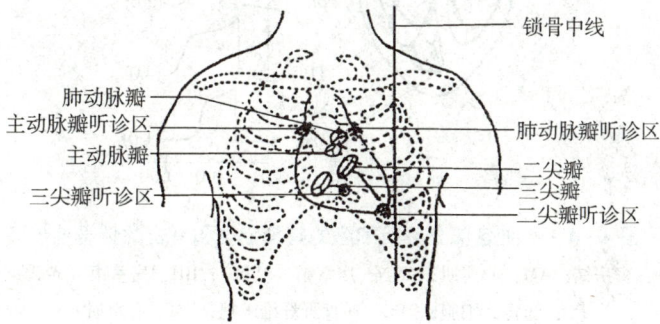

图4-3 心脏各瓣膜的位置、投影及听诊区

三、心肌细胞的生物电现象

（一）心肌细胞的分类

按照组织学和电生理学特点，可将心肌细胞分为工作细胞和自律细胞两类。前者包括心房肌细胞和心室肌细胞。主要执行心脏的收缩功能。由于静息电位较为稳定，不能产生自动节律性兴奋，又称非自律细胞。后者是一些特殊分化的心肌细胞，在没有外来刺激的条件下，会自动产生节律性兴奋，它们也具有兴奋性和传导性，由于不含心肌纤维，故没有收缩性，其功能主要是产生和传播兴奋，控制心脏活动的节律。这类细胞包括窦房结P细胞、房室交界区、房室束、左右束支和浦肯野细胞等，它们共同构成心脏的特殊传导系统。

根据心肌细胞动作电位 0 期去极化速率的快慢，心肌细胞又分为快反应细胞和慢反应细胞。心肌细胞膜上有钠通道和钙通道，钙通道激活和失活的速度比钠通道慢。主要由钠通道激活而产生动作电位的细胞称快反应细胞，如心室肌细胞、心房肌细胞、浦肯野细胞等；主要由钙通道激活而产生动作电位的细胞称慢反应细胞，如窦房结 P 细胞和房室交界内房结区和结希区的细胞。

（二）心肌细胞的跨膜电位及形成机制

与神经细胞、骨骼肌细胞相比较，心肌细胞的跨膜电位复杂得多，不同类型的心肌细胞，其跨膜电位的形状及形成机制也不尽相同（图 4 - 4）。

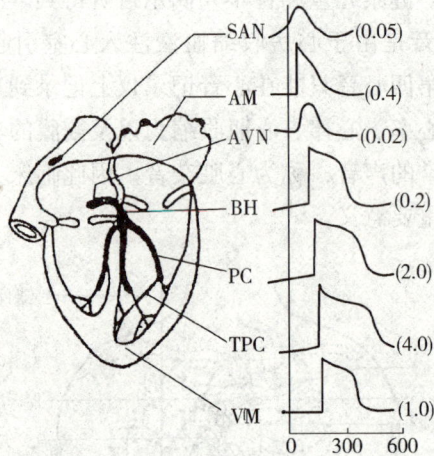

图 4 - 4 心脏各部分心肌细胞的跨膜定位和兴奋的传导速度
SAN：窦房结；AM：心房肌；AVN：房室结（结区）；BH：房室束（希氏束）；
PC：浦肯野细胞；TPC：浦肯野纤维末梢；VM：心室肌

1. 心室肌细胞跨膜电位及形成机制

（1）**静息电位**　心室肌细胞的静息电位约 -90mV。静息状态下，细胞对 K^+ 有较高的通透性，而膜内的 K^+ 浓度远高于膜外，K^+ 外流，所以心室肌细胞静息电位的产生是 K^+ 外流形成的电 - 化学平衡电位。

（2）**心室肌细胞的动作电位**　心室肌细胞动作电位的波形上升支与下降支极不对称，复极化与神经纤维、骨骼肌细胞相比，较为复杂，持续时间长。心室肌细胞的动作电位可分为 0 期、1 期、2 期、3 期、4 期共五个时期（图 4 - 5）。

0 期（去极化）：心室肌细胞在受到适宜刺激时，膜内电位迅速由静息时的 -90mV 上升到 +30mV 左右，即膜两侧由原来的极化状态，迅速转换成反极化状态，构成了动作电位的上升支。0 期的持续时间很短，仅 1～2ms，去极化幅度很大，约 120mV，去极化速率快。0 期的产生机制和骨骼肌、神经纤维基本相同。刺激引起细胞膜上部分钠通道开放，少量 Na^+ 内流，膜局部去极化；当去极化达到阈电位水平（ -70mV）时，大量钠通道开放，Na^+ 快速大量内流，膜内电位迅速上升到 +30mV，达到 Na^+ 的电 - 化学

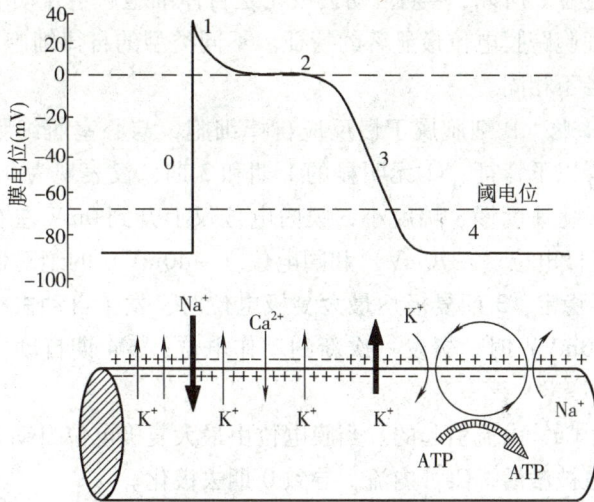

图 4 – 5　心室肌细胞跨膜定位及其形成的离子基础

平衡电位。决定 0 期去极化的 Na⁺ 通道是一种快通道，它激活快、失活也快，快钠通道可被河豚毒选择性阻断。

1 期（快速复极初期）：0 期去极化达到峰值后，膜内电位迅速由 + 30mv 下降到 0mV 左右，形成动作电位的快速复极初期，即 1 期。1 期的时程持续约 10ms。它和 0 期构成了锋电位。1 期形成的原因主要是 K⁺ 外流。

2 期（平台期）：2 期复极过程较为缓慢，膜电位稳定在零电位水平，历时 100 ~ 150ms 之久，在下降支形成坡度很小的平台，故称为**平台期**，这是造成整个动作电位持续时间较长的主要原因。也是心室肌细胞动作电位的主要特征。平台期是由于 Ca²⁺ 通道开放，Ca²⁺ 缓慢内流，同时还有 K⁺ 外流形成。因两种离子流方向相反，对膜电位的影响相互抵消，使膜电位稳定于 0mV 左右。Ca²⁺ 通道是慢通道，可被钙通道阻断剂（如维拉帕米）阻断，从而改变动作电位的时程和心肌的收缩力。

3 期（快速复极末期）：2 期结束后，钙通道失活，膜对 K⁺ 通透性增大，K⁺ 外流进行性增加，心肌细胞复极化速度加快，膜内电位迅速由 0mV 恢复到静息电位的水平，形成快速复极化末期，即 3 期，历时 100 ~ 150ms。该期是复极化的主要组成部分。

4 期（静息期）：3 期末，膜电位基本恢复到静息电位的水平，由于动作电位期间 Na⁺ 和 Ca²⁺ 内流，K⁺ 外流，造成细胞膜内外离子分布的改变，膜内 Na⁺ 和 Ca²⁺ 浓度升高，膜外 K⁺ 浓度升高，因此，细胞需要通过钠 – 钾泵的活动，将动作电位期间进入细胞内的 Na⁺ 泵出，将流到细胞外的 K⁺ 泵入，同时通过 Na⁺ – Ca²⁺ 交换活动，Ca²⁺ 逆浓度梯度运出细胞，以恢复细胞内外各种离子的正常浓度梯度，保持心肌细胞的正常兴奋性。

2. 自律细胞跨膜电位及形成机制　自律细胞与工作细胞跨膜电位最大的区别在于 4 期自动去极化。工作细胞 4 期膜电位稳定，而自律细胞在动作电位 3 期复极化达到最大复极电位（或最大舒张电位）后，4 期膜电位不稳定，开始自动去极化，达到阈电位就产生一次新的动作电位。所以，4 期自动去极化是自律细胞产生自动节律性兴奋的电生理基础，也是自律细胞跨膜电位最显著的特征。不同类型的自律细胞，4 期自动去极化的速度和离子基础各不相同。

（1）窦房结 P 细胞　P 细胞属于慢反应自律细胞，与心室肌细胞和浦肯野细胞相比，其跨膜定位具有以下特征：①无明显的 1 期和 2 期，仅表现为 0、3、4 三个时期；②动作电位 0 期去极化速度慢、幅度小，膜内电位仅上升到 0mV 左右，无明显的极化反转；③3 期最大复极电位（-70mV）和阈电位（-40mV）的绝对值均小于浦肯野细胞；④4 期膜电位不稳定，3 期复极达最大复极电位时，发生自动去极化，当去极化达到阈电位水平（-40mV）时，爆发一次新的动作电位；⑤4 期自动去极化的速度较浦肯野细胞快。

0 期：主要是由 Ca^{2+} 内流引起的。当膜电位由最大复极电位自动去极化达到阈电位水平时，膜上钙通道被激活，Ca^{2+} 内流，导致 0 期去极化。

3 期：随后，钙通道逐渐失活，Ca^{2+} 内流减少，同时 K^+ 通道被激活，K^+ 外流增加，形成 3 期复极化。

4 期：3 期复极化达到最大复极化电位时，K^+ 通道逐渐失活，K^+ 外流进行性衰减，而内向的 Na^+ 内流进行性增加，使内向离子流超过了外向离子流，从而形成了 4 期自动去极化，当膜电位减小至 -50mV 时，窦房结细胞膜上的 T 型 Ca^{2+} 被激活，引起少量 Ca^{2+} 内流，成为 4 期自动去极化后期的一个机制（图 4-6）。

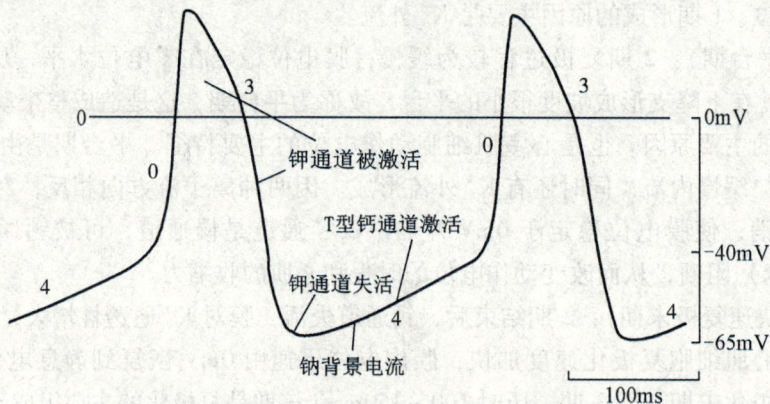

图 4-6　窦房结 P 细胞动作电位和起搏电位的离子机制

（2）浦肯野细胞　浦肯野细胞动作电位的形态与心室肌相似，也分为 0 期、1 期、2 期、3 期和 4 期共 5 个时相，其中 0~3 期的产生机制与心室肌细胞基本相同，不同之处在于 4 期膜电位不稳定，浦肯野细胞 4 期自动去极化主要是 Na^+ 内流进行性增加，K^+ 外流进行性衰减共同参与，内向离子流超过了外向离子流，导致 4 期自动去极化。

四、心肌的生理特性

心肌的生理特性包括兴奋性、自律性、传导性和收缩性。兴奋性、自律性、传导性是在心肌细胞膜的生物电活动的基础上形成的，称为心肌细胞的电生理特性；收缩性是以心肌细胞的收缩活动为基础，称为心肌细胞的机械特性。

【问题导入】

离体心脏为什么还能发生自动节律性收缩？

（一）自动节律性

心肌细胞在没有受到外来刺激的情况下，能自动产生节律性兴奋，称为**自动节律性**，简称**自律性**。自律细胞具有自律性原因在于其动作电位的 4 期存在自动去极化过程。不同的自律细胞，由于 4 期自动去极化的速度不同，自律性也不同。衡量自律性高低的指标是单位时间内产生自动节律性兴奋的次数，即每分钟产生兴奋的频率。

1. 心脏的起搏点　心内特殊传导系统中各部分心肌细胞都具有自律性，在正常情况下，并非各种自律细胞都各自产生主动性兴奋。在心脏的自律细胞中，窦房结 P 细胞的自律性最高，自动兴奋的频率约为 100 次/秒，房室交界区次之，约 50 次/秒，浦肯野细胞自律性最低，约 25 次/秒。正常心脏的活动是受自律性最高的窦房结的控制，所以窦房结是心脏的正常起搏点。由窦房结控制的心跳节律，称为**窦性心律**。窦房结以外的自律细胞，由于自律性较低，在正常情况下不能表现出来，称为**潜在起搏点**。当窦房结自律性降低、兴奋的传导受阻或其他自律细胞的自律性升高时，潜在起搏点会取代窦房结来控制心脏的活动，这些起搏点称为**异位起搏点**。由异位起搏点控制的心跳节律，称为**异位心律**。

2. 影响自律性的因素（图 4 - 7）

（1）4 期自动去极化的速度　在其他条件不变的情况下，4 期自动去极化的速度越快，膜内电位去极化达到阈电位需要的时间越短，单位时间内产生兴奋的次数越多，自律性增高；反之，则自律性降低。

（2）最大复极电位　在其他因素不变的情况下，最大复极电位越小，它与阈电位之间的差距越小，因而由最大复极电位去极化达到阈电位所需时间就越短，自律性增高，反之，自律性降低。

（3）阈电位水平　在 4 期自动去极化速度和最大复极电位不变的情况下，阈电位下移，最大复极电位与阈电位之间的差距减小，去极化达到阈电位所需的时间缩短，自律性增高；反之，自律性降低。

因此，凡是能影响自律细胞 4 期自动去极化速度、最大复极电位和阈电位水平的神经、体液因素，以及药物等都能影响心肌的自律性。

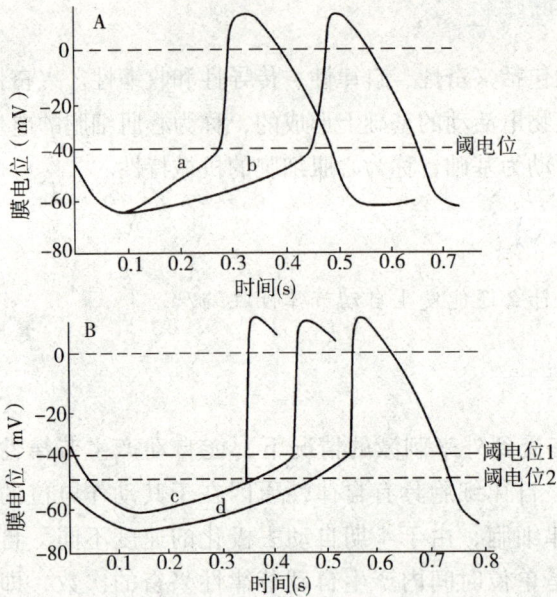

图 4-7　影响心肌自律性的因素

A. 去极化速度（a、b）对自律性的影响；B. 阈电位水平（1、2）和
最大复极电位（c、d）对自律性的影响

（二）兴奋性

心肌和神经、骨骼肌细胞一样，具有对刺激发生反应的能力和特性，即具有兴奋性。心肌细胞每产生一次兴奋，其兴奋性也发生周期性的变化。兴奋性的这种周期性变化，表现在对第二个刺激发生反应的能力变化上。现以心室肌细胞为例说明在一次兴奋后兴奋性的周期性变化（图 4-8）。

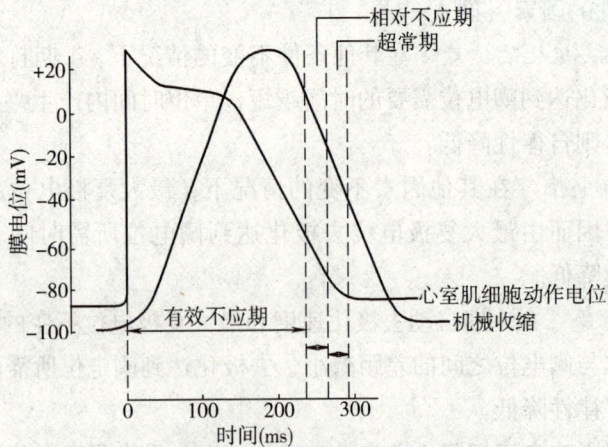

图 4-8　心室肌细胞动作电位期间兴奋性的周期变化及其与机械收缩的关系

1. 心肌细胞兴奋性的周期性变化 心肌细胞发生一次兴奋后，其兴奋性的周期性变化分为以下几个时期。

(1) 有效不应期 有效不应期包括绝对不应期和局部反应期。心肌细胞受到刺激而兴奋时，从动作电位的 0 期去极化开始到复极 3 期膜电位达到 −55mV 的这段时间内，无论给予多大的刺激，心肌细胞都不会发生反应，即兴奋性为零，这一时期称为绝对不应期。从 3 期复极膜电位为 −55mV 到 −60mV 这段时间内，如给予阈上刺激可引起局部去极化，但不能产生新的动作电位，这一时期称为局部反应期。从 0 期去极化开始到 3 期复极化膜电位恢复至 −60mV 这段时间，任何刺激均不能产生新的动作电位，故称为有效不应期。此期心肌细胞不会产生新的动作电位是由于钠通道完全失活或仅有少量钠通道复活的缘故。

(2) 相对不应期 在 3 期复极化膜电位为 −60mV 至 −80mV 这段时期内，给予心肌细胞一个阈刺激，不能产生新的动作电位，但给予阈上刺激，则可产生新的动作电位，这段时间称为相对不应期。原因是此时的钠通道尚未完全复活，其开放能力未达到正常状态，细胞的兴奋性仍低于正常，只有给予阈上刺激才能引起心肌细胞兴奋，产生新的动作电位。

(3) 超常期 3 期复极化膜电位从 −80mV 到 −90mV 这段时期，钠通道已基本恢复到备用状态，此时的膜电位水平比其他各期都更接近阈电位水平，如在此期给予一个阈下刺激，即可产生新的动作电位。此期心肌细胞的兴奋性超过正常，故为超常期。

复极完毕，膜电位恢复到静息电位的水平，细胞的兴奋性也恢复到了正常状态。

心肌细胞兴奋性周期性变化的特点是有效不应期特别长，相当于整个收缩期和舒张早期。因而心肌不会发生强直收缩，保持收缩与舒张交替进行。

2. 影响心肌兴奋性的因素

(1) 静息电位和阈电位的差距 在一定范围内，静息电位水平上移或阈电位水平降低，使静息电位和阈电位之间的差距缩小，引起兴奋所需的刺激阈值降低，故兴奋性增高。反之，静息电位水平下移或阈电位水平上移，使二者之间的差距增大时，引起兴奋所需的阈值增大，故兴奋性降低。

(2) 钠通道的活性 心肌细胞产生兴奋是由膜上钠通道被激活引起的。因此，钠通道的状态决定了心肌细胞兴奋性的高低。在静息电位（−90mV）时，膜上的钠通道处于备用状态，细胞兴奋性正常。如给予刺激，膜去极化到 −70mV，钠通道被激活，Na^+快速内流，很快钠通道关闭，进入失活状态，失活的钠通道不能被再次激活，细胞兴奋性暂时丧失。只有等到膜电位恢复至静息电位，钠通道又恢复到备用状态时，钠通道才再次复活，细胞兴奋性也恢复正常。可见，处于静息状态的钠通道数量越多，膜的兴奋性越高，反之，进入失活的钠通道数量越多，膜的兴奋性越低。

3. 期前收缩和代偿性间歇 正常情况下，心脏按窦房结的节律进行活动。如在心肌有效不应期之后，下次窦房结兴奋传来之前，给心脏一个较强的额外刺激，心肌产生一次提前出现的兴奋，称为**期前兴奋**，由期前兴奋所引起的收缩称为**期前收缩**，又称早搏。期前兴奋也有自己的有效不应期，紧接在期前兴奋后的窦房结冲动正好落在期前兴奋的有效不应期内，便不能引起心室的兴奋和收缩，即形成一次兴奋和收缩的"脱失"，需等到下一次窦房结的兴奋传来才能引起心室的兴奋和收缩。这样，在期前收缩之后往往会出现一段较长时间的心室舒张期，称为**代偿间歇**，然后恢复窦性节律。（图4－9）。

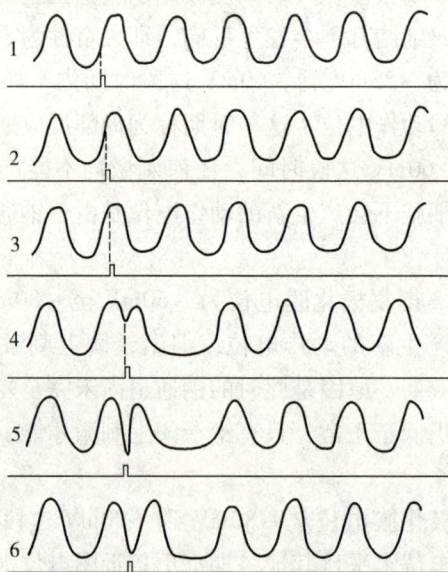

图4－9　期前收缩和代偿间歇

曲线1~3：刺激落在有效不应期内，不引起反应；

曲线4~6：刺激落在相对不应期内，引起期前收缩和代偿间隙。

（三）传导性

传导性是指心肌细胞具有传导兴奋的能力或特性。兴奋在同一心肌细胞上的传导是以局部电流的形式进行的。相邻心肌细胞之间以闰盘相连，闰盘处的肌膜存在许多缝隙，通过亲水性通道沟通相邻的心肌细胞，有利于细胞间的兴奋传递。在结构上心肌细胞虽互相隔开，但在功能上却如同一个细胞，构成一个功能性合胞体。由于心房和心室之间有结缔组织相隔离，故心房和心室各自构成一个功能电位。房室间仅有房室交界相互连接，所以，正常心脏兴奋的传导主要依靠特殊传导系统来完成。

1. 心脏内兴奋传播的途径和特点　正常情况下，窦房结发出的兴奋通过心房肌传播到左、右两个心房。同时，兴奋沿着心房肌内的"优势传导通路"迅速传到房室交界区，再经房室束、左右束支、浦肯野纤维网传到左、右心室，引起整个心室兴奋。其传导途径如下（图4－10）。

心脏的各个部分传导兴奋的速度不同，心房传导速度约为0.4m/s，"优势传导通路"约为1.0~1.2m/s，房室交界的结区传导速度最慢，仅为0.02m/s，兴奋通过房室交界区，约需0.1秒，心室肌为1m/s，浦肯野纤维的传导速度可达4m/s。房室交界是兴奋由心房传至心室的唯一通道。兴奋在房室交界区传导速度缓慢，因此兴奋经过此处

窦房结 —优势传导通路→ 房室交界 → 房室束（希氏束） → 左束支右束支 → 浦肯野纤维网

心房肌 → 房室交界

浦肯野纤维网 → 心室肌

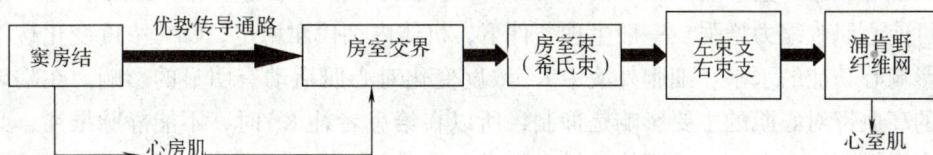

图 4-10 心脏的兴奋传导途径示意图

出现一个时间延搁，称为**房室延搁**。其生理意义是心室在心房收缩完毕之后才开始收缩，避免心房和心室同时收缩，保证心室有充分的血液充盈，以利于心室射血。

2. 影响传导性的因素

（1）心肌纤维的直径 不同的心肌细胞直径不同，其传导速度也不同。心肌纤维直径越粗，细胞内电阻越小，局部电流越大，传导速度越快。反之，则慢。

（2）动作电位 0 期去极化的速度和幅度 0 期去极化的速度越快，形成局部电流越快，达到阈电位的速度越快，兴奋的传导也越快；0 期去极化的幅度越大，和未兴奋部位的电位差越大，形成的局部电流越强，兴奋的传导也越快。

（3）邻近部位细胞膜的兴奋性 兴奋的传导是心肌细胞膜依次兴奋的过程，只有邻近部位膜的兴奋性正常，兴奋才能正常传导。邻近部位膜的兴奋性取决于静息电位和阈电位的差距，还取决于 0 期去极化钠通道的状态。如果因某种原因造成邻近部位静息电位与阈电位之间的差距增大、兴奋性降低，产生动作电位所需的时间延长，则传导速度减慢。邻近部位膜上的钠通道失活，则兴奋传导速度减慢，甚至发生传导阻滞。

（四）收缩性

心肌同骨骼肌的收缩原理一样，都是由动作电位触发，通过兴奋-收缩耦联，引起肌丝滑行，从而使整个肌细胞收缩。心肌收缩具有以下特点。

1. 同步收缩 相邻心肌细胞以闰盘相连，闰盘电阻小，所以兴奋通过闰盘时，引起所有心肌细胞几乎同时兴奋和收缩，因此可看作一个合胞体。由于纤维环和结缔组织将心房与心室隔开，整个心脏可以看作心房和心室两个功能合胞体。心肌一旦兴奋，心房和心室这两个功能合胞体的所有心肌细胞将先后发生同步收缩，这保证了心脏各部分协同工作，以发挥有效的泵血功能。心肌的同步收缩也称为**"全或无"式收缩**。

2. 不发生强直收缩 由于心肌的有效不应期特别长，相当于整个收缩期和舒张早期。在有效不应期内，心肌细胞无论受到多大的刺激，心肌细胞都不会产生兴奋和收缩。因此，心肌不会发生强直收缩。这使心肌始终保持收缩与舒张交替进行，从而保证心脏有序地充盈与射血。

3. 对细胞外液中的 Ca^{2+} 浓度依赖性大 心肌细胞肌质网不发达，贮存的 Ca^{2+} 较少，兴奋-收缩耦联过程所需的 Ca^{2+} 一部分要从细胞外液转运进来。因此，心肌细胞的收缩对细胞外液中的 Ca^{2+} 浓度依赖性大。

从各种心肌细胞跨膜电位的形成机制可以看到，细胞外液中离子浓度的变化必然会对心肌生理特性产生影响。其中以 Ca^{2+}、K^+ 对心肌的影响最为重要。血液中 Ca^{2+} 浓度增高可使心肌收缩力增强。一般生理条件下，机体内钙代谢稳定，Ca^{2+} 浓度变化达不到明显影响心功能的水平。细胞外液中 K^+ 浓度变化对心肌活动有明显的影响。在临床上常见的高血钾对心肌的主要影响是抑制，所以在给患者补 K^+ 时，不能静脉推注，必须低浓度缓慢滴注，以防心搏骤停；低血钾对心肌的主要作用为兴奋，容易导致期前收缩和异位心律。

五、人体心电图

心动周期中，窦房结发出的兴奋按一定的传导路径和时程依次传至心房和心室，引起心脏兴奋，心脏各部分在兴奋的过程中出现生物电变化，它可通过心脏周围组织传至体表。将心电图机的测量电极放置在体表一定部位，记录到的整个心脏电变化波形称为**心电图**（ECG），它反映了心脏内兴奋的产生、传导和恢复过程。心电图对心血管疾病的诊断具有重要的临床价值。引导电极的位置不同，各波的形态、幅度均有差异，基本上都有 P 波、QRS 波群、T 波以及各波之间代表时间的线段（图 4-11）。

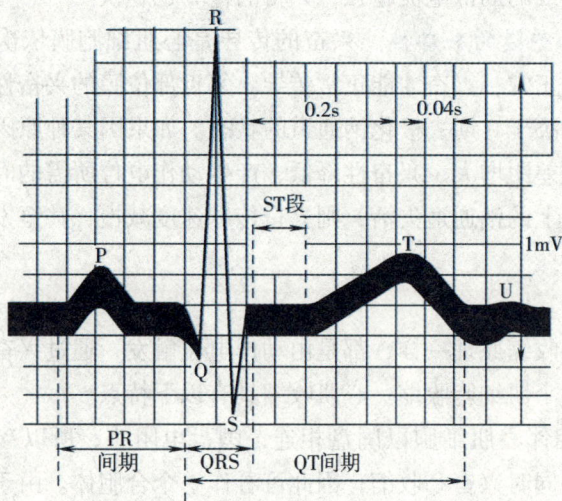

图 4-11　正常典型体表人心电模式图

1. P 波　在一个心动周期中，首先出现一个小而圆钝的波，称为 **P 波**。历时约 0.08～0.11 秒，波幅不超过 0.25mV。反映左、右心房的去极化过程。

2. QRS 波群　**QRS 波**是 P 波之后的一个波群，典型的 QRS 波包括三个紧密相连的电位波动，第一个向下的波为 Q 波，第一个向上的波为 R 波，紧接 R 波之后的向下的波为 S 波，在不同导联的记录中，这三个波不一定都出现。历时约 0.06～0.10 秒，代表兴奋在心室内传播所需要的时间，波幅在不同的导联上变化较大。QRS 波反映左、右两心室的去极化过程。

3. T 波　QRS 波群后的一个持续时间较长，波幅较低的波，称为 **T 波**。历时 0.05～0.25 秒，波幅一般为 0.1～0.8mV 在 R 波波幅较高的导联中，T 波不应低于 R 波的 1/

10，T 波的方向与 QRS 波的主波方向相同。反映左、右心室复极化的过程。如果心电图中出现 T 波低平、双向 T 波或 T 波倒置，主要反映心肌缺血。

4. PR 间期 是指从 P 波起点至 QRS 波起点之间的时程。历时 0.12～0.20 秒。**PR 间期**代表由窦房结产生的兴奋从心房传到心室所需要的时程，即房室传导时间。在房室传导阻滞时，PR 间期延长。

5. ST 段 指从 QRS 波终点至 T 波起点之间的线段。正常时在等电位线上。它反映心室肌细胞全部处于去极化，故心室各部分之间无电位差。

6. QT 间期 指从 QRS 波起点至 T 波终点的时程。它反映从心室开始去极化到完全复极化所经历的时间。

第二节 血管生理

无论是体循环，还是肺循环，血液都由心室射出，经由动脉、毛细血管和静脉，再返回心房。心脏和血管串联构成心血管系统。在体循环中，供应各器官的血管相互成并联关系，这可使机体在体循环总的血流量变化不大的情况下，对不同器官的血流量进行调节，即增加一些器官血流量的同时，减少另一些器官的血流量。

一、各类血管的结构和功能特点

血管分为动脉、毛细血管和静脉。动脉又分为大动脉、中动脉、小动脉和微动脉。静脉分为微静脉、小静脉、中静脉和大静脉。根据血管生理功能不同，又可将血管分为以下几类。

（一）弹性储器血管

弹性储器血管是指主动脉、肺动脉及其最大的分支。这些血管管壁厚，含有丰富的弹力纤维，因此有较大的弹性和可扩张性。心室收缩时，心室射出的血液一部分流向外周，另一部分暂时储存在大动脉中，使动脉压升高，在血液压力的作用下，大动脉弹性扩张，把心室收缩产生的部分动能转化为弹性势能。心室舒张时，主动脉瓣关闭，心室停止射血，此时被扩张的大动脉管壁弹性回缩，把弹性势能转变为动能，推动大动脉的部分血液继续流向外周。故将大动脉称为弹性贮器血管。因此心脏的射血虽然是间断的，但外周的血流却是连续的。此外大动脉的弹性还发挥了缓冲收缩压，维持舒张压的作用，从而减小心动周期中血压波动的幅度。

（二）分配血管

分配血管是指中动脉，即从大动脉之后至小动脉之前的动脉血管。分配血管的功能主要是将血液输送到各器官和组织。

（三）毛细血管前阻力血管

毛细血管前阻力血管是指小动脉和微动脉。其管径较细，管壁含有丰富血管平滑肌，收缩性较好，对血流的阻力较大（约占总外周阻力的47%），称为毛细血管前阻力血管，又称阻力血管。对动脉血压的维持有重要作用。

（四）毛细血管前括约肌

毛细血管前括约肌是指环绕在真毛细血管起始处的平滑肌，属于阻力血管的一部分，通过舒缩可控制毛细血管开放的数量。

（五）交换血管

毛细血管连接动脉和静脉，分布广泛，互相连通形成毛细血管网。毛细血管管壁仅有单层内皮细胞和基膜构成，通透性很高，是组织与血液进行物质交换的主要场所，故称为交换血管。

（六）毛细血管后阻力血管

毛细血管后阻力血管是指微静脉和小静脉。管径较细，可对血流产生阻力，但仅占总阻力的一小部分。微静脉的舒缩会影响毛细血管前后阻力的比值，改变毛细血管血压，从而影响组织液的生成与回流。

（七）容量血管

容量血管是指静脉系统。静脉与同级的动脉相比管壁薄、管径大、数量多、易扩张，故其容量大。安静时静脉系统可容纳60%～70%的循环血量，当静脉口径发生改变时，其容积也发生较大变化，因此会显著影响回心血量。

二、血流量、血流阻力和血压

血流动力学是研究血流量、血流阻力、血压以及它们之间相互关系的科学。因为血液含有血细胞及胶体物质等多种成分，故血液不是物理学中的理想液体；血管有弹性，不是刚性管道，所以血流动力学既符合流体力学的一般规律，又具备其自身的特点。

（一）血流量和血流速度

1. 血流量　单位时间内流经血管某一截面的血量称为**血流量**，又称为**容积速度**。其计量单位为 mL/s 或 L/s。欧姆定律也适用于血流，即血流量（Q）与血管两端的压力差（ΔP）成正比，与血流阻力（R）成反比。在整个体循环中，动脉、毛细血管和静脉各段血管总的血流量相等，等于心输出量；心输出量（Q）与主动脉压和右心房的压力差成正比，与体循环的阻力（R）成反比。可用下列公式表示其关系：

$$Q = \Delta P/R。$$

因右心房压接近于零，故 ΔP 接近于主动脉压（P）。故公式代换为 $Q = P/R$。对某一器官来说，其血流量则取决于该器官的动、静脉压差（ΔP）和该器官内的血流阻力（R）。正常情况下，静脉血压很低，所以器官血流量主要取决于该器官的动脉血压和血流阻力。

2. 血流速度 **血流速度**是指血液中某一个质点在血管内移动的线性速度。各类血管的血液流速与血流量成正比，与同类血管的总横截面积成反比（图4-12）。主动脉的总横截面积最小，毛细血管总的横截面积最大，因此主动脉内的血流速度最快，约180~220mm/s，而毛细血管内的血流速度最慢，约0.3~0.7mm/s。此外，动脉内的血流速度还受心脏活动的影响，心缩期的血液流速要比心舒期快。

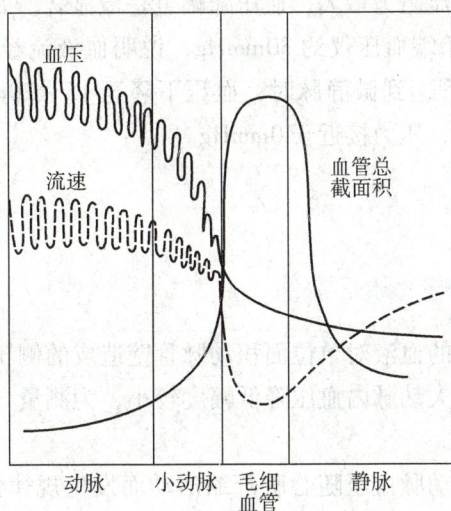

图4-12 各段血管的血压、血流速度、血管总横截面积的关系示意图

（二）血流阻力

血液在血管内流动所遇到的阻力称为**血流阻力**。它是由血液中各种成分之间的摩擦力和血液与血管壁之间的摩擦力两种因素构成。血液在流动的过程中，要不断克服摩擦力对外做功，因此，血液在血管内流动时，血压会逐渐下降（图4-12）。血流阻力的大小与血管半径（r）、血液黏滞度（η）和血管长度（L）有关，可用下式表示。

$$R = 8\eta L / \pi r^4$$

由上式可知，当血管长度相同时，血液黏滞度越大，血管半径越小血流阻力越大。在同一血管床内，血管长度和血液黏滞度变化不大，因此影响血流阻力的主要因素是血管半径。在体循环的血流阻力中，大动脉约占19%，小动脉、微动脉约占47%，毛细血管约占27%，静脉约占7%，可见小动脉、微动脉是形成血流阻力的重要部分，其舒缩活动对血流阻力的影响最大。

（三）血压

血压是指血管内流动的血液对单位面积血管壁造成的侧压力。按照国际标准计量单位规定，血压的单位是千帕（kPa），由于人们常用水银检压计来测量血压，因此常用水银柱的高度即毫米汞柱（mmHg）来表示血压。1mmHg 等于 0.133kPa。各类血管血压并不相同，从左心室射出的血液流经外周血管时，血压将逐渐下降。通常所说的血压是指动脉血压。

血压在各段血管中下降幅度不同（图 4 - 12），这与该段血管对血流阻力的大小成正比。主动脉和大动脉，血压降幅较小，如主动脉的平均压为 100mmHg，到中动脉处，平均压仍可维持在 95mmHg 左右，到小动脉时，血流阻力增大，血压降落的幅度变大。在体循环中，微动脉的血流阻力最大，血压降幅也是最显著。如微动脉起始端的压力约 85mmHg，而毛细血管起始端血压仅约 30mmHg，说明血液流经微动脉时压力下降约 55 mmHg。当血液经毛细血管达到微静脉时，血压下降至 15～20mmHg，而血液经静脉回流至腔静脉汇入右心房时，压力接近于 0mmHg。

三、动脉血压与动脉脉搏

（一）动脉血压的概念和正常值

动脉血压是指动脉内的血液对单位面积动脉管壁造成的侧压力。一般所说的血压是指主动脉的血压。由于在大动脉内血压降低幅度较小，为测量方便，通常以测量上臂肱动脉的血压表示主动脉压。

在一个心动周期中，动脉血压随心脏舒缩活动而发生规律性变化（图 4 - 13）。心室收缩期，动脉血压升高，达到的最高值，称为**收缩压**。心室舒张期，动脉血压下降，达到的最低值称为**舒张压**。收缩压与舒张压之差称为**脉搏压**，简称脉压。在一个心动周期中，每一瞬间动脉血压的平均值称为**平均动脉压**。由于心动周期中心舒期长于心缩期，故平均动脉压更接近舒张压，约等于舒张压加 1/3 脉压。

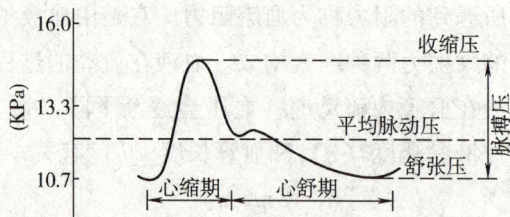

图 4 - 13 主动脉血压波形

我国健康成年人，在安静状态下收缩压为 100～120mmHg，舒张压为 60～80mmHg，脉压为 30～40mmHg，平均动脉压 100mmHg 左右。随着年龄的增长，血压逐渐升高。正常人血压还呈现明显的昼夜波动，表现为夜间血压最低，在上午 6～10 时及下午 4～8 时各有一个高峰。健康成人安静时动脉血压较稳定，变动范围很小。动脉血压的相对稳定具有重要的生理意义。一定高度的动脉血压是推动血液流动和保证各器官与组织得到足够血液供应的必要备件。血压过高或过低对健康均不利。

安静时，收缩压大于 140mmHg 或舒张压持续高于 90mmHg，可视为高血压。如果收缩压持续低于 90mmHg 或舒张压低于 50mmHg，则视为低血压。

（二）动脉血压的形成原理

1. 心血管内有足够的血液充盈　是动脉血压形成的前提条件。循环系统中血液的充盈程度可用体循环平均充盈压来表示。体循环平均充盈压的高低取决于循环血量和血管容积之间的相对关系。若循环血量增多或血管容积变小，则体循环平均充盈压升高，血压升高；相反，若循环血量减少或血管容积增大，则体循环平均充盈压降低，血压下降。

2. 心脏的射血和外周阻力　心脏射血和外周阻力是动脉血压形成的两大根本因素。

心室肌收缩所释放的能量一部分作为血液流动的动能，推动血液向前流动，另一部分则转化为大动脉扩张所储存的势能，即压强能。若心脏停止射血，血压就会立即下降。所以心脏是产生血压的动力，是形成血压的一个根本因素。

外周阻力主要是小动脉和微动脉对血流的阻力，是动脉血压形成的另一个根本因素。由于外周阻力的存在，心室每次收缩射出的血液只有 1/3 流向了外周，其余的暂时储存在主动脉和大动脉中，因而动脉血压升高。如果没有外周阻力，心室肌收缩射入动脉的血液将全部流到外周，此时大动脉的血压不能维持在正常水平。

3. 大动脉管壁的弹性　心室收缩时，大量血液射入大动脉，大动脉血压随之上升，在血液压力作用下，大动脉扩张，可多容纳一部分血液，使得射血期动脉血压不会升得太高，起到缓冲收缩压的作用。

心室舒张时，射血停止，动脉血压下降，扩张的大动脉弹性回缩，推动射血期多容纳的那部分血液流入外周，这一方面可将心室的间断射血转变为动脉内持续流动的血液，另一方面又可维持舒张压，使之不会过度降低。

简而言之，动脉血压形成的前提是心血管内有足够的血液充盈；心脏射血和外周阻力是形成血压的两个根本因素；大动脉管壁的弹性能缓冲收缩压、维持舒张压，减小脉压，是动脉血压的调节因素。

（三）影响动脉血压的因素

动脉血压的高低主要取决于心输出量和外周阻力，凡是影响心输出量和外周阻力的因素，都将影响动脉血压。此外，凡对动脉血压形成有影响的因素，也将影响动脉血压。现将影响动脉血压的因素分析如下。

1. 每搏输出量　每搏输出量的变化主要影响收缩压。若其他条件不变，搏出量增加时，心室收缩期射入动脉的血液量增多，血液对动脉管壁侧压力增大，故心缩期动脉血压明显升高，即收缩压明显升高。由于动脉血压升高，血液流向外周的速度加快，至心室舒张期末，动脉内存留的血液量增加不多，所以舒张压升高的幅度较小，故脉压增大。反之，当搏出量减少时，收缩压的降低要比舒张压的降低更显著，脉压增大。故收缩压的高低主要反映心脏搏出量的多少。

2. 心率　心率的变化主要影响舒张压。若其他因素不变，在一定范围内，心率加快，心动周期缩短，由于心舒期长于心缩期，所以心舒期的缩短较心缩期明显，在心舒期内由大动脉流向外周的血液量较少，心舒期末在大动脉内存留的血液量较多，故舒张压升高较明显，脉压减小。反之，当心率减慢时，舒张压的降低较收缩压降低明显，脉压加大。

3. 外周阻力 外周阻力主要影响舒张压。如果其他条件不变，外周阻力增大时，心舒期内血液由大动脉向外周流动的速度减慢，使心舒期末主动脉存留的血量增多，因而舒张压明显增高。心缩期由于动脉压升高，使血流速度加快，心缩期末主动脉内增多的血量相对较少，故收缩压的升高不如舒张压明显。因此外周阻力增大时，舒张压增高的幅度大于收缩压，故脉压减小。相反，当外周阻力减小时，舒张压的降低也较收缩压的降低明显，脉压加大。可见，一般情况下，舒张压的高低主要反映外周阻力的大小。

临床上常见的原发性高血压病多是由于小动脉、微动脉硬化、管腔狭窄、口径变小，使外周阻力增大而产生高血压，以舒张压的增高为主。

4. 主动脉和大动脉管壁的弹性 如前所述，主动脉和大动脉管壁的弹性贮器作用对动脉血压有两个作用：一是靠大动脉的弹性扩张，缓冲收缩压，使收缩压不致过高；另一方面，靠大动脉的弹性回缩力，维持舒张压，使舒张压不至于过低。老年人因血管硬化，使大动脉管壁的弹性下降，缓冲血压的功能减弱，导致收缩压升高，舒张压降低，脉压增大。但因老年人多伴有小动脉、微动脉硬化，外周阻力增加，使舒张压也升高，所以老年人大动脉硬化同时伴有小动脉、微动脉硬化，患者收缩压和舒张压均升高。

【问题导入】

患者发生失血性休克和过敏性休克时，都表现为动脉血压下降，为何在临床上两种休克的抢救措施不同？

5. 循环血量与血管容积 正常情况下，循环血量与血管容积相适应，才能使心血管系统有足够的血液充盈，产生一定的体循环平均充盈压，这是动脉血压形成的前提条件。大失血时，循环血量减少而血管容积不变，使血管的充盈不足，体循环平均充盈压下降，动脉血压下降；药物过敏或中毒性休克时，全身心血管扩张，循环血量不变而血管容积增大，使血管充盈度降低，体循环平均充盈压降低，动脉血压下降。

以上对动脉血压各种影响因素的分析，都是在假设其他因素不变的前提下，分析某一因素对动脉血压的影响。实际上，动脉血压的变化，是多种因素相互作用的结果，因此在人体内，分析影响动脉血压的因素时，要综合考虑多种影响因素。

（四）动脉脉搏

在每个心动周期中，动脉内的压力和容积发生周期性地变化，导致动脉血管壁的扩大、回缩，产生搏动，称为**动脉脉搏**，简称脉搏。脉搏波沿动脉管壁向外周传播，用手指即能在浅表动脉所在的皮肤表面触摸到或用脉搏描记仪进行记录，桡动脉是临床上最常用的检测部位。

1. 脉搏的产生和传播 左心室收缩时，将血液快速射入主动脉，主动脉压急剧上升，大动脉管壁弹性扩张；左心室舒张时，主动脉压下降，动脉管壁弹性回缩，主动脉扩张、回缩产生搏动，形成脉搏。脉搏可沿动脉管壁向外周血管传播。

脉搏波的传播并非血液在血管内流动所引起的，而是沿动脉管壁传播的一种行波。其传播速度比血流速度快得多。动脉管壁的可扩张性是影响脉搏波传播速度的一个重要因素。动脉管壁的可扩张性越大，脉搏波的传播速度越慢。如主动脉的可扩张性最大，故脉搏波在主动脉的传播速度最慢，为3~5m/s，到小动脉段，因其可扩张性较小，脉搏波传播速度可加快至15~35m/s。

小动脉和微动脉因为血流阻力最大，所以在微动脉之后脉搏大大减弱，到毛细血管段，脉搏基本消失。当老年人发生动脉硬化时，由于主动脉的可扩张性降低，故主动脉的传播速度可达到10m/s。所以老年人脉搏波的传播速度较青年人快。

2. 脉搏的波形及意义 用脉搏描记仪在浅表动脉的搏动处记录到的脉搏波形称为脉搏图（图4-14）。典型的脉搏图是由一个上升支和一个下降支组成的。

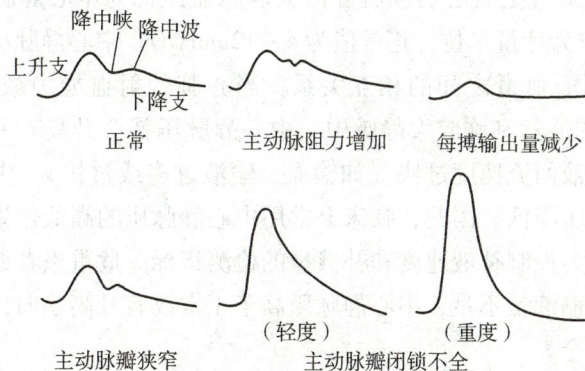

图4-14 不同情况下桡动脉脉搏图

（1）上升支 正常脉搏的上升支较为陡峭。它是由心室快速射血，动脉血压迅速上升，使动脉管壁突然扩张形成的。因此，当心室射血速度慢，心输出量小，射血遇到的阻力大时，上升支的斜率和幅度都比较小；反之，上升支的斜率和幅度较大。

（2）下降支 下降支分为前后两段。减慢射血期，心室射血速度减慢，由于射入大动脉的血量少于由大动脉流向外周的血量，被扩张的大动脉开始回缩，动脉血压下降，构成脉搏曲线下降支的前段。随后，心室开始舒张，室内压急骤下降，低于主动脉压，血液向主动脉瓣方向回流，回流的血液冲击到动脉瓣引起血流反冲，使主动脉根部容积增大，下降支中段出现一个小的折返波，称为降中波，降中波左侧的切迹称为降中峡。此后，心室继续舒张，血液不断由大动脉流向外周，动脉血压缓慢下降，形成下降支的后段。

在正常情况下，脉搏的频率与心跳的频率是一致的，脉搏的节律反映心脏活动的节律。脉搏的强弱可以反映心缩力的大小。因此，脉搏可以反映心血管系统功能活动的改变。中医学中的脉象，就是研究各种生理和病理情况下桡动脉搏动的特征。

四、静脉血压与血流

静脉是血液回流入心的通道。由于静脉管壁薄、口径大、可扩张性大，故容量大，被称为**容量血管**，具有血液储存库的作用，静脉口径发生较小的改变，其容积可发生较大变化，因此能有效调节回心血量和心输出量，使血液循环能够适应机体在不同生理条件下的需要。

（一）静脉血压

血液在心血管内流动时，由于不断克服外周阻力对外做功，故当血液经动脉、毛细血管到达微静脉时，血压已降低至 15～20mmHg，右心房为体循环的终点，血压最低，接近于 0mmHg，即接近大气压。因此测定心血管各部分的压力时，被测部位与右心房应处于同一水平。

1. 中心静脉压 通常把右心房和胸腔内大静脉血压称为**中心静脉压**。中心静脉压较低，常以 cmH_2O 作为计量单位，正常值为 4～12cmH_2O。中心静脉压的高低取决于心脏射血能力和静脉回心血量之间的相互关系。当心脏的射血能力减弱时（如心力衰竭），血液将淤积在右心房和胸腔大静脉中，中心静脉压就会升高。另一方面，如果静脉回心血量增加或血液回流速度过快（如输血、输液过多或过快），中心静脉压也会升高。反之，中心静脉压降低。因此，临床上常用中心静脉压的高低作为判断心血管功能的重要指标，也可作为控制补液速度和补液量的检测指标。危重患者如中心静脉压偏低或有下降趋向，提示输液量不足；中心静脉压高于正常或有升高趋向，提示输液过多过快或心脏射血功能不全。

2. 外周静脉压 各器官静脉的血压称为**外周静脉压**。当心功能减弱导致中心静脉压升高时，静脉血回流减慢，外周静脉内血液滞留，表现为外周静脉压增高。

（二）静脉回心血量及其影响因素

单位时间内由静脉回流入心脏的血量，称为静脉回心血量。一般情况下，静脉回心血量与心输出量相等。静脉回心血量的多少取决于外周静脉压与中心静脉压之差，以及静脉对血流的阻力。故凡能影响中心静脉压、外周静脉压和静脉阻力的因素，均能影响静脉回心血量。

1. 体循环的平均充盈压 体循环平均充盈压是反映血管系统充盈程度的重要指标。它是由循环血量和血管容积之间的相对关系决定的。实验证明，当循环血量增加或血管容积减小时，体循环平均充盈压升高，静脉回心血量增多；反之，当循环血量减少或血管容量增大时，循环系统平均充盈压降低，静脉回心血量则减少。

2. 心肌收缩力 心肌收缩力增强时，心室射血增多，室内剩余血量减少，室舒期心室内压力较低，对心房和大静脉内血液的"抽吸"作用增强，右心房和胸腔大静脉处的血量较少，中心静脉压降低，外周静脉压与中心静脉压的差值增大，静脉回心血量增多。反之，如心肌收缩力减弱，心室射血减少，室内剩余血量增加，室舒期心室内压力升高，对心房和大静脉内血液的"抽吸"作用减小，右心房和胸腔大静脉处的血量增多，中心静脉压升高，外周静脉压与中心静脉压的差值减小，静脉回心血量减少。当右心力衰竭时，大量血液淤积在右心房和大静脉内，会出现颈静脉怒张、肝脾肿大、下肢水肿等症状。左心衰竭时，会出现肺淤血、肺水肿等表现。

【问题导入】

为什么正常人长期站立，会产生下肢水肿？

3. 骨骼肌的挤压作用 骨骼肌收缩时，对肌肉内和肌肉间的静脉产生挤压作用，使静脉回流速度加快。肌肉舒张时，由于静脉瓣的阻挡，血液只能向心脏方向流动而不倒流。因此骨骼肌和静脉瓣对静脉回流起着"泵"的作用，称为"肌肉泵"。下肢肌肉节律性舒缩时，加速静脉回流，对心脏泵血起辅助作用。因此，正常人如长时间站立将出现下肢水肿，这是由于下肢静脉缺乏肌肉泵的挤压，血液淤积于下肢的缘故。

4. 体位改变 由于静脉管壁薄、易扩张，故静脉压易受重力的影响。当人体由平卧位转为立位时，因重力作用，心脏以下静脉血管扩张，容量增大，静脉回心血量减少，心输出量随之减少。长期卧床或体弱多病的人，静脉管壁的紧张性较低，可扩张性较高，加上腹壁和下肢肌肉的收缩力量也减弱，对静脉的挤压作用减小，因此，由卧位突然站立起来时，可因大量血液淤积在下肢，回心血量过少，继而心输出量减少，引起血压下降，导致脑供血不足而出现眩晕、眼前发黑，甚至晕厥等症状。

5. 呼吸运动 胸膜腔内压低于大气压，称为胸膜腔负压。吸气时，胸廓扩大，胸膜腔负压值增大，在胸腔负压的牵引下，右心房和胸腔大静脉扩张，中心静脉压降低，外周静脉压与中心静脉压之间的差值增大，静脉回流速度加快，回心血量增加。呼气时，胸膜腔负压值减小，右心房和胸腔大静脉回缩，中心静脉压升高，外周静脉压与中心静脉压之间的差值减小，静脉回流速度减慢，回心血量减少。因此，呼吸运动对静脉回心血量也起着"泵"的作用。

知识链接

百米赛跑后不应立即停止活动

人在运动时，骨骼肌和静脉瓣对静脉回流起着"泵"的作用。人在跑步时，骨骼肌节律性舒缩，发挥着肌肉泵的作用，两下肢肌肉泵每分钟挤出的血液可达数升，从而加速了全身血液循环，使心输出量和血压增加。若在百米赛跑后突然停下来，肌肉维持在紧张的收缩状态，由于失去了肌肉泵的作用，静脉回心血量突然减少，心输出量减少，血压突然下降，脑和眼等器官血液供应不足，可出现头昏、眼花，甚至昏厥。故百米赛跑后，应做适当的身体活动后再静止休息，以使回心血量逐渐减少，心输出量和血压逐渐回降到运动前的水平。

五、微循环

微循环是指微动脉和微静脉之间的血液循环。微循环最根本的功能是实现血液和组织液之间的物质交换，维持内环境的稳态，保证组织细胞新陈代谢的正常进行。

（一）微循环的组成

典型的微循环是由微动脉、后微动脉、毛细血管前括约肌、真毛细血管网、通血毛细血管、动－静脉吻合支和微静脉共七部分组成（图4－15）。

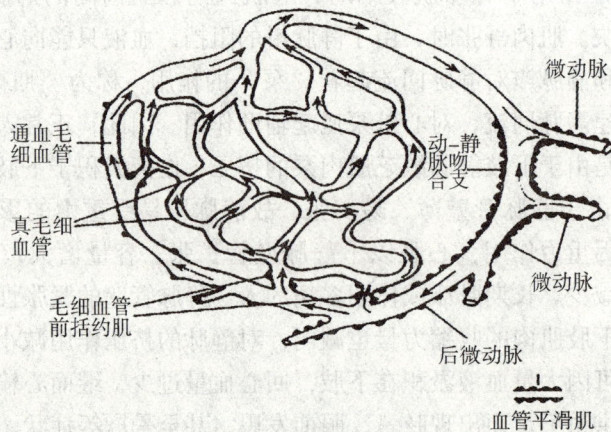

图4－15　微循环模式图

（二）微循环的血流通路

微循环内的血液可通过三条途径由微动脉流向微静脉。

1. 迂回通路　迂回通路是血液经微动脉→后微动脉→毛细血管前括约肌→真毛细血管网→微静脉流出过程。该条通路因真毛细血管数量多且迂回曲折而得名，加上真毛细血管仅有一层内皮和基膜构成，管壁较薄，通透性大，血流缓慢。所以迂回通路的主要功能是实现血液与组织液之间进行物质交换的场所，故又称"**营养通路**"。

2. 直捷通路　直捷通路是血液从微动脉→后微动脉→通血毛细血管→微静脉流出过程。通血毛细血管是后微动脉的移行部分，该血管口径较大，短而直，阻力小，血液流速较快。安静时，该通路经常处于开放状态。这条通路的主要功能是使部分血液经此通路快速回流入心，保证回心血量。

3. 动－静脉短路　动－静脉短路是血液从微动脉→动－静脉吻合支→微静脉流出过程。该通路途径短、管壁厚、血流速度快，故血液流经该通路时，不能进行物质交换，故称为非营养通路。该通路多分布于皮肤，经常处于关闭状态，有利于保存体内的热量；当环境温度升高时，动－静脉吻合支开放，皮肤血流量增加，有利于散热。故这条通路的主要功能是调节机体的体温。

（三）微循环的调节

微循环内血流量的多少受毛细血管前、后阻力的影响。微动脉、后微动脉、毛细血管前括约肌构成了毛细血管前阻力。微动脉是微循环的"总闸门"，其舒缩活动控制着微循环血流量的多少。后微动脉和毛细血管前括约肌在微循环中起到"分闸门"的作用，其舒缩决定了毛细血管开放的数量。微动脉、后微动脉、毛细血管前括约肌收缩，毛细血管前阻力增大，微循环的血流量减少；反之，则增多。微静脉构成毛细血管后阻力。微静脉收缩，毛细血管后阻力增大，毛细血管内的血液不易流出，微静脉在微循环中起了"后闸门"的作用。神经、体液因素也可影响微静脉的舒缩，但不明显，所以后阻力对微循环血流量的调节作用较小。如后阻力不变，前阻力较小，微循环血流量可增加；反之，血流量减少。

微动脉、微静脉既受交感缩血管神经支配，又受体液因素的调节；后微动脉和毛细血管前括约肌几乎无神经支配，其舒缩活动主要受缩血管活性物质（如去甲肾上腺素、肾上腺素、血管紧张素等）和舒血管活性物质（局部代谢产物如乳酸、CO_2、组胺等）的影响。交感神经兴奋时，血管平滑肌收缩，微循环血流量减少。缩血管物质作用使血管平滑肌收缩，微循环的血流量减少。

生理情况下，真毛细血管交替开放，其开放与关闭取决于后微动脉和毛细血管前括约肌的舒缩。后微动脉和毛细血管前括约肌在缩血管物质作用下收缩，其后的毛细血管关闭，引起毛细血管周围代谢产物积聚，导致后微动脉及毛细血管前括约肌舒张，使真毛细血管开放。局部积聚的代谢产物被血流清除。此后，后微动脉和毛细血管前括约肌又收缩，使毛细血管再关闭。如此反复，交替收缩和舒张。总之，微循环血流量受神经、体液因素的共同调节，其中局部代谢产物起着经常性的重要调节作用。

六、组织液与淋巴液的生成与回流

组织液是存在于组织间隙中的液体，大多数呈胶胨状，不能自由流动，因此，组织液不会因重力作用而流至身体的低垂部分。组织液是血浆经毛细血管壁滤过到组织间隙形成的，由于毛细血管具有选择通透性，因此组织液中各种离子成分与血浆基本相同，但是组织液与血浆中的蛋白质浓度却存在明显差异。

（一）组织液的生成与回流

血浆中的水和营养物质透过血管壁进入组织间隙的过程，称为**组织液的生成**。组织液中的水和代谢产物透过毛细血管壁进入毛细血管的过程，称为**组织液的回流**。通过组织液的生成与回收，维持血液与组织液之间的物质交换。在组织液生成和回流的过程中，毛细血管壁对液体成分的通透性是组织液生成与回流的前提，组织液的生成与回流的动力由毛细血管血压、组织液胶体渗透压、血浆胶体渗透压、组织液静水压四个因素构成。其中前两个因素是促使组织液生成的因素，后两个是促使组织液回流的因素。促使组织液生成的力量与促使组织液回流的力量之差，称为**有效滤过压**。用公式表示为：

有效滤过压 =（毛细血管血压 + 组织液胶体渗透压）-（血浆胶体渗透压 + 组织液静水压）

在毛细血管的动脉端，毛细血管的血压为 30mmHg，组织液胶体渗透压约为 15mmHg，血浆胶体渗透压约为 25mmHg，组织液静水压为 10mmHg。代入上式可算出，毛细血管动脉端的有效滤过压为 10mmHg，血浆透过毛细血管壁滤出，生成组织液。当血液经毛细血管的动脉端流到静脉端时，毛细血管血压下降到 12mmHg，其他 3 个因素变化不大，故静脉端有效滤过压为 - 8mmHg，这就促使大部分组织液通过毛细血管壁回流入血管，另一小部分组织液进入毛细淋巴管，通过淋巴循环回流至心脏（图 4 - 16）。

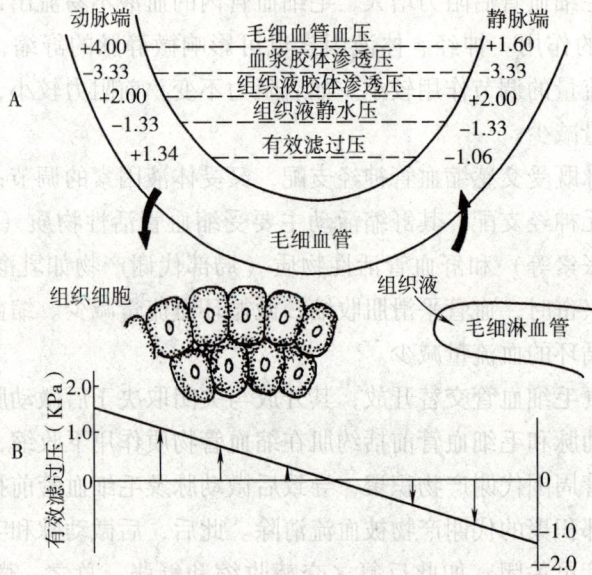

图 4 - 16　组织液的生成与回流

A. 形成有效滤过压的因素和作用方向；B. 表示有效滤过压在毛细血管内的变化

+：表示促液体滤出毛细血管的力；-：表示阻止液体滤出毛细血管的力（图中数字的单位均为 kPa）

（二）影响组织液生成和回流的因素

在正常情况下，组织液的生成和回流保持着动态平衡。任何使毛细血管血压升高、血浆胶体渗透压降低、淋巴回流障碍、毛细血管通透性增高等因素，都可导致组织液生成增多或回流减少，使组织液在组织间隙潴留，形成水肿。

1. 毛细血管血压　毛细血管血压是促进组织液生成，阻止组织液回流的主要因素。毛细血管血压的高低取决于毛细血管前、后阻力比值。当微动脉舒张或微静脉收缩时，毛细血管前、后阻力比值减小，毛细血管血压增高，有效滤过压增大，组织液生成增多，引起水肿。相反，组织液生成减少。如右心衰竭时，中心静脉压升高，静脉回流障碍，毛细血管后阻力增大，毛细血管血压增高，组织液生成增多，导致水肿，此为心性水肿。炎症时，炎症部位微动脉扩张，毛细血管前阻力减小，进入毛细血管的血量增加，毛细血管血压增高，引起局部水肿，此为炎性水肿。

2. 血浆胶体渗透压　血浆胶体渗透压是促进组织液回流的因素，它主要由血浆中的白蛋白形成。如某些肾脏疾病，因大量白蛋白随尿排出，机体丢失过多；肝脏疾病，肝脏合成白蛋白减少，均使血浆胶体渗透压降低，有效滤过压增大，引起水肿。前者为肾性水肿，后者为肝性水肿。

3. 淋巴液回流　正常情况下，有10%的组织液经淋巴管回流入血液。所以当淋巴回流受阻时，受阻淋巴管上游部位的组织间隙中组织液积聚，也可引起水肿。如丝虫病患者的淋巴管被堵塞，淋巴回流受阻，淋巴液在组织间隙积聚，形成淋巴水肿，患者多表现为下肢水肿。

4. 毛细血管壁通透性　在正常情况下，毛细血管壁对蛋白质几乎不通透，这就使血浆胶体渗透压高于组织液胶体渗透压。但在过敏、烧伤等病理情况下，毛细血管壁通透性异常增高，部分血浆蛋白渗出毛细血管，使血浆胶体渗透压下降，组织液胶体渗透压升高，有效滤过压增大而发生局部水肿。

（三）淋巴循环

组织液进入毛细淋巴管，成为淋巴液。淋巴液在淋巴系统内流动称为**淋巴循环**。淋巴系统由淋巴管、淋巴结、脾脏和胸腺等组成。淋巴管收集全身的淋巴液，最后经胸导管和右淋巴导管流入静脉，故淋巴循环是血液循环的重要辅助部分。

1. 淋巴液的生成和回流　毛细淋巴管以盲端起始于组织间隙。毛细淋巴管由单层内皮细胞组成，无基膜，故通透性很高。内皮细胞不连接，相邻内皮细胞呈叠瓦状排列，形成向管腔开放的单向活瓣。毛细淋巴管内皮细胞通过胶原纤维与结缔组织相连，使毛细淋巴管总处于扩张状态（图4-17），因此，组织液和其中的颗粒如红细胞、细菌、蛋白质、脂肪滴等，都能通过这种活瓣进入毛细淋巴管，而不能返回组织液。正常情况下，组织液的压力大于毛细淋巴管内的压力，这是淋巴液生成的动力，进入淋巴管的淋巴液，途经淋巴结，并在这里获得淋巴细胞，经全身淋巴管汇集后，最后由胸导管和右淋巴导管回流入静脉。正常成人每天约生成淋巴液2~4L，大致相当于全身的血浆总量。如果淋巴回流受阻，组织液可以在组织间隙中积聚而形成水肿。

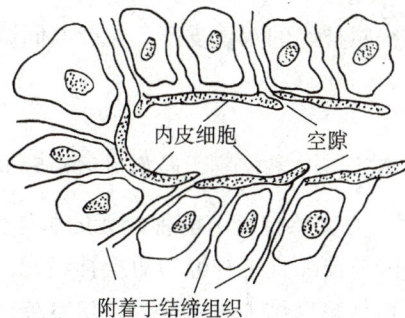

图4-17　毛细淋巴管盲端结构示意图

2. 淋巴循环的生理意义

（1）**维持毛细血管与组织之间的液体平衡**　组织液的生成大于回流，剩余的组织液（约10%）进入毛细淋巴管，成为淋巴液，通过淋巴循环回流入血。因此，淋巴循环在组织液生成与回流的平衡中起着重要作用。

（2）**回收蛋白质**　毛细淋巴管通透性很大，所以毛细血管逸出的蛋白质可进入毛细淋巴管，通过淋巴循环，使蛋白质返回血液，每天通过淋巴循环回收的蛋白质达75～100g，使组织液中的蛋白质浓度保持在较低水平，这对维持血管内外的胶体渗透压及水平衡具有重要作用。

（3）**运输脂肪**　食物中80%～90%脂肪是经小肠绒毛的毛细淋巴管吸收，经淋巴循环运输至血液。故淋巴循环具有运输脂肪的功能。

（4）**防御和屏障功能**　淋巴液在回流过程中经过淋巴结时，淋巴结中的巨噬细胞能清除由组织间隙进入淋巴液中的红细胞、细菌等异物，淋巴结产生的淋巴细胞和浆细胞，参与机体的免疫反应。因此，淋巴循环对人体具有防御和屏障作用。

第三节　心血管活动的调节

循环系统的功能是为全身各组织器官提供足够的血液供应，以保证新陈代谢的正常进行。在不同生理状况下，各组织器官代谢水平不同，对血流量的需求也不一样。通过心血管活动的调节，改变心肌收缩能力和心率以调节心输出量；改变阻力血管口径以调节外周阻力；改变容量血管的口径以调节回心血量，从而维持正常的血压，满足各器官组织在不同情况下对血流量的需要。心血管活动的调节方式主要包括神经和体液调节。

一、神经调节

心肌和血管平滑肌受交感神经和副交感神经的双重支配。神经系统对心血管活动的调节是通过各种心血管反射来实现的。

（一）心脏的神经支配

心脏受心迷走神经和心交感神经的双重支配。二者共同调节心脏的活动。

【问题导入】

为什么人在安静状态下，心率较慢，而剧烈运动时心率加快？

1. 心交感神经及其作用　心交感神经节前神经元的胞体位于脊髓第1～5胸段灰质的侧角，节前纤维在星状神经节或颈交感神经节更换神经元，节后神经纤维在心脏附近形成心丛，支配整个心脏，包括窦房结、房室交界、房室束、心房肌和心室肌。

心交感神经兴奋，末梢释放的递质是**去甲肾上腺素**，能与心肌细胞膜的 β_1 肾上腺素能受体结合，导致心脏心率加快、心肌收缩力增强，房室传导速度加快，心输出量增多，血压升高。这些效应分别称为正性变时作用、正性变力作用和正性变传导作用。普

奈洛尔是 β 受体阻断剂，可阻断心交感神经对心脏的兴奋作用。

2. 心迷走神经及其作用　心迷走神经的节前纤维起自延髓的迷走神经背核和疑核，随迷走神经干下行，进入心脏后在心内神经节更换神经元，节后纤维支配窦房结、房室交界区、房室束及其分支，心房肌和少量的心室肌。

心迷走神经兴奋，末梢释放的递质是**乙酰胆碱**，与心肌细胞膜上 M 型胆碱能受体结合，导致心率减慢，心房肌收缩力减弱、房室传导减慢，心输出量减少，血压下降，这些效应分别称为负性变时作用、负性变力作用和负性变传导作用。阿托品是 M 受体阻断剂，它能阻断心迷走神经对心脏的抑制作用。

（二）血管的神经支配

除真毛细血管外，血管壁都有平滑肌分布。支配血管平滑肌的血管运动神经纤维分为缩血管神经纤维和舒血管神经纤维两大类。绝大部分血管平滑肌仅受交感缩血管神经纤维支配，还有一部分血管既受交感缩血管神经纤维支配，又受舒血管神经纤维支配。毛细血管前括约肌神经纤维分布极少，其舒缩主要受局部组织代谢产物的影响。

1. 交感缩血管神经纤维　大多数血管仅受交感缩血管神经纤维的支配。其节前神经元位于脊髓第 1 胸段至第 2～3 腰段灰质侧角，发出的纤维在椎旁节或椎前节更换神经元。节后神经纤维末梢释放去甲肾上腺素，兴奋平滑肌上的 α 和 β$_2$ 受体，去甲肾上腺素与 α 受体结合，引起血管平滑肌收缩，与 β$_2$ 受体结合，引起血管平滑肌舒张。去甲肾上腺素对 α 受体的作用强于对 β$_2$ 受体的作用，故交感缩血管神经兴奋时，以血管收缩效应为主。

安静状态下，交感缩血管神经纤维持续发放 1～3Hz 的低频神经冲动，称为交感缩血管紧张，从而使血管平滑肌保持一定程度的收缩状态。当交感缩血管神经纤维紧张性增强时，血管收缩加强；交感缩血管纤维紧张性减弱时，血管舒张。

2. 舒血管神经纤维　根据纤维性质不同，舒血管神经纤维又分为交感舒血管神经纤维和副交感舒血管神经纤维。

（1）**交感舒血管神经纤维**　交感舒血管神经纤维主要分布在骨骼肌血管。其节后神经末梢释放的递质是乙酰胆碱，与血管平滑肌上的 M 受体结合，使血管舒张。交感舒血管纤维平时没有紧张性活动，只有在情绪激动、恐惧或剧烈运动时才发放冲动，使血管舒张，骨骼肌血流量增多，以适应骨骼肌在运动时对血流量增加的需求。

（2）**副交感舒血管神经纤维**　少数器官如脑、唾液腺、胃肠道外分泌腺和外生殖器等少数器官的血管平滑肌除了接受交感舒血管纤维的支配，还受副交感舒血管神经纤维的支配，其节后纤维末梢释放的递质是乙酰胆碱，与血管平滑肌细胞上的 M 型受体结合，血管舒张。其活动只对组织、器官的局部血流起调节作用，对循环系统总外周阻力的影响很小。

（三）心血管中枢

在中枢神经系统中，与调节心血管活动有关的神经元集中的部位称为**心血管中枢**。

这些神经元广泛分布在从脊髓至大脑皮层的各级水平。各级中枢对心血管活动调节具有不同的作用，它们互相联系，协调配合，使心血管系统的活动协调一致，并与整个机体的活动相适应。

1. 延髓　心血管活动的基本中枢位于延髓。在延髓头端腹外侧区存在心交感中枢和交感缩血管中枢，该部位神经元的轴突下行到脊髓灰质侧角，分别调节心交感神经和交感缩血管神经的节前神经元。心迷走中枢位于延髓的迷走神经背核和疑核，发出心迷走神经的节前纤维。在平时这些中枢都有紧张性活动，分别称为心交感紧张、交感缩血管紧张和心迷走紧张。心交感中枢和心迷走中枢之间存在相互拮抗作用，心交感中枢兴奋时，心迷走中枢受到抑制；相反，心迷走中枢兴奋时，心交感中枢受到抑制。在整体情况下，各种心血管反射并不是仅由延髓心血管中枢独立完成的，而是在延髓以上各有关中枢的共同参与下完成的。

2. 延髓以上　心血管中枢在延髓以上的脑干、下丘脑、小脑和大脑中都存在与心血管活动有关的神经元。它们对心血管活动的调节作用主要表现为协调心血管与其他生理功能活动之间的整合功能。中枢部位越高，整合功能越强。所谓整合，是指把许多不同的生理反应统一起来，构成一个完整的互相配合、互相协调的生理过程。例如，大脑边缘系统的结构能影响下丘脑和脑干其他部位的心血管神经元活动，使心血管活动与情绪激动相配合。可见，心血管活动的中枢调节是通过上下联系、相互作用、协调统一来完成的整合功能。

（四）心血管反射

神经系统对心血管活动的调节是通过各种心血管反射来完成的。当机体处于不同的生理状态（如变换姿势、运动等）或机体内、外环境发生变化时，机体可通过各种心血管反射，使心血管活动发生相应改变，使循环功能能适应于当时机体所处的状态或环境变化。

1. 颈动脉窦和主动脉弓压力感受性反射

（1）**反射弧的组成**　压力感受器是颈动脉窦和主动脉弓血管壁外膜下的感觉神经末梢（图4-18），分别称为颈动脉窦压力感受器和主动脉弓压力感受器。它们并不直接感受血压的变化，而是感受血液对动脉壁的机械牵张。颈动脉窦压力感受器的传入神经为窦神经，加入舌咽神经后进入延髓，主动脉弓压力感受器的传入神经是主动脉神经，加入迷走神经后进入延髓。基本中枢在延髓，传出神经为心迷走神经、心交感神经和交感缩血管纤维，效应器为心脏和血管。

（2）**反射过程**　当动脉血压上升时，压力感受器兴奋，窦神经和主动脉神经传入心血管中枢（延髓）的冲动增多，使心迷走中枢的紧张性活动增强，心交感中枢和缩血管中枢的紧张性活动减弱。通过心迷走神经、心交感神经和交感缩血管纤维传出到达心脏和血管，使心率减慢、心肌收缩力减弱，心输出量减少；血管舒张，外周阻力下降；动脉血压下降。因此，颈动脉窦和主动脉弓压力感受反射又称为**减压反射**。当动脉血压降低时，调节过程则相反。

（3）**生理意义**　减压反射是一种负反馈调节，它的生理意义主要是维持动脉血压相对稳定。当动脉血压升高时，通过此反射使血压降低，当血压下降时，颈动脉窦和主动脉弓压力感受性反射减弱，导致血压上升。

颈动脉窦、主动脉弓压力感受器对快速波动的血压变化较为敏感，而对缓慢的血压变化不敏感。原发性高血压病患者压力感受器产生适应现象，对牵张刺激的敏感性降低，压力感受器感受刺激的阈值升高，所以高血压患者压力感受器反射在一个高于正常水平的血压范围内工作，不会通过颈动脉窦和主动脉弓压力感受性反射使血压下降到正常水平。

2. 颈动脉体和主动脉体化学感受性反射　颈动脉体和主动脉体化学感受器分别在颈总动脉分叉处和主动脉弓下方（图 4 – 18）。当血液中 O_2 含量降低、CO_2 含量升高、H^+ 浓度升高，颈动脉体和主动脉体化学感受器受到刺激而兴奋，冲动经窦神经和迷走神经传入延髓，呼吸中枢兴奋（主要作用），使呼吸加深加快；同时引起除心、脑以外的其他部位血管收缩，外周阻力增大，回心血量增多。此外，由于呼吸增强可以反射性引起心率加快，心输出量增加，血压升高。

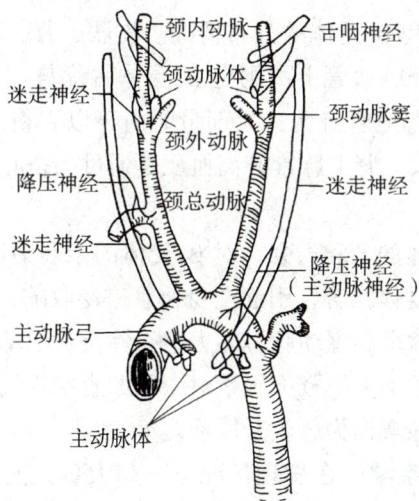

图 4 – 18　颈动脉窦区和主动脉弓区的压力感受器和化学感受器

生理情况下，颈动脉体和主动脉体化学感受性反射对心血管活动的调节作用不明显。只有在低氧、窒息、失血、动脉血压过低和酸中毒等紧急情况下，对维持动脉血压和重新分配血量，保证心、脑等重要生命器官的血液供应有重要意义。

3. 心、肺感受器引起的心血管反射　心房、心室和肺循环大血管存在一些调节心血管活动的感受器，称为心肺感受器。心肺感受器反射是典型的容量感受性反射。容量感受器位于心房壁，其传入神经是迷走神经。当心房压升高，尤其是血容量增加时，心房壁受到牵张刺激，容量感受器兴奋，传入冲动经迷走神经传至中枢，引起交感神经紧张性降低，心迷走神经紧张性加强，导致心率减慢，心输出量减少，外周阻力降低，血压下降；降低血浆中血管紧张素和醛固酮的水平，减少肾远曲小管和集合管对钠和水的重吸收，降低循环血量和细胞外液量。

二、体液调节

心血管活动的体液调节是指血液和组织液中某些化学物质对心肌和血管平滑肌活动的调节作用。按其作用范围不同，可分为全身性体液调节和局部性体液调节。

（一）全身性体液调节

1. 肾上腺素（E）和去甲肾上腺素（NE） 肾上腺素和去甲肾上腺素都属于儿茶酚胺类激素。二者主要来自于肾上腺髓质，肾上腺素能神经末梢释放的去甲肾上腺素仅有一小部分进入血中。肾上腺素和去甲肾上腺素对心血管作用的异同是由于它们选择的受体不同所致。

肾上腺素能受体分为 α 受体和 β 受体两种，β 受体又分 β_1 和 β_2 两个亚型。肾上腺素与 α 和 β（β_1、β_2）受体结合的能力都很强。在心脏，肾上腺素与心肌细胞上的 β_1 受体结合，表现为心率加快，心肌收缩力加强，心输出量增大。在血管，肾上腺素的作用取决于血管平滑肌上 α 和 β_2 受体的分布情况。皮肤、肾、胃肠等器官血管上 α 受体占优势，在骨骼肌血管和肝脏血管上，则是 β_2 受体占优势。小剂量的肾上腺素常以兴奋 β_2 受体的效应为主，引起血管舒张；大剂量时由于以兴奋 α 受体为主，则引起血管收缩。对外周阻力影响不大，肾上腺素升高血压是通过兴奋心脏实现的，故临床上常用肾上腺素作为急救强心药。

去甲肾上腺素对 α 受体的亲和力强，对 β_1 受体的亲和力次之，对 β_2 受体的结合力很弱。去甲肾上腺素与 α 受体结合，引起全身血管广泛收缩，外周阻力增加，动脉血压升高；血压升高又使颈动脉窦和主动脉弓压力感受性反射活动增强，由于压力感受性反射引起心率减慢的效应超过了去甲肾上腺素对心脏的直接作用，结果导致心率减慢。因此，临床上常用去甲肾上腺素作为急救升压药。

2. 肾素–血管紧张素系统 在病理情况下，如大量失血时，血压迅速下降，肾血流量减少，可刺激肾球旁细胞分泌肾素，肾素进入血液后，将肝脏合成的血管紧张素原水解成血管紧张素 I（十肽），后者在经过肺循环时，在血管紧张素转换酶作用下水解成血管紧张素 II（八肽）（ANG II），ANG II 在氨基肽酶作用下脱去一个氨基酸残基后形成血管紧张素 III。

血管紧张素 I 不具有活性。血管紧张素中最重要的是血管紧张素 II，血管紧张素 II 对循环系统的作用最强，作用主要有：①缩血管作用。直接使全身小动脉、微动脉收缩，外周阻力增高；也能使静脉收缩，回心血量增加。②促进交感神经节后纤维释放递质。③对中枢神经系统的作用。增强交感缩血管神经中枢的紧张性。④促进醛固酮的合成与释放。刺激肾上腺皮质球状带合成和分泌醛固酮，醛固酮可促进肾小管对 Na^+、水的重吸收，参与机体水盐调节，循环血量增加。血管紧张素 II 刺激醛固酮分泌的作用不如血管紧张素 III。血管紧张素 III 缩血管作用较弱，而刺激肾上腺皮质球状带合成分泌醛固酮作用较强。

由于肾素、血管紧张素和醛固酮之间关系密切，所以把它们称为肾素－血管紧张素系统或肾素－血管紧张素－醛固酮系统，这一系统对于血压的长期调节有重要的意义。

3. 血管升压素　血管升压素（VP）是由下丘脑的视上核和室旁核合成，经下丘脑－垂体束运到神经垂体储存，在适宜刺激下释放入血。它的主要作用是促进肾远曲小管和集合管对水的重吸收，使尿量减少，即抗利尿作用，因此，又称抗利尿激素（ADH）。对循环系统的主要作用是引起全身血管平滑肌收缩，血压升高。它是已知最强的缩血管物质之一，生理剂量只出现抗利尿效应，剂量高于正常时，才有收缩血管、升高血压的作用。在机体大量失血、严重失水等情况下，血管升压素大量释放，对保留体内液体量、维持动脉血压具有重要意义。

4. 心房钠尿肽　心房钠尿肽是由心房肌细胞合成和释放的一种多肽激素。它具有强烈地利尿和排钠作用，并能使血管平滑肌舒张，血压降低，抑制肾素分泌，使血管紧张素Ⅱ的生成减少。

5. 其他

（1）**激肽释放酶－激肽系统**　激肽释放酶包括血浆激肽释放酶和组织激肽释放酶两类。激肽原在血浆激肽释放酶作用下，生成缓激肽，在组织激肽释放酶作用下，生成血管舒张素，二者也参与对动脉血压的调节，使血管舒张，血压下降，还可以参与局部组织血流的调节。

（2）**血管内皮细胞生成的血管活性物质**　血管内皮细胞能生成和释放多种血管活性物质，引起血管平滑肌舒张或收缩。

①血管内皮生成的舒血管物质：在舒血管物质中比较重要的是一氧化氮（NO），一氧化氮能使血管舒张。

②血管内皮生成的缩血管物质：在缩血管物质中研究比较深入的是内皮素。它能使血管平滑肌收缩。

（3）**组胺**　组胺是由组氨酸在脱羧酶的作用下生成。当组织受到损伤、发生炎症或过敏反应时，肥大细胞可释放组胺。组胺具有强烈的舒血管作用，并使毛细血管和微静脉管壁的通透性增加，血浆漏入组织，形成局部组织水肿。

（4）**前列腺素**　前列腺素是一类脂肪酸类物质，活性强、种类多、功能复杂，几乎存在于全身各种组织中，不同类型的前列腺素对于血管平滑肌的作用不同。如前列腺素 E_2（PGE_2）、前列环素（PGI_2）有强烈的舒血管作用；前列腺素 F_{2a}（PGF_{2a}）使静脉收缩。

（二）局部性体液调节

CO_2、乳酸、H^+、腺苷等组织代谢产物，都具有舒血管作用，在机体组织器官活动加强时，代谢产物增多，共同发挥作用，可使微血管明显扩张，以增加局部血流量。

第四节　心、肺和脑的血液循环

体内各器官的血流量既取决于该器官的动、静脉压力差，也取决于该器官阻力血管的舒缩状态。由于各器官的结构和功能不同，因此，其血流量的调节除具有前述一般规律外，还有其各自的特殊规律。本节将讨论心、肺、脑等主要器官的血液循环特点。

一、冠脉循环

（一）冠状血管的解剖特点

1. 心脏自身的血液供应主要来自左、右冠状动脉，左、右冠状动脉起自升主动脉根部，其主干和大分支行走于心脏的表面，小分支常垂直于心脏表面穿入心肌，并在心内膜下层分支成网。冠脉小分支的分布特点使血管在心肌收缩时容易受到压迫。

2. 分支最终形成毛细血管网分布于心肌纤维之间，并与之平行地走行。心肌内毛细血管的密度很高，毛细血管数和心肌纤维数的比例可达1∶1，因此心肌和冠脉血液之间的物质交换可迅速进行。当心肌内负荷过重而发生代偿性肥厚时，心肌纤维变得粗大，但毛细血管数量并不相应增加，所以肥厚的心肌容易发生供血不足。

3. 冠状动脉同一分支的近、远端之间或不同分支之间有侧支互相吻合，但均较细小，血流量很少。当冠状动脉突然发生阻塞时，侧支循环不易很快建立，常可导致心肌梗死；但如果冠脉阻塞是缓慢形成的，则侧支可逐渐扩张，建立侧支循环，从而起到代偿作用。

（二）冠脉循环的生理特点

1. 灌注压高、血流量大、流速快　因冠状动脉直接开口于主动脉根部，故冠脉动脉血压较高，血液流速快，血流量大。在安静状态下，中等体重的人，冠脉血流量约为225mL/s，占心输出量的4%～5%；而心脏的重量只占体重的0.5%，平均每百克心肌组织每分钟血流量为60～80mL。冠脉血流量的大小取决于心肌的活动水平。因此，当剧烈运动或心肌活动加强时，冠脉达到最大舒张状态时，冠脉血流量可增加到每100g心肌300～400mL/s。

2. 摄氧率高，耗氧量大　因心肌富含肌红蛋白，故摄氧能力很强。冠状动、静脉血的氧差大。正常人在安静状态下，冠状动脉血中的氧含量约20mL/100mL血液，冠状窦静脉血中的氧含量约6mL/100mL，动、静脉血氧差达14mL/100mL，说明动脉血流经心脏后，每100mL血液中有14mL的氧气被心肌所摄取，摄氧率远高于其他器官。

心肌耗氧量大，在安静时，经冠脉循环，血液中剩余的氧含量较低，当剧烈运动时，心肌耗氧量增加，心肌从单位血液中摄氧的潜力较小，此时主要依靠扩张冠脉血管来增加冠脉血流量，以满足心肌对氧的需求。

3. 血流量受心肌收缩的影响显著　由于冠脉分支大部分都深埋于心肌组织中，心肌收缩时能压迫埋于心肌中的血管，使血流受阻，心肌舒张时，血流才能畅通。故心肌的供血主要在心舒期。冠脉血流随心肌节律收缩呈现明显的波动，尤其是左心室肌收缩对左冠状动脉的影响更为显著。在左心室等容收缩期开始时，由于心室肌的强烈收缩，压迫肌纤维之间的小血管，可使左心室冠脉血流量突然减少，心肌深层的冠脉血流量出现断流甚至逆流。在快速射血期，主动脉压迅速升高，冠状动脉压也随之升高，冠脉血流量有所增加；进入减慢射血期后，冠脉血流量又复减少。进入舒张期后，心肌对冠脉的挤压作用减弱或解除，冠脉血流阻力减小，冠脉血流量迅速增加，并在舒张早期达到最大，然后逐渐减少。当体循环外周阻力增大时，舒张压升高，冠脉血流量将增加；而当心率加快时，由于心舒期明显缩短，冠脉血流量则减少。可见，心室舒张期的长短和主动脉舒张压的高低是影响冠脉血流量最重要的因素。右心室壁心肌比左心室薄弱，收缩时对冠脉血流量的影响不如左心室明显，在安静状态下，右心室收缩期的冠脉血流量和舒张期冠脉血流量相差不大。

（三）冠脉循环的调节

冠脉血流量主要受心肌代谢水平的影响，交感和副交感神经虽支配冠脉血管的平滑肌，但其作用相对次要。

1. 心肌代谢水平的影响　心肌代谢增强时，耗氧量增加，局部组织中 O_2 分压降低，ATP 生成减少而分解增加，心肌细胞中的 ATP 分解为 ADP 和 AMP。AMP 在 5'-核苷酸酶作用下，产生腺苷。腺苷具有强烈舒张小动脉的作用。心肌的其他代谢产物如 H^+、CO_2、乳酸、缓激肽、PGE 等也有舒张冠脉的作用。

2. 神经调节　冠状血管接受交感神经和迷走神经的双重支配。交感神经对冠脉血管的作用是先收缩后舒张。交感神经兴奋时，作用在冠脉平滑肌上的 α 受体，使血管收缩，也可作用于心肌细胞上的 $β_1$ 受体，使心肌活动增强，耗氧量增加，代谢加强，代谢产物增多，交感神经的缩血管作用很快被代谢产物的舒血管作用所掩盖。

迷走神经对冠脉血管的影响不明显，迷走神经的直接作用是舒张冠脉。但迷走神经兴奋时直接舒血管的作用会被心肌代谢水平降低所引起的继发性缩血管作用所抵消。

3. 体液调节　肾上腺素和去甲肾上腺素可通过增强心肌代谢水平，加大心肌耗氧量使冠脉血流量增加；也可直接作用于冠脉血管上的肾上腺素受体引起血管的收缩或舒张。甲状腺激素通过增强心肌代谢，使冠脉血管舒张，血流量增大。血管紧张素 Ⅱ 和大剂量的血管升压素则可使冠脉血管收缩，血流量减少。

二、肺循环

肺循环是指血液由右心室射出，经肺动脉及其分支到达肺部毛细血管，再经肺静脉回到左心房的血液循环。它的任务是实现气体交换，通过肺换气，使静脉血转变成动脉血。

（一）肺循环的特点

1. 血流阻力小、血压低　肺动脉分支短、口径大、管壁薄，可扩张性大，且肺循环的血管都在低于大气压的胸膜腔内，所以，肺循环的血流阻力小。右心室收缩能力弱，故肺循环的血压较低，仅为体循环的 1/6～1/7，肺动脉收缩压平均约 22mmHg，舒张压平均约 8mmHg，平均压约为 13mmHg。肺循环毛细血管平均压约 7mmHg，肺静脉压为 1～4mmHg，故肺循环是一个血流阻力小、低压力系统，易受心功能的影响。当发生左心衰竭时，可引起肺淤血和肺水肿，导致呼吸功能衰竭。

2. 肺血容量波动大　通常情况下，肺循环血容量约 450～600mL，占全身血量的 9%～12%。由于肺组织和肺血管的可扩张性大，故肺血容量的变化范围较大。用力呼气时，肺部血容量可增加到 1000mL 左右；用力吸气时，肺部血容量可减少到 200mL。因此，肺循环血管起到贮血库的作用。当人体失血时，肺循环的血液可将一部分转移到体循环，起代偿作用。肺循环血量的周期性变化引起心输出量的变化，使体循环动脉血压随呼吸周期发生波动，称为动脉血压的呼吸波。

3. 肺组织的有效滤过压较低　在肺循环，肺毛细血管血压平均为 7mmHg，血浆胶体渗透压为 25mmHg，故将肺组织中的液体吸收入毛细血管的力量较大。肺部组织液的静水压为负压，这一负压使肺泡膜和毛细血管壁紧密相贴，有利于肺泡和血液之间的气体交换，并有利于吸收肺泡腔内的液体，因此，肺泡间隙没有组织液的生成。但当左心衰竭时，肺静脉压升高，肺毛细血管压升高，就可使液体积聚于肺泡或肺组织间隙中，形成肺水肿。

（二）肺循环的调节

1. 肺泡气氧分压的调节　肺泡气氧分压对肺部血管的舒缩活动具有较大影响。当肺泡气中的氧分压降低，肺泡周围的微动脉收缩，血流阻力增大，使该局部的血流量减少，较多的血液流经通气充足、肺泡气氧分压较高的肺泡。可见，肺泡气低氧引起局部缩血管反应具有重要的生理意义。但当吸入气的氧分压过低，如在高海拔地区，可引起肺微动脉广泛收缩，血液阻力加大，肺动脉压显著升高，常由此引发右心室肥厚。长期居住在低海拔地区的人，若以较快的速度登上高海拔地区，常可发生肺动脉高压，甚至肺水肿；长期居住在高海拔地区的人，常可因肺动脉高压使右心室负荷长期加重而导致右心室肥厚。

2. 神经调节　肺血管接受交感和迷走神经的双重支配。刺激交感神经使肺血管收缩，血流阻力增大；刺激迷走神经引起肺血管舒张。

3. 体液调节　肾上腺素、去甲肾上腺素、血管紧张素Ⅱ等，均能引起肺循环血管收缩。前列环素、乙酰胆碱使肺血管舒张。

三、脑循环

脑的血液供应主要来自颈内动脉和椎动脉。二者在颅底形成大脑动脉环，然后各自发出分支营养脑组织。一部分毛细血管形成脉络丛伸入脑室内，产生脑脊液。脑毛细血管血液和脑脊液最后都汇入静脉系统。

（一）脑循环的特点

1. 血流量大、耗氧量多 脑的重量仅占体重的 2% 左右，脑血流量约为 750mL/s，相当于心输出量的 15% 左右。由于脑组织能量全部来源于糖的有氧氧化，故耗氧量很大，其耗氧量占全身总耗氧量的 20% 左右。因此，脑对缺血、缺氧耐受性很低，正常体温条件下，脑部停止供血数秒钟，意识丧失，停止供血 5~6 秒，大脑功能将出现难以恢复的损伤，因此保证脑血液供给非常重要。

2. 血流量变化小 脑位于颅腔内，其容积是固定的。整个颅腔为脑、脑脊液和脑血管所充满，三者体积的总量也是固定的。且与颅腔容积相等。由于脑组织和脑脊液是不可压缩的，脑血管的舒缩程度受到相当的限制，脑血流量的变化较小。因此，增加脑的血液供给主要依靠提高脑循环的血流速度。

3. 存在血-脑屏障和血-脑脊液屏障 **血-脑屏障**是指在血液和脑组织之间存在着限制某些物质自由扩散的屏障。血-脑屏障的结构是由毛细血管的内皮、基膜和星胶质细胞的血管周足构成的。毛细血管的血液与神经元之间的物质交换可能都要通过胶质细胞作为中介。脂溶性物质（如 O_2、CO_2、脂溶性麻醉药物等），某些水溶性的葡萄糖、氨基酸容易通过血-脑屏障，而甘露醇、蔗糖和许多离子则通透性低，甚至不能通过。**血-脑脊液屏障**是指在血液和脑脊液之间也存在类似的屏障。血-脑屏障和血-脑脊液屏障的存在，对保持脑组织周围化学环境稳定和防止血液中的有害物质进入脑内具有重要意义。

（二）脑循环的调节

1. 脑血管的自身调节 当平均动脉压在 60~140mmHg 范围内变动时，脑血管可通过其自身调节使脑血流量保持相对稳定。但当平均动脉压低于 60mmHg 以下时，脑血流量明显减少，可引起脑功能障碍。若平均动脉压高于 140mmHg，脑血流量增加，脑毛细血管血压过高可引起脑水肿。

2. 体液调节 脑血管的舒缩活动主要受血液中化学因素的影响，脑动脉血液中 CO_2 分压升高和低氧，可使脑血管舒张。目前认为，CO_2 分压升高使脑血管舒张可能是通过 NO 作为中介，而低氧引起脑血管舒张效应是依赖 NO、腺苷的生成和 ATP 依赖的钾通道激活产生的。因此，当过度通气，CO_2 呼出过多时，由于脑血管收缩，脑血流量减少，可引起头晕等症状。

3. 神经调节 脑血管接受交感缩血管纤维和副交感舒血管纤维的双重支配，但神经调节在脑血管调节中所起作用很小，刺激和切断支配脑血管的神经，脑血流量也没有明显改变。在多种心血管反射中，脑血流量变化不大。

小　结

血液循环是血液在心血管系统内按照一定方向周而复始循环流动的过程。心动周期是指心房或心室每收缩和舒张一次构成的机械运动周期。每分钟心脏搏动的次数称为心率。心脏的泵血过程中室内压、房内压和动脉压之间的压力关系在各种变化中起主导作用。搏出量、心输出量、射血分数、心指数是关键概念。影响心输出量的因素有心肌的前负荷、后负荷、心肌收缩力和心率。2 期是心室肌细胞动作电位最主要的特征。4 期自动去极化是自律细胞最典型的特征。心肌的生理特性有自律性、兴奋性、传导性和收缩性。窦房结自律性最高，是心脏正常的起搏点。心肌有效不应期特别长，所以心肌不会产生强直收缩。房室延搁的生理意义是避免了心房和心室同时收缩。心肌收缩性的特点：同步收缩、不发生强直收缩、对细胞外液中的 Ca^{2+} 依赖性大。动脉血压是血液对单位面积的动脉血管壁产生的侧压力，包括收缩压和舒张压。收缩压减去舒张压等于脉压。平均动脉压 = 舒张压 + 1/3 脉压。中心静脉压是指右心房和胸腔大静脉内的压力。取决于心脏射血和静脉回心血量。影响静脉血流的因素有体循环平均充盈压、心肌收缩力、体位的改变、骨骼肌的挤压作用、呼吸运动。微循环有迂回通路、直捷通路和动 - 静脉短路三条通路。组织液生成的动力是有效滤过压，有效滤过压 =（毛细血管血压 + 组织液胶体渗透压）-（血浆胶体渗透压 + 组织液静水压）。心肌受心交感神经和心迷走神经的双重支配，心迷走神经的作用是心率减慢、心肌收缩力减弱、传导延缓；心交感神经相反。血管平滑肌主要受交感缩血管神经支配。心血管活动的基本中枢位于延髓。颈动脉窦和主动脉弓压力感受性反射是调节心血管活动的主要反射，其意义是维持动脉血压相对稳定。

课 后 习 题

一、名词解释

血液循环　心动周期　心率　搏出量　心输出量　射血分数　心指数　房室延搁　收缩压　舒张压　中心静脉压　微循环

二、填空题

1. 在体内，心室肌的前负荷是指_____；后负荷是指_____。

2. 心室肌细胞动作电位最典型的特征是_____，自律细胞动作电位最典型的特征是_____。

3. 心肌组织的生理特性有_____、_____、_____和_____。

4. 心肌细胞收缩性的特点有_____、_____、_____和_____

5. 微循环的血液可通过_____、_____和_____三条途径由微动脉流向微静脉。

6. 心血管活动的基本中枢位于，包括_____、_____和_____。

三、单项选择题

1. 心动周期中，心室充盈主要是由于
   A. 血液依赖地心引力而回流
   B. 心房收缩的挤压作用
   C. 心室舒张的抽吸作用
   D. 骨骼肌的挤压作用
   E. 呼吸运动

2. 心动周期中，左心室内压力最高的时期是
   A. 等容收缩期末　　　　B. 心室收缩期末　　　　C. 快速充盈期末
   D. 快速射血期末　　　　E. 减慢射血期末

3. 在射血期，心腔内压力比较是
   A. 房内压 < 室内压 < 动脉压
   B. 房内压 < 室内压 > 动脉压
   C. 房内压 > 室内压 < 动脉压
   D. 房内压 > 室内压 > 动脉压
   E. 以上均不对

4. 搏出量占下列哪个容积的百分数，称为射血分数
   A. 回心血量
   B. 每分输出量
   C. 心室收缩末期容积
   D. 心室舒张末期容积
   E. 心房收缩末期的容积

5. 心室肌的前负荷是指
   A. 心室收缩末期容积或压力
   B. 心室舒张末期容积或压力
   C. 心室等容收缩期容积或压力
   D. 心室等容舒张期容积或压力
   E. 心房舒张末期的容积或压力

6. 第一心音的产生是由于
   A. 动脉瓣关闭　　　　B. 动脉瓣开放　　　　C. 房室瓣关闭
   D. 房室瓣开放　　　　E. 心室收缩

7. 窦房结能成为心脏正常起搏点的原因是
   A. 静息电位仅为 −70mV
   B. 0 期去极速度快
   C. 动作电位没有明显的平台期
   D. 4 期电位去极速度快

E. 2 期平台期

8. 在下列心肌细胞中，传导速度最慢的是
    A. 左心房   B. 房室交界   C. 浦肯野纤维
    D. 左心室   E. 右心室

9. 心肌兴奋后兴奋性变化的主要特点是
    A. 有周期性   B. 相对不应期长   C. 有效不应期长
    D. 具有超常期   E. 具有低常期

10. 心肌不会产生强直收缩，其原因是
    A. 心肌是功能上的合胞体
    B. 心肌肌浆网不发达，储钙量少
    C. 心肌的有效不应期特别长
    D. 心肌有自律性，会自动发生节律性收缩
    E. 相对不应期特别长

11. 在心电图上反映心房去极化过程的波是
    A. P 波   B. Q 波   C. R 波
    D. T 波   E. S 波

12. 阻力血管主要是指
    A. 大动脉   B. 小动脉及微动脉   C. 毛细血管
    D. 小静脉   E. 大静脉

13. 平均动脉压等于
    A. （收缩压 – 舒张压）/2
    B. 收缩压 + 脉压/3
    C. 舒张压 + 脉压/3
    D. 收缩压 + 脉压
    E. （收缩压 + 舒张压）/2

14. 生理情况下，影响收缩压的主要因素是
    A. 心率
    B. 外周阻力
    C. 大动脉管壁弹性的变化
    D. 搏出量的变化
    E. 血液黏滞性

15. 生理情况下，影响舒张压的主要因素是
    A. 大动脉弹性
    B. 阻力血管口径的变化
    C. 心输出量
    D. 血液黏滞性
    E. 搏出量

16. 下列血流通路主要功能是物质交换的是
    A. 迂回通路 B. 直捷通路 C. 动 - 静脉短路
    D. 侧支通路 E. 以上都不对
17. 直捷通路的主要功能是
    A. 物质交换
    B. 使部分血液快速回流入心
    C. 调节体温
    D. 调节血压
    E. 调节新陈代谢
18. 动 - 静脉短路的主要功能是
    A. 物质交换
    B. 使部分血液快速回流入心
    C. 调节体温
    D. 调节血压
    E. 调节新陈代谢
19. 中心静脉压是指
    A. 右心房和胸腔大静脉的血压
    B. 左心房和胸腔大静脉的血压
    C. 右心房的压力
    D. 胸腔大静脉的压力
    E. 各器官静脉的血压
21. 心交感神经节后纤维释放的神经递质是
    A. 乙酰胆碱 B. 去甲肾上腺素 C. 血管升压素
    D. 缓激肽 E. 组胺
22. 心交感神经兴奋后，可引起
    A. 心率减慢、传导加快、心肌收缩力减弱
    B. 心率加快、传导加快、心肌收缩力减弱
    C. 心率减慢、传导减慢、心肌收缩力增强
    D. 心率加快、传导加快、心肌收缩力增强
    E. 以上都不对
23. 心迷走神经节后纤维释放的神经递质是
    A. 乙酰胆碱 B. 去甲肾上腺素 C. 血管升压素
    D. 谷氨酸 E. 缓激肽
24. 压力感受性反射的生理意义是
    A. 减慢心率 B. 稳定快速波动血压 C. 降低平均动脉压
    D. 增加冠脉流量 E. 稳定静脉血压
25. 临床上常作为强心药使用的药物是

    A. 肾上腺素　　　　　　B. 去甲肾上腺素　　　C. 血管升压素

    D. 醛固酮　　　　　　　E. 糖皮质激素

26. 临床上常作为升压药使用的药物是

    A. 肾上腺素　　　　　　B. 去甲肾上腺素　　　C. 血管升压素

    D. 醛固酮　　　　　　　E. 糖皮质激素

四、简答题

1. 试述心脏泵血与充盈的过程。

2. 试述影响心输出量的因素。

3. 动脉血压的形成及影响因素是什么？

4. 试述中心静脉压及其主要影响因素和临床意义。

5. 影响静脉回流的因素有哪些？

6. 微循环有哪三条通路？各有何生理功能？

7. 试述影响组织液形成的因素。

8. 试述心脏的神经支配及其作用。

9. 试述压力感受器反射（降压反射）的调节过程及其生理意义。

10. 试述肾上腺素和去甲肾上腺素对心血管作用的异同。

第五章 呼 吸

学习要点

1. 呼吸道口径的调节；肺泡表面活性物质；肺通气原动力，即呼吸运动；胸式呼吸和腹式呼吸；胸内负压的概念及意义；肺通气阻力的组成；顺应性的概念；肺容量的组成；潮气量、功能残气量和时间肺活量的概念及意义；时间肺活量的正常值；每分通气量和肺泡通气量的概念。

2. 肺泡及组织气体交换的动力及过程；影响肺泡气体交换的因素。

3. 呼吸气体的运输形式；Hb 和 O_2 的可逆性结合；氧饱和度的概念；CO_2 化学结合的主要形式，即 HCO_3^- 的形成过程。

4. 延髓和脑桥的呼吸中枢及其作用；肺牵张反射；CO_2、低 O_2、[H^+] 对呼吸的调节作用、作用途径及意义。

为维持机体内环境的相对稳定，机体需要不断从环境中摄取氧，排出代谢产生的二氧化碳。这种机体与外界环境之间的气体交换过程，称为**呼吸**。可见，呼吸是维持机体生命活动所必需的基本生理过程之一。

呼吸的全过程包括外呼吸、气体在血液中的运输和内呼吸三个相互衔接并同时进行的环节。①外呼吸，指肺与外界环境之间的气体交换和与肺毛细血管血液之间的气体交换，前者称为肺通气，后者成为肺换气。②气体在血液中的运输；③内呼吸，主要指血液与组织细胞间的气体交换，亦称组织气体交换（图 5-1）。

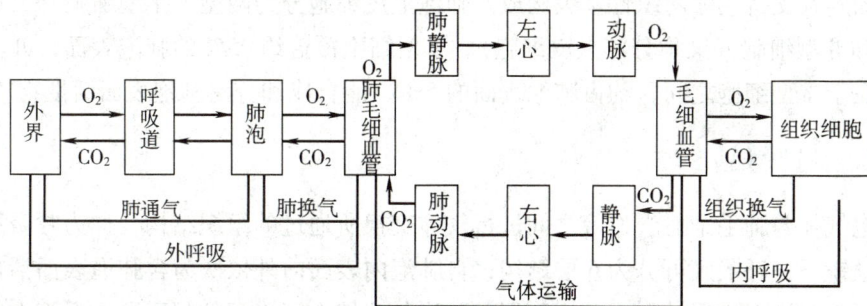

图 5-1 呼吸过程的 3 个环节

第一节 肺 通 气

肺通气是指肺与外界环境之间的气体交换过程。实现肺通气的结构基础包括呼吸道、肺泡和胸廓等。呼吸道不仅是气体进出肺泡的通道，同时具有对吸入气体加温、湿润和过滤清洁及引起防御反射等保护作用。肺泡是肺换气的主要场所，胸廓的节律性扩大和缩小则是实现肺通气的原动力。

一、呼吸道的结构特征和功能

【问题导入】

哮喘为什么容易在晚上发作呢？哮喘患者为什么要尽量避免感冒呢？

呼吸道包括鼻、咽、喉、气管和支气管，临床上通常以环状软骨下缘为界把鼻、咽、喉称为上呼吸道；气管、支气管及其在肺内的分支称为下呼吸道。气管和支气管很像一棵倒立的树，气管向下分为左右支气管。支气管进入肺门后多次分支最后以呼吸性细支气管与肺泡管接通。在支气管和细支气管，因软骨组织减少平滑肌对管径的影响很大，是影响呼吸道阻力的主要部位。

呼吸道的平滑肌受迷走神经和交感神经的双重支配。迷走神经兴奋时，节后纤维末梢释放乙酰胆碱，与 M 型胆碱能受体结合，使气管平滑肌收缩，细支气管管径缩小，呼吸道阻力增加；当交感神经兴奋时，节后纤维末梢释放去甲肾上腺素，与 β_2 肾上腺素能受体结合，使气管平滑肌舒张，减小呼吸道阻力。另外，体液因素如组胺、5 - 羟色胺和缓激肽等，可以引起呼吸道平滑肌的强烈收缩。

二、肺泡的结构和功能

（一）肺泡的结构

肺泡是由上皮细胞构成的微小气泡，是肺的基本结构和功能单位。肺泡壁由肺泡单层上皮细胞及支持它的网织性基膜构成。肺泡上皮细胞分为两型：Ⅰ型细胞（又称扁平细胞）和Ⅱ型细胞（又称分泌上皮细胞）。Ⅰ型细胞覆盖约95%的肺泡表面，Ⅱ型细胞分散存在于Ⅰ型细胞之间，约占肺泡表面的5%，能合成和分泌肺泡表面活性物质。

（二）呼吸膜

肺泡气体与肺毛细血管血液之间进行气体交换所通过的组织结构，称为**呼吸膜**。在电子显微镜下，呼吸膜可分为 6 层结构，自肺泡内表面向外依次为含肺泡表面活性物质的液体层、肺泡上皮层、上皮基底膜层、肺泡与毛细血管之间的间质层、毛细血管基膜层和毛细血管内皮层（图 5 - 2）。呼吸膜平均厚度不到$1\mu m$，其通透性极大。

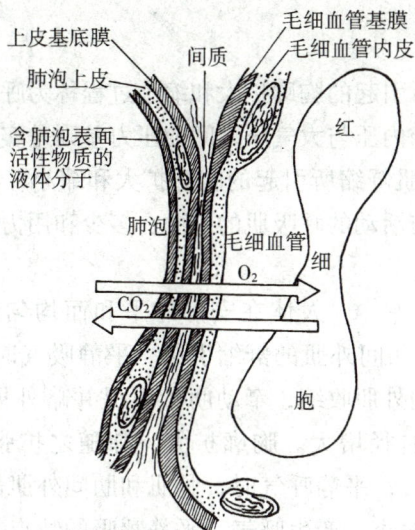

图5-2 呼吸膜结构示意图

（三）肺泡表面活性物质

肺泡表面活性物质是由肺泡Ⅱ型细胞合成和释放的一种脂蛋白混合物，其主要成分是二棕榈酰卵磷脂，分布在肺泡壁液体分子层表面，介于液-气界面之间。它的主要生理作用是降低肺泡表面张力。

肺泡表面活性物质降低肺泡表面张力的生理意义：①防止肺泡因表面张力作用而萎陷，有利于肺的扩张；②减小了吸气阻力，降低吸气做功。③降低肺泡表面张力对肺毛细血管中液体的吸引作用，避免液体渗入肺泡，防止肺水肿的发生。

知识链接

肺泡表面活性物质相关疾病

因肺栓塞、失血性休克、体外循环手术等而引起肺组织缺血的患者，其肺泡Ⅱ型细胞功能受损，肺泡表面活性物质减少，可造成肺泡萎陷（肺不张）和肺水肿的发生。此时，患者的肺弹性阻力增大、顺应性减小，肺不易扩张，表现为吸气困难。某些早产儿，因肺泡Ⅱ型细胞尚未成熟，也可因肺泡表面活性物质减少或缺乏而导致肺不张、血浆液体与蛋白质渗入肺泡发生"透明膜变"而引起死亡。

三、肺通气的原理

气体进出肺的过程中既受动力，又受阻力作用，只有推动气体流动的动力克服了阻止气体流动的阻力之后方能实现肺通气。

（一）肺通气的动力

呼吸肌的收缩和舒张所引起的胸廓扩大和缩小过程称为呼吸运动，是肺通气的原动力，由呼吸运动所造成的肺内压与大气压之间的压力差则是实现肺通气的直接动力。

1. 呼吸运动 由呼吸肌舒缩所引起的胸廓扩大和缩小，称为**呼吸运动**，包括吸气运动和呼气运动。根据参与活动的呼吸肌的主次、多少和用力程度不同，呼吸运动可呈现不同的形式。

（1）平静呼吸和用力呼吸 人体在安静时平和而均匀的呼吸，称为**平静呼吸**，12～18 次/分。它由膈肌和肋间外肌的舒缩引起。平静吸气时，膈肌收缩，膈顶下降，胸廓上下径增大，同时肋间外肌收缩，牵动肋骨上提并略外展，胸骨也随之向前上方移动，使胸廓前后径和左右径增大。胸廓扩大，肺随之扩张而容积增大，肺内压下降，低于大气压，引起吸气；平静呼气时，膈肌和肋间外肌舒张，膈顶、肋骨和胸骨均回位，使胸廓和肺容积缩小，产生呼气。平静呼吸的特点是：吸气是主动过程，而呼气是被动过程（图5-3）。人体在劳动或运动时，出现深而快的呼吸运动，称为**用力呼吸**。它与平静呼吸不同的是：用力吸气时，除膈肌和肋间外肌收缩加强外，其他辅助吸气肌（如胸锁乳头肌、胸大肌及斜角肌等）也参加收缩，使胸廓进一步扩大，吸气量增加。用力呼气时，除吸气肌舒张外，尚有肋间内肌和腹肌等呼气肌参加收缩，使胸廓和肺容积更加缩小，呼气量增加。因此，用力呼吸时吸气和呼气都是主动过程。

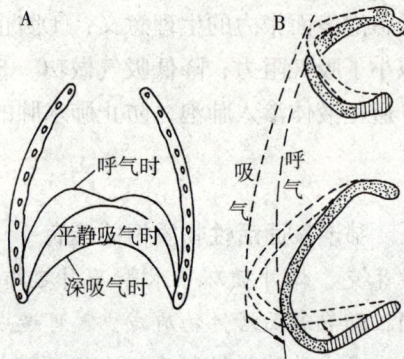

图5-3 呼吸肌活动引起的胸腔容积变化示意图
A：膈肌收缩引起的变化；B. 肋间内肌、肋间外肌收缩引起的变化

（2）胸式呼吸和腹式呼吸 由肋间肌舒缩引起肋骨和胸骨的运动，表现为胸壁的起伏，这种以肋间肌舒缩为主的呼吸运动，称为**胸式呼吸**。膈肌收缩舒张，可导致腹壁起伏，这种以膈肌舒缩为主的呼吸运动，称为**腹式呼吸**。正常成人为混合型呼吸。在妊娠后期或有腹水、腹腔肿瘤时，膈活动受限，可呈胸式呼吸；胸膜炎或胸腔积液等疾病，肋间肌活动减弱，呈腹式呼吸。

【问题导入】

人工呼吸是用于自主呼吸停止时的一种急救方法，请思考人工呼吸的依据是什么呢？

2. 肺内压及其周期性变化 肺内压是指肺泡内的压力。在呼吸过程中，肺内压呈周期性变化。平静吸气之初，肺内压比大气压低 0.13~0.27kPa（1~2mmHg），空气顺气压差进入肺泡，肺内压逐渐升高，至吸气末，肺内压等于大气压；平静呼气之初，肺内压比大气压高 0.13~0.27kPa（1~2mmHg），肺泡气体顺气压差被排出，肺内压逐渐降低，至呼气末，肺内压又等于大气压（图 5-4）。正是由于呼吸过程中肺内压呈现这种周期性升降，造成肺内压与大气压之间的压力差，这一压力差成为肺通气的直接动力。

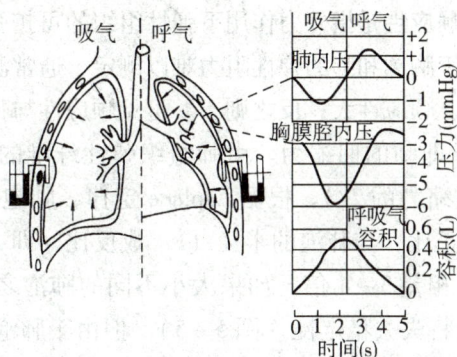

图 5-4 吸气和呼气时肺内压、胸膜腔内压、呼吸气
容积的变化以及胸膜腔内压直接测量示意图

【问题导入】

讲义气的人经常说为朋友两肋插刀，大家知道"两肋插刀"的后果吗？

3. 胸膜腔内压 前已述及，呼吸运动是肺通气的原动力，肺内压与大气压之间的压力差则是实现肺通气的直接动力。原动力转变为直接动力的关键是胸膜腔的结构特点和胸膜腔内压。

胸膜腔是由胸膜壁层和脏层所围成的密闭潜在腔隙。胸膜腔内没有气体，仅有少量浆液。浆液分子的内聚力使两层胸膜贴附在一起而不易分开，故使肺能随胸廓的张缩而运动。胸膜腔内的压力称为**胸膜腔内压**。测量结果表明，无论吸气或呼气，胸膜腔内压均低于大气压，为负压。平静呼气末为 -0.40~-0.67kPa（-3~-5mmHg）；平静吸气末为 -0.67~-1.33kPa（-5~-10mmHg）。

胸膜腔负压，主要由肺回缩力造成。在吸气末或呼气末，肺内压都等于大气压。大气压通过胸膜脏层作用于胸膜腔，按理胸膜腔内压应等于大气压，但由于肺具有回缩力，此力的作用方向与大气压对胸膜腔的作用方向相反，抵消了一部分大气压对胸膜腔的作用。因此，胸膜腔内压实际上应是：胸膜腔内压 = 大气压 – 肺的回缩力。以大气压为参照，假设大气压值为 0，则胸膜腔内压 = – 肺的回缩力。可见，胸膜腔负压是由肺回缩力形成的。吸气时，肺扩张的程度增大，肺回缩力增大，胸膜腔负压增大；呼气时，肺扩张程度减小，肺回缩力减小，胸膜腔负压减小。

胸膜腔负压的生理意义：①牵引肺，以维持肺的扩张状态，使其不致因肺回缩力而萎陷。②降低心房、腔静脉和胸导管内的压力，促进静脉血和淋巴液的回流。

（二）肺通气的阻力

肺通气的阻力包括弹性阻力和非弹性阻力。前者约占总阻力的 70%，后者约占 30%。

1. 弹性阻力和顺应性　**弹性阻力**是指物体对抗外力作用所引起的变形力。其大小可用顺应性的高低来度量。**顺应性**是指外力作用下弹性组织的可扩张程度。呼吸过程中的弹性阻力来自胸廓和肺。由于胸廓和肺的弹性阻力难以测定，通常测定其顺应性作为度量弹性阻力的指标。易扩张者，顺应性大；反之则小。可见顺应性与弹性阻力成反变关系。

（1）**肺的弹性阻力**　即肺的回缩力。由肺组织弹性纤维的回缩力和肺泡表面张力共同组成，后者约占肺回缩力的 2/3。根据 Laplace 定律，肺泡液 – 气界面的压强（P）与肺泡表面张力（T）成正比，与肺泡的半径（r）成反比，即 $P = 2T/r$。肺有 3 亿个大小不等的肺泡，其半径可相差 3～4 倍，如果大小不同的肺泡之间彼此连通，则小肺泡的气体流入大肺泡，肺泡将失去稳定性（图 5 – 5）。但由于肺泡液 – 气界面上存在肺表面活性物质，故上述情况不会发生。

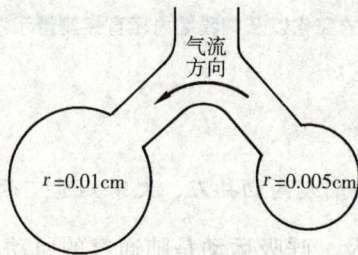

图 5 – 5　大小不同的肺泡内压及其连通时气流方向示意图

（2）**胸廓的弹性阻力**　胸廓的弹性阻力来自胸廓的弹性成分，胸廓处于自然位置时的肺容量，相当于肺总容量的 67% 左右，此时胸廓无变形，不表现弹性阻力。当肺容量小于肺总容量的 67% 时，胸廓被牵引向内缩小，其弹性阻力向外，是吸气的动力，呼气的阻力；当肺容量大于肺总容量的 67% 时，是呼气的动力，吸气的阻力。

（3）**肺与胸廓的顺应性**　顺应性是指外力作用下弹性组织的可扩张程度。易扩张者，顺应性大，弹性阻力小；不易扩张者顺应性小，弹性阻力大。

在某些病理情况下，如肺充血、肺水肿、肺纤维化等，弹性阻力增大，肺顺应性变小，肺不易扩张，可致吸气困难；而肺气肿时，因弹性组织大量被破坏，弹性阻力减小，肺顺应性增大，但肺回缩力减小，可致呼气困难。

2. 非弹性阻力　**非弹性阻力**主要来自呼吸道阻力，约占非弹性阻力的80% ~90%。它是指气体流经呼吸道产生的摩擦阻力。影响呼吸道阻力的因素是气流速度、气流形式和气道管径等。气流速度快，阻力大；气流速度慢，阻力小。气流形式有层流和湍流，层流阻力小，湍流阻力大。呼吸道阻力与呼吸道半径的4次方成反比，故呼吸道半径的大小是影响气道阻力的主要因素。

四、肺通气功能的评价

（一）肺容积和肺容量

肺容积和肺容量是衡量肺通气功能的基础。

1. 肺容积　肺内气体的容积称为**肺容积**。通常肺容积可分为潮气量、补吸气量、补呼气量和残气量。

（1）潮气量　每次呼吸时吸入或呼出的气量，称为**潮气量**。平静呼吸时，正常成人的潮气量为400~600mL，平均500mL。

（2）补吸气量　平静吸气末，再尽力吸气所能增加的吸入气量，称**补吸气量**。正常成人为1500~2000mL。

（3）补呼气量　平静呼气末，再尽力呼气所能增加的呼出气量，称**补呼气量**。正常成人为900~1200mL。

（4）残气量　最大呼气末肺内残余的气量，称为**残气量（余气量）**，正常成人为1000~1500mL。

2. 肺容量　肺容积中两项或两项以上的联合气体量称为**肺容量**。肺容量包括深吸气量、功能残气量、肺活量和肺总容量（图5-6）。

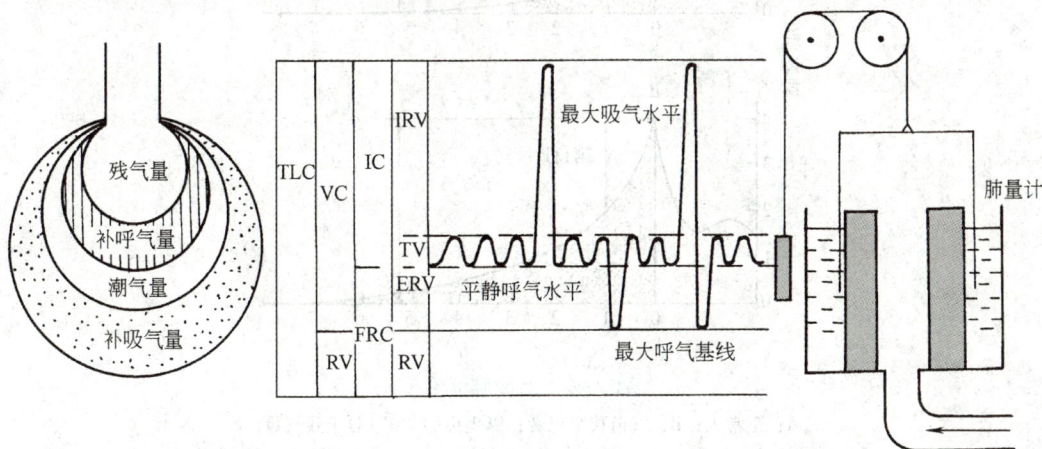

图5-6　肺容量的组成

TV：潮气量；TLC：肺总容量；VC：肺活量；RV：残气量；IC：深吸气量；
FRC：功能残气量；IRV：补吸气量；ERV：补呼气量

(1) **深吸气量** 平静呼气末，尽力吸气所能吸入的气量，称为**深吸气量**，等于潮气量与补吸气量之和。

(2) **功能残气量** 平静呼气末肺内存留的气量，称为**功能残气量（功能余气量）**，它是补呼气量和残气量之和，正常成人约为 2500mL。肺气肿患者的功能残气量增加，肺实质性病变时减小。

(3) **肺活量和时间肺活量** 最大吸气后再尽力呼气所能呼出的气体量，称为**肺活量**，是潮气量、补呼气量和补吸气量之和，正常成年男性约为 3500mL，女性约为 2500mL。肺活量有较大的个体差异，与性别、年龄、身材大小、呼吸肌强弱等有关。肺活量反映了肺一次通气的最大能力，是肺通气功能测定的常用指标。

临床上某些患者因肺组织弹性降低或呼吸道狭窄，通气功能已受到损害，由于测定时可任意延长呼气时间，所测肺活量仍可能在正常范围，因而提出了时间肺活量（用力呼气量）的概念，用来反映一定时间内所能呼出的气量。**时间肺活量**是指受试者做最大吸气后以最快速度尽力呼气，同时记录第 1、2、3 秒末呼出的气体量，以各占肺活量的百分数来表示（图 5-7）。正常人第 1、2、3 秒末应分别呼出其肺活量的 83%、96%、99%，其中第 1 秒末的用力呼气量意义最大。肺弹性降低或阻塞性肺疾患，用力呼气量可显著降低，是评价肺通气功能的较好指标。

(4) **肺总容量** 肺所能容纳的最大气量称为**肺总容量**。其值等于肺活量与残气量之和，正常成年男性平均为 5000mL，女性平均为 3500mL。

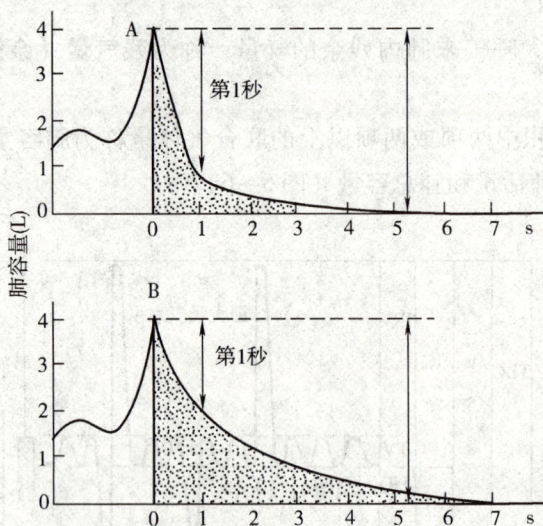

图 5-7 时间肺活量

A：正常人；B：气道狭窄患者；纵坐标的"0"等于残气量

（二）肺通气量和肺泡通气量

1. 肺通气量 每分钟吸入或呼出的气体总量，称为**肺通气量（每分通气量）**，等于潮气量与呼吸频率的乘积。正常成人安静时，肺通气量约为 6~9L。肺通气量随性别、年龄、身材和活动量的不同而有差异。

尽力作深快呼吸时，每分钟进肺或出肺的最大气量，称为**最大通气量**。一般只测 10 秒或 15 秒，将测得值换算成每分钟的最大通气量，一般可达 150L。它能反映肺通气功能的最大潜力，是估计一个人能进行多大运动量的生理性指标。

2. 无效腔和肺泡通气量 从上呼吸道到呼吸性细支气管这段呼吸道内，没有气体交换功能，称为**解剖无效腔**，其容积约为 150mL。进入肺泡内的气体，也可因血流在肺内分布不均而未能都与血液进行气体交换，未能发生气体交换的这部分肺泡容量，称为**肺泡无效腔**。肺泡无效腔与解剖无效腔合称**生理无效腔**。健康人平卧时，生理无效腔接近或等于解剖无效腔。由于无效腔的气体不参加气体交换，**肺泡通气量**是指每分钟吸入肺泡能与血液进行气体交换的新鲜空气量。其计算公式为：

$$肺泡通气量 =（潮气量 - 无效腔气量）× 呼吸频率$$

肺泡通气量的多少取决于呼吸的深度和频率，同样的肺通气量，深慢呼吸时的肺泡通气量大于浅快呼吸时的肺泡通气量（表 5-1），从气体交换的效果看，适当深而慢的呼吸，更有利于气体交换。

表 5-1 不同呼吸频率和潮气量的每分通气量和肺泡通气量

呼吸频率（次/分）	潮气量（L）	每分通气量（L/min）	肺泡通气量（L/min）
16	0.5	8.0	5.6
8	1.0	8.0	6.8
32	0.25	8.0	3.0

第二节 呼吸气体的交换

呼吸气体的交换包括肺泡与肺毛细血管血液之间，以及血液与组织细胞之间进行的 O_2 和 CO_2 的交换。前者称为肺换气，后者称为组织换气。

一、呼吸气体交换的基本原理

气体交换的动力是生物膜两侧气体间的分压差。气体分子在分压差的作用下总是从分压高的一侧向分压低的一侧扩散。分压是指混合气体中，每种气体分子运动时所产生的压力，混合气体的总压力则为各气体分压之和。当气体与液体（血浆、组织液）接触时，气体分子不断溶解于液体中，而溶解的气体分子又不断从液体中逸出。溶解的气体分子从液体中逸出的力，称为张力，也可以说张力就是液体中的气体分压。当气体与液体接触时，气体扩散的动力和方向同样取决于各气体间的分压差。

二、肺换气

（一）肺换气的过程

表 5 - 2 海平面上空气、肺泡气、血液和组织内 O_2 和 CO_2 的分压 ［kPa（mmHg）］

	空气	肺泡气	混合静脉血	动脉血	组织
P_{O_2}	21.15（159）	13.83（104）	5.32（40）	13.3（100）	4.0（30）
P_{CO_2}	0.04（0.3）	5.32（40）	6.12（46）	5.32（40）	6.65）50）

如表 5 - 2 所示，肺泡气的 P_{O_2} 为 13.83kPa（104mmHg）高于混合静脉血的 P_{O_2} 5.32kPa（40mmHg），而肺泡气 P_{CO_2} 5.32kPa（40mmHg）低于混合静脉血的 6.12kPa（46mmHg），混合静脉血流经肺毛细血管时，在气体分压差的作用下，O_2 从肺泡扩散入混合静脉血，CO_2 从混合静脉血扩散入肺泡，完成肺换气过程（图 5 - 8）。

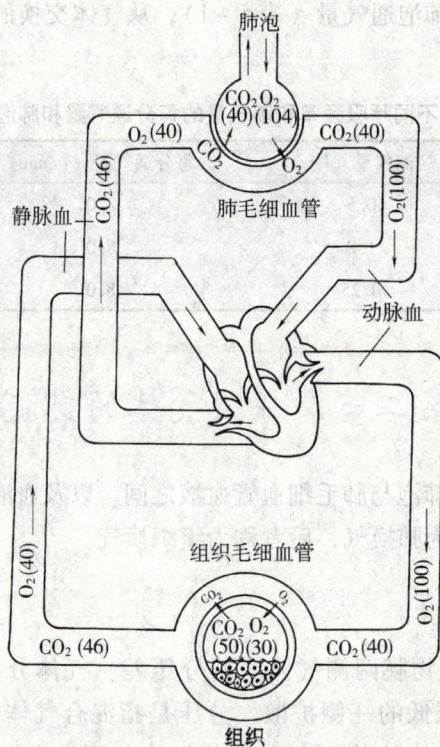

图 5 - 8 肺换气和组织换气示意图
数字为气体分压（mmHg）

（二）影响肺换气的因素

气体分压差、扩散面积、扩散距离和温度等因素均可影响气体扩散速率。这里进一步讨论呼吸膜及肺通气/血流比值对肺换气的影响。

1. 呼吸膜的厚度和面积 呼吸膜虽然由6层结构组成（图5-2），但其总厚度平均约0.6μm，有的部位仅有0.2μm，气体易于扩散通过。任何使呼吸膜增厚或扩散距离增加的疾病，如肺纤维化、肺水肿等，都将降低气体扩散速率，减少气体扩散量。此外，整个肺的呼吸膜面积很大，约70m²，平静呼吸时，有效的扩散面积约为40m²，而肺毛细血管的总血量只有60~140mL，因而血液层很薄，非常有利于血液交换。在病理情况下，如肺不张、肺实变、肺叶切除等患者均可因呼吸膜的面积减少，使气体扩散量减少。

2. 通气/血流比值 通气/血流比值指肺泡通气量与每分肺血流量的比值。正常成人安静时，肺泡通气量为4.2L；每分肺血流量与心输出量相当，约为5L/min，通气血流比值为0.84。这一比值表示通气量与血流量匹配适当，肺泡气体交换效率最高。如果比值增大，意味着通气过剩或血流不足（如肺动脉栓塞），此时部分肺泡不能与血流充分进行气体交换，致使肺泡无效腔增大；比值减小，意味着通气不足（如支气管痉挛）或血流过剩，部分静脉血流经通气不良的肺泡，气体得不到充分交换，静脉血尚未成为动脉血就返回心，发生功能性动-静脉短路，所以，不论比值增大或减小，均可引起肺泡气体交换效率降低。

正常成年人在直立时，由于重力作用，肺各个局部的通气量和血流量分布不均匀。肺尖部的通气量和血流量都较肺底部少，但血流量的减少较通气量的减少更为显著，因此肺尖部的通气/血流比值可增大到3.3，而肺底部该比值降低为0.63（图5-9）。虽然正常情况下存在肺泡通气量和血流的不均匀分布，但从总体上来说，由于呼吸膜面积远超过肺换气的实际需要，所以并未明显影响O_2的摄取和CO_2的排出。

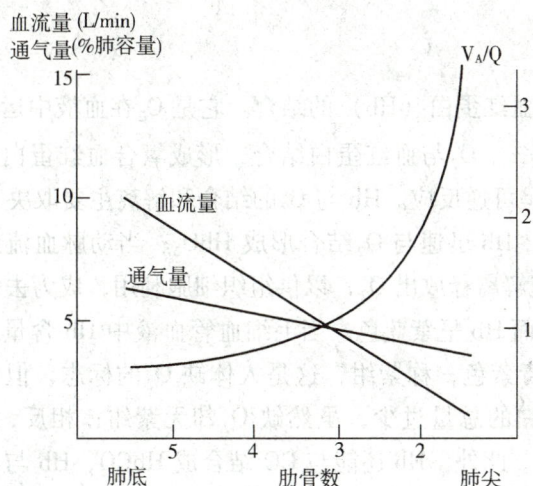

图5-9 正常人直立时肺通气和血流量的分布

三、组织换气

组织换气机制和影响因素与肺换气相似，不同的是气体的交换发生于血液、组织液和细胞内液之间，且扩散膜两侧的 O_2 和 CO_2 分压差随细胞内氧化代谢强度和组织血流量而异。在组织中，由于细胞的有氧代谢，O_2 被利用，并产生 CO_2，所以 P_{O_2} 可降至 4.0kPa（30mmHg），P_{CO_2} 可高达 6.65kPa（50mmHg）（表 5 -2）。动脉血流经组织毛细血管时，O_2 顺分压差从血液向组织液扩散，CO_2 则由细胞、组织液向血液扩散（图 5 -8）。

第三节　气体在血液中的运输

O_2 和 CO_2 在血液中运输的形式有两种，即物理溶解和化学结合，物理溶解的量很少，但很重要，它是化学结合或释放的先决条件。经气体交换进入血液的气体必须首先溶解，然后才能结合；气体释放时也必须从化学结合状态解离成溶解状态，然后才能从血液中逸出。

一、氧的运输

【问题导入】

大家可能听说过煤气中毒（CO 中毒）可以致命，其生理学依据是什么呢？

（一）物理溶解

血液中物理溶解的 O_2 量很少，约占血液运输 O_2 总量的 1.5%。

（二）化学结合

化学结合指 O_2 与血红蛋白（Hb）的结合。它是 O_2 在血液中运输的主要形式，占血液运输 O_2 总量的 98.5%。O_2 与血红蛋白结合，形成氧合血红蛋白（HbO_2）。这种结合不需要酶参与，而且是可逆反应。Hb 与 O_2 的结合和解离主要取决于 O_2 分压。当血液流经 O_2 分压高的肺部时，Hb 迅速与 O_2 结合形成 HbO_2；当动脉血流经组织时，由于组织中 P_{O_2} 低，HbO_2 便迅速解离释放出 O_2，以供组织细胞利用，成为去氧血红蛋白（Hb）。

HbO_2 呈鲜红色，而 Hb 呈紫蓝色。当毛细血管血液中 Hb 含量超过 50g/L 时，黏膜或甲床等部位可呈现青紫色，称紫绀，这是人体缺 O_2 的标志。但也有例外，严重贫血的患者，由于血红蛋白的总量过少，虽然缺 O_2 却无紫绀；相反，红细胞增多症患者，可出现紫绀而不缺 O_2。此外，Hb 还能与 CO 结合成 HbCO，Hb 与 CO 的亲和力比 O_2 大 210 倍，Hb 与 CO 结合后就失去了运输 O_2 的能力，此时患者虽有严重缺氧，但无紫绀，而呈现特有的樱桃红色。

氧解离曲线及其影响因素

氧解离曲线是表示P_{O_2}与 Hb 氧饱和度关系的曲线，反映氧与 Hb 结合与解离的情况，在一定范围内，Hb 氧饱和度与P_{O_2}成正相关，但并非完全的线性关系，而是呈近似"S"形曲线，与 Hb 的变构效应有关。根据氧离曲线的斜度和各区间的功能可以自右向左可分为三段（图 5 - 10）。

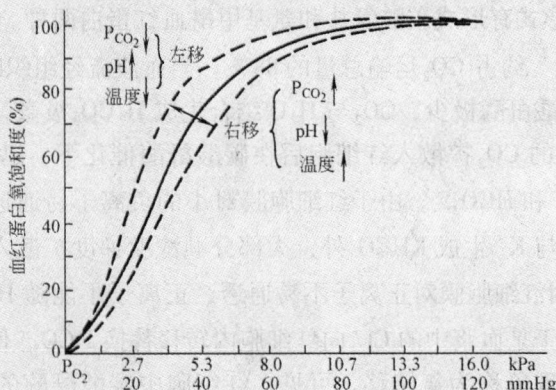

图 5 - 10　氧解离曲线及其主要影响因素

上段：相当于P_{O_2}在 60～100mmHg 之间的 Hb 氧饱和度，这段曲线比较平坦，表明在这个范围内P_{O_2}的变化对 Hb 氧饱和度影响不大。因此，即使在高原、高空或某些呼吸系统疾患时，吸入气或肺泡气P_{O_2}下降，但只要不低于 60mmHg，氧饱和度就可大于 90%，不表现为明显的低氧血症。

中段：相当于P_{O_2}在 40～60mmHg 之间的 Hb 氧饱和度，是反映HbO_2释放O_2的部分。由于曲线较陡，P_{O_2}轻微下降，就有较多O_2释放，这一特点有利于对低氧环境中组织细胞的供氧。

下段：相当于P_{O_2}在 15～40mmHg 之间的 Hb 氧饱和度，也是反映 Hb 与O_2解离的部分。当机体做剧烈运动细胞代谢加强时，细胞P_{O_2}进一步下降，动脉血流经组织后，其P_{O_2}会进一步下降至 15mmHg，反映了血液在组织间释放氧能力的储备情况。由于曲线比中段更陡，此时P_{O_2}轻微下降，就可引起大量O_2释放。

HbO_2的解离，除取决于O_2分压外，还受血液中CO_2分压、H^+浓度以及血液温度和红细胞内 2，3 - 二磷酸甘油酸（红细胞无氧酵解的产物）的影响。这些因素升高（或增加），均可使血红蛋白分子与O_2的亲和力下降，促使HbO_2解离，释放O_2。这有利于活动加强的组织获取更多的O_2。

二、二氧化碳的运输

（一）物理溶解

血液中物理溶解的 CO_2 量较少，约占血液运输 CO_2 总量的 5%。

（二）化学结合

CO_2 的化学结合形式有形成碳酸氢盐和氨基甲酰血红蛋白两种。

1. 形成碳酸氢盐 约占 CO_2 运输总量的 88%。当血液流经组织时，CO_2 由组织扩散入血浆，因血浆中碳酸酐酶极少，CO_2 与 H_2O 结合生成 H_2CO_3 极微，而红细胞内碳酸酐酶含量丰富，血浆中的 CO_2 扩散入红细胞后在碳酸酐酶催化下，迅速与 H_2O 结合生成 H_2CO_3，并解离成 H^+ 和 HCO_3^-。由于红细胞膜对小的负离子易通透，因此，HCO_3^- 除一小部分在红细胞内与 K^+ 生成 $KHCO_3$ 外，大部分顺浓度梯度扩散入血浆，与血浆中的 Na^+ 生成 $NaHCO_3$。因红细胞膜对正离子不易通透，正离子不能随 HCO_3^- 透出，从而形成膜内外电位梯度。于是血浆中的 Cl^- 向红细胞内转移替换 HCO_3^- 使其透出，维持膜两侧的电位平衡，这一现象称为氯转移。可见，红细胞中碳酸酐酶的作用及氯转移的效应，使血液运输 CO_2 能力大大增强（见图 5-11）。Hb 是强有力的缓冲剂，上述反应中产生的 H^+，大部分与 Hb 结合。当血液流经肺部时，以上反应向相反方向进行，CO_2 被释放入肺泡而排出体外。

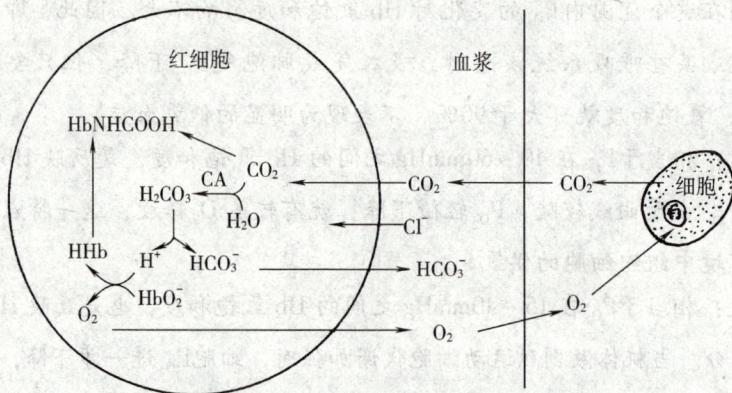

图 5-11 CO_2 在血液中的运输示意图

2. 氨基甲酰血红蛋白 一部分 CO_2 直接与血红蛋白中的氨基结合，形成氨基甲酰血红蛋白，约占 CO_2 运输总量的 7%。这一反应迅速、可逆、不需酶参与，在肺排出的 CO_2 中有 17.5% 是由氨基甲酰血红蛋白所释放的，可见，该运输形式对 CO_2 排出具有重要意义。

CO_2解离曲线

CO_2解离曲线表示血液中CO_2含量与CO_2分压关系的曲线。血液中CO_2含量随CO_2分压上升而增加，几乎成线性关系，而不似氧解离曲线的"S"形，也没有饱和点，当CO_2分压不断上升，CO_2含量也增加。所以其纵坐标不用饱和度而用浓度来表示。氧分压的增加对CO_2释放有利，因此在CO_2解离曲线上可见两条差不多的平行曲线（图5-12）。

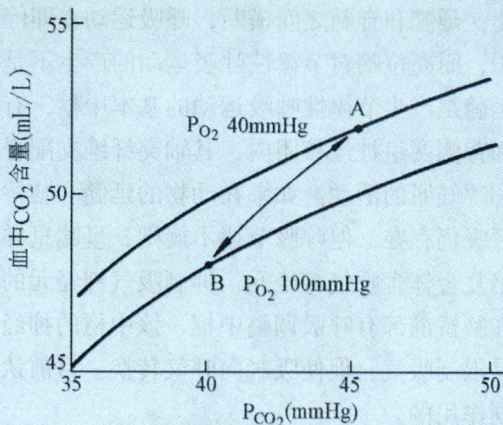

图 5-12 CO_2解离曲线

A：静脉血；B：动脉血

第四节 呼吸运动的调节

呼吸运动是一种由呼吸肌舒缩所引起的节律性运动，其节律性起源于呼吸中枢。呼吸运动的频率和深度还能随内、外环境条件的改变而改变，例如在运动时，机体耗O_2量和CO_2生成量均增加，此时呼吸运动加深、加快，肺通气量增加，以适应机体代谢增加的需要。呼吸节律的形成及其与机体代谢水平的适应，是通过中枢神经系统的调节来实现的。

一、呼吸中枢

中枢神经系统内产生和调节呼吸运动的神经细胞群，称为**呼吸中枢**，广泛分布于大脑皮质、间脑、脑桥、延髓和脊髓等，但它们在呼吸节律的产生和调节中所起作用不同。多年来，许多学者采用横断、电刺激等多种方法，进行了大量动物实验并获得了许多宝贵资料，对认识各级中枢在呼吸节律的产生和调节中的作用有很大帮助。

（一）脊髓

呼吸肌的运动神经元胞体位于第3~5颈段脊髓前角和胸段脊髓前角，它们分别发出膈神经和肋间神经支配膈肌和肋间肌的活动。实验证明，在脊髓与延髓之间横切的动物呼吸运动立即停止并不能再恢复。这提示脊髓不能产生节律性呼吸运动，它只是上位脑控制呼吸肌的中继站以及整合某些呼吸反射的初级中枢。

（二）低位脑干

低位脑干指脑桥和延髓。研究证明，在动物的中脑和脑桥之间横切，呼吸节律无明显变化；延髓和脊髓之间横断，呼吸运动立即停止。这些结果表明，呼吸节律产生于低位脑干，而高位脑对节律性呼吸运动的产生不是必需的。

延髓是产生节律性呼吸运动的基本中枢，有吸气神经元和呼气神经元，主要集中在腹侧和背侧两组神经核团内，其轴突纤维支配脊髓前角的呼吸肌运动神经元，以控制吸气肌和呼气肌的活动。如果在动物的延髓和脑桥之间横切，保留延髓和脊髓的动物，节律性呼吸仍存在，但呼吸节律不规则，呈喘息样呼吸。此外，面神经后核平面头段的前包钦格复合体含呼气神经元，抑制吸气神经元的活动。

在脑桥前部有呼吸调整中枢，该中枢的神经元与延髓的呼吸区之间有双向联系，其作用是限制吸气，促使吸气向呼气转换。目前认为，正常呼吸节律是脑桥和延髓呼吸中枢共同作用的。

（三）高位脑

高位脑虽不是形成节律性呼吸所必需的部位，但正常人体的呼吸要受下丘脑、边缘系统、大脑皮层等高位中枢的影响。人在一定范围内，大脑皮层可随意控制呼吸的深度与频率，以配合说话、唱歌、咳嗽、吞咽等动作。呼吸节律虽然产生于脑，但其活动依赖神经反射进行调节，以在内、外环境等各种因素影响下发生相应改变而适应机体需要。

知识链接

呼吸节律的形成

呼吸节律的形成机制迄今尚未完全阐明，目前主要有起步细胞学说和神经元网络假说。

1. 起步细胞学说 该学说认为，节律性呼吸犹如窦房结起搏细胞的节律性兴奋引起整个心脏产生节律性收缩一样，是由延髓内具有起步样活动的神经元的节律性兴奋引起的，上述前包钦格复合体可能就是呼吸节律起步神经元的所在部位。

2. 神经元网络假说 该学说认为，呼吸节律的产生依赖于延髓内呼吸神经元之间的相互联系和相互作用。学者在大量实验研究资料基础上提出了多种模型，其中最有影响的是20世纪70年代提出的中枢吸气活动发生器和吸气切断机制模型。认为在延髓有一个中枢吸气活动发生器，引发吸气神经元呈斜坡样渐增性放电，产生吸气；还有一个吸气切断机制，使吸气切断而发生呼气。呼气末吸气切断机制的活动减弱，吸气活动便再次发生。

二、呼吸运动的反射性调节

（一）肺牵张反射

肺扩张或肺萎陷引起吸气抑制或吸气兴奋的反射，称**肺牵张反射**或**黑－伯反射**，包括肺扩张反射和肺萎陷反射。

1. 肺扩张反射　**肺扩张反射**是肺扩张时抑制吸气活动的反射。感受器位于从气管到细支气管平滑肌中，是牵张感受器，其阈值低，适应慢。吸气时肺扩张到一定程度，刺激位于气管到细支气管平滑肌内的肺牵张感受器，冲动沿迷走神经传入延髓，切断吸气，促使吸气转为呼气。肺扩张反射的生理意义在于加速吸气过程向呼气过程的转换，使呼吸频率增加。

动物的这一反射较明显，如果切断动物两侧迷走神经，可见吸气延长，呼吸加深变慢。成人在平静呼吸时该反射不参与呼吸调节，但在肺淤血、肺水肿等病理情况下，肺的顺应性降低，肺扩张时呼吸道扩张较大，刺激较强，可引起肺扩张反射，使呼吸变浅变快。

2. 肺萎陷反射　**肺萎陷反射**是肺缩小时增强吸气活动或促进呼气转为吸气的反射。感受器同样位于气道平滑肌内，但其性质尚不清楚。肺萎陷反射对平静呼吸的调节意义不大，对阻止呼气过深和肺不张等可能起一定作用。

（二）化学感受器呼吸反射

【问题导入】

临床上给缺氧患者吸氧，吸入的气体是100% O_2，还是95% O_2混合5% CO_2的气体更有效呢？

化学感受器反射是指动脉血或脑脊液中的 P_{O_2}、P_{CO_2} 以及 H^+ 浓度的变化通过化学感受器调节呼吸活动，从而维持机体内环境中这些化学因素的相对稳定和机体代谢活动的正常进行。

1. 外周和中枢化学感受器　颈动脉体和主动脉体为**外周化学感受器**，它能感受动脉血中 P_{O_2}、P_{CO_2} 以及 H^+ 浓度（pH）变化的刺激。冲动沿窦神经和迷走神经传入呼吸中枢，反射性引起呼吸加深加快。在呼吸调节中颈动脉体的作用大于主动脉体。

中枢化学感受器位于延髓腹外侧浅表部位，左右对称，可分为头、中、尾三个区。头端和尾端区都有化学感受性，中间区不具有化学感受性，可能是头端和尾端区传入冲动向脑干呼吸中枢投射的中继站。中枢化学感受器的有效刺激是脑脊液或局部细胞外液中 H^+ 浓度的变化，而不接受 P_{O_2} 和 P_{CO_2} 的刺激。但血液中的 CO_2 能迅速通过血－脑脊液屏障，在碳酸酐酶催化下，迅速与脑脊液中的 H_2O 结合生成 H_2CO_3，并解离出 H^+，对中枢化学感受器起刺激作用。

2. P_{CO_2}、H^+ 以及 P_{O_2} 对呼吸的调节

（1）CO_2 对呼吸的调节　CO_2 是调节呼吸最重要的生理性体液因素，动脉血中一定水平的 P_{CO_2} 是维持呼吸和呼吸中枢兴奋性所不可缺少的条件。适当增加吸入气中 CO_2 浓度，使肺泡气和动脉血 P_{CO_2} 增加，可使呼吸加深加快，肺通气量增加。由于肺通气量的增加，肺泡气和动脉血 P_{CO_2} 可维持在接近正常水平。当吸入气中的 CO_2 含量超过一定水平时，肺通气量不能相应增加，使肺泡气、动脉血 P_{CO_2} 显著升高，导致中枢神经系统包括呼吸中枢的活动受抑制而出现呼吸困难、头昏、头痛甚至昏迷。

CO_2 对呼吸的调节作用是通过刺激中枢化学感受器和外周化学感受器两条途径兴奋呼吸中枢实现的，但以中枢化学感受器为主。研究表明，对中枢化学感受器的有效刺激物不是 CO_2 本身，而是 CO_2 通过血脑屏障进入脑脊液后，与 H_2O 生成 H_2CO_3，由 H_2CO_3 解离出的 H^+ 起作用。

（2）H^+ 对呼吸的调节　动脉血中 H^+ 浓度升高时，呼吸运动加深、加快，肺通气量增加；动脉血中 H^+ 浓度降低，使呼吸抑制，肺通气量降低。H^+ 对呼吸的调节作用是通过刺激中枢化学感受器和外周化学感受器两条途径实现，因血液中的 H^+ 通过血脑屏障进入脑脊液的速度慢，对中枢化学感受器的作用较小，而脑脊液中 H^+ 才是刺激中枢化学感受器最有效的刺激物。

（3）低 O_2 对呼吸的调节　动脉血中 P_{O_2} 下降到 10.7kPa（80mmHg）以下，可出现呼吸加深、加快，肺通气量增加。切断动物外周化学感受器的传入神经后，低 O_2 不再引起呼吸增强。表明低 O_2 对呼吸的刺激作用完全是通过外周化学感受器而兴奋呼吸中枢实现的。低 O_2 对呼吸中枢的直接作用是抑制，这种抑制作用随着低 O_2 程度加重而加强。但低 O_2 可通过刺激外周化学感受器而兴奋呼吸中枢，在一定程度上可对抗低 O_2 对呼吸中枢的直接抑制作用，严重低 O_2 时，来自外周化学感受器的传入冲动将不能抗衡低 O_2 对呼吸中枢的抑制作用，则可导致呼吸减弱，甚至呼吸停止。对于严重肺气肿、肺心病患者，由于肺换气功能障碍，导致低氧和 CO_2 潴留，长时间的 CO_2 潴留能使中枢化学感受器适应 CO_2 的刺激，而外周化学感受器对低氧刺激的适应则很慢，在这种情况下，低氧对外周化学感受器的刺激就成为驱动呼吸运动的主要刺激因素。因此，给以上患者吸入纯氧，则可能由于低氧的刺激作用被解除，反而引起呼吸运动暂停，所以在临床应用氧疗时应给予高度注意。

（二）呼吸肌本体感受性反射

呼吸肌与其他骨骼肌一样，当受到牵拉时，本体感受器（肌梭）受刺激，可反射性引起呼吸肌收缩，此即呼吸肌本体感受性反射。临床观察及动物实验均证明，呼吸肌本体感受性反射参与正常呼吸运动的调节。当运动或气道阻力增大时，可反射性引起呼吸肌收缩增强，在克服气道阻力上起重要作用。

（三）防御性呼吸反射

咳嗽反射是喉、气管或支气管黏膜受到机械或化学刺激时所引起的一种反射，感受

器受刺激发生的兴奋经迷走神经传入延髓呼吸中枢，反射性引起深吸气，继而紧闭声门，呼吸肌强烈收缩，使肺内压迅速升高，然后突然开启声门，气体快速由肺内冲出，可将呼吸道内的异物或分泌物排出，具有清洁、保护和维护呼吸道通畅的作用。

喷嚏反射是由鼻黏膜受刺激引起的反射活动，冲动由三叉神经传入，反射性地引起腭垂下降，舌压向软腭呼出气，从鼻腔喷出，其作用在于清除鼻腔中的刺激物。

小　结

机体与外界环境之间的气体交换过程称为呼吸，包括外呼吸、气体在血液中的运输和内呼吸三个环节。肺通气是指肺与外界环境之间的气体交换过程。呼吸肌的收缩和舒张所引起的胸廓扩大和缩小过程称为呼吸运动，是肺通气的原动力，由呼吸运动造成的肺内压与大气压之间的压力差则是实现肺通气的直接动力。胸膜腔内的压力称为胸膜腔内压，生理意义是：①牵引肺，以维持肺的扩张状态，使其不致因肺回缩力而萎陷。②降低心房、腔静脉和胸导管内的压力，促进静脉血和淋巴液的回流。肺通气的阻力包括弹性阻力和非弹性阻力。顺应性是指外力作用下弹性组织的可扩张程度。每次呼吸时吸入或呼出的气量，称为潮气量。肺容积中两项或两项以上的联合气体量称为肺容量，包括深吸气量、功能残气量、肺活量和肺总容量。平静呼气末肺内存留的气量，称为功能残气量。每分钟吸入或呼出的气体总量，称为肺通气量（每分通气量）。肺泡通气量是指每分钟吸入肺泡能与血液进行气体交换的新鲜空气量。O_2 和 CO_2 在血液中运输的形式有两种，即物理溶解和化学结合。延髓是产生节律性呼吸运动的基本中枢，CO_2 是调节呼吸最重要的生理性体液因素，适量的 CO_2 对呼吸的调节作用是通过刺激中枢化学感受器和外周化学感受器两条途径兴奋呼吸中枢实现的，但以中枢化学感受器为主。对中枢化学感受器的有效刺激物不是 CO_2 本身，而是 CO_2 通过血脑屏障进入脑脊液后，与 H_2O 生成 H_2CO_3，由 H_2CO_3 解离出的 H^+ 起作用。H^+ 对呼吸的调节作用是通过刺激中枢化学感受器和外周化学感受器两条途径实现的，因血液中的 H^+ 通过血脑屏障进入脑脊液的速度慢，对中枢化学感受器的作用较小。低氧对外周化学感受器的刺激就成为驱动呼吸运动的主要刺激因素。

课 后 习 题

一、名词解释

呼吸　肺活量　肺泡通气量　通气/血流比值　肺牵张反射

二、填空题

1. 外界空气由呼吸道出入肺的过程，称为_____；肺泡与血液之间的气体交换称为_____。

2. 肺表面活性物质的主要作用是_____。

3. 肺通气的原动力来自_____。肺通气的阻力有_____和_____两种。

4. CO_2在血液中运输的主要形式是_____，另外还有_____和_____两种形式。

5. 低 O_2 对呼吸中枢神经元的直接作用是_____，而对外周化学感受器的作用是_____。

三、单项选择题

1. 肺通气的原动力来自
   A. 肺内压与胸内压之差　　B. 肺内压与大气压之差　　C. 肺的弹性回缩
   D. 呼吸肌舒缩运动　　E. 肺内压周期性变化

2. 肺表面活性物质是由肺内哪种细胞合成分泌的
   A. 肺泡Ⅰ型上皮细胞　　B. 肺泡Ⅱ型上皮细胞　　C. 气道上皮细胞
   D. 肺成纤维细胞　　E. 肺泡巨噬细胞

3. 平静呼气末胸膜腔内压
   A. 等于大气压　　B. 低于大气压　　C. 高于大气压
   D. 与吸气中期相等　　E. 与吸气末期相等

4. 评价肺通气功能，下列哪个指标较好
   A. 潮气量　　B. 功能余气量　　C. 肺活量
   D. 补吸气量　　E. 时间肺活量

5. CO_2 对呼吸的调节是通过
   A. 直接刺激延髓呼吸中枢
   B. 加强肺牵张反射
   C. 刺激颈动脉体和主动脉体化学感受器
   D. 直接刺激脑桥呼吸调整中枢
   E. 直接刺激延髓中枢化学感受器

6. 下列哪项是产生节律性呼吸的基本中枢
   A. 脑桥　　B. 中脑　　C. 脊髓
   D. 下丘脑　　E. 延髓

四、简答题

1. 何谓呼吸? 呼吸全过程由哪几个环节组成?

2. 论述肺泡中的表面活性物质有什么生理功能? 当表面活性物质减少时，可能导致什么后果?

3. 论述血中二氧化碳增多、缺氧对呼吸的影响，其作用途径有何不同。

第六章 消化和吸收

人体在新陈代谢的过程中，不仅要从外界环境中摄取氧气，还要摄取营养物质，营养物质的摄取靠消化系统完成。人体的消化系统由消化管和消化腺两部分组成。消化系统的主要功能是消化食物，吸收营养物质，为机体新陈代谢提供必需的物质和能量来源。食物中的主要营养物质包括蛋白质、脂肪、糖类、水、无机盐和维生素等。此外，消化器官还能分泌多种胃肠激素，具有重要的内分泌功能。

消化是食物在消化道内被分解为小分子物质的过程。消化的方式有两种：机械性消化和化学性消化。机械性消化是通过消化道的运动，将食物磨碎，同时与消化液充分混合，并将其向消化道远端推送的过程。化学性消化是通过消化液中各种酶的作用，将食物分解成小分子物质的过程。两种消化方式同时进行、互相配合。食物经过消化后，透过消化道黏膜，进入血液和淋巴循环的过程，称为**吸收**。消化和吸收是两个相辅相成、紧密联系的过程。不能被消化和吸收的食物残渣形成粪便，被排出体外。

第一节 概 述

一、消化道平滑肌的一般生理特性

除口、咽、食管上端和肛门外括约肌是骨骼肌外，消化道其余部分均由平滑肌组成。消化道平滑肌具有肌组织的共同特性，但同时也表现出自己的特点。

1. 兴奋性低、收缩缓慢 消化道平滑肌收缩的潜伏期、收缩期和舒张期都比骨骼肌长，因而收缩较缓慢。

2. 富有伸展性 消化道平滑肌能适应容纳食物的需要而具有较大的伸展性，特别是胃。

3. 紧张性 消化道平滑肌经常保持一种微弱而持续的收缩状态，即紧张性。

4. 自动节律性 离体后的消化道平滑肌，在适宜条件下仍能进行良好的节律性运动，但其收缩缓慢，节律性不如心肌规则。

5. 对电刺激不敏感，对牵拉、化学刺激特别敏感 例如，单个电刺激往往不能引起平滑肌收缩，用微量的乙酰胆碱却能引起其收缩；微量的肾上腺素则使其舒张。

二、消化道的神经支配及其作用

支配消化器官的神经有外来的自主神经和位于消化道壁内的神经丛。

（一）内在神经（肠神经系统）

内在神经是指消化道壁内的神经丛，包括肌间神经丛和黏膜下神经丛，有感觉、中间和运动神经元，彼此交织成网。黏膜下神经丛主要调节消化道腺体和内分泌细胞的分泌，肠内物质的吸收及局部血流的控制；肌间神经丛主要支配平滑肌细胞，参与对消化道运动的控制。

（二）外来神经

外来神经包括交感神经和副交感神经。

1. 交感神经 发自脊髓胸 5 至腰 2 段的侧角，腹腔神经节和肠系膜神经节换元后，发出肾上腺素能纤维，作用于胃肠各部。

2. 副交感神经 除少量支配口腔和咽之外，主要走行于迷走神经和盆神经中。其节前纤维主要与肌间神经丛和黏膜下神经丛形成突触，发出的节后纤维主要为胆碱能纤维，支配胃、小肠、盲肠、升结肠和横结肠以及各种消化腺。

副交感神经兴奋通常可使消化液分泌增加，消化道活动加强；交感神经则相反，但可引起消化道括约肌收缩。

知识链接

受体阻断剂的临床应用

阿托品为 M 受体阻断剂。因其能与乙酰胆碱竞争 M 受体，消除乙酰胆碱的作用，使胃肠运动减弱，腺体分泌减少。因此，临床上阿托品常用于解除胃肠平滑肌痉挛所致的腹痛。

三、消化道的内分泌功能

从胃到大肠的黏膜层内，不仅存在着多种外分泌腺，还分布着数十种内分泌细胞，其总数超过体内所有内分泌腺细胞的总和。

（一）胃肠激素

胃肠道黏膜内的内分泌细胞合成和释放多种有生物活性的化学物质，称为胃肠激素。目前已发现有 20 余种。其中最主要的有 4 种，即促胃液素、胆囊收缩素、促胰液素和抑胃肽。胃肠激素生理作用广泛，主要作用有：①调节消化腺的分泌和消化道的运动。②调节其他激素的释放。③营养作用，即刺激消化道组织的代谢和促进生长。

（二）脑－肠肽的概念

研究证明，一些最初在胃肠发现的肽类，也存在于中枢神经系统中；而原来认为只存在于中枢神经系统中的神经肽，也在消化道中发现。这些双重分布的肽被统称为脑－肠肽。已知的脑－肠肽有促胃液素、胆囊收缩素、P 物质、生长抑素等 20 余种。其双重分布的生理意义有待于进一步研究。

第二节　口腔内消化

食物的消化由口腔开始。食物在口腔中停留的时间很短，通过咀嚼被磨碎，并与唾液混合，形成食团，便于吞咽。由于唾液的作用，食物中某些成分发生化学分解。

一、唾液及其作用

【问题导入】

我们吃馒头的时候为什么会越嚼越甜？动物受伤后为什么会用舌头舔伤口？

唾液是由口腔内 3 对唾液腺即腮腺、下颌下腺和舌下腺及许多小唾液腺分泌的混合液。

（一）唾液的性质和成分

唾液为无色无味近于中性（pH6～7.2）的低渗混合液体，成人每日分泌量约 1～1.5L，其中水分约占 99%；有机物主要为黏蛋白、球蛋白、唾液淀粉酶和溶菌酶等；无机物有 Na^+、K^+、Ca^{2+}、HCO_3^- 和 Cl^- 等。

（二）唾液的作用

唾液的主要作用有：①湿润和溶解食物，以引起味觉并易于吞咽。②清除口腔中食物残渣，中和有害物质，对口腔起清洁和保护作用。③唾液中溶菌酶和免疫球蛋白有杀菌作用。④唾液淀粉酶可使淀粉水解成麦芽糖等。

二、咀嚼与吞咽

【问题导入】

吃饭的时候我们为什么要细嚼慢咽？为什么要做到"食不言，寝不语"？

咀嚼是由于咀嚼肌协调而有序的收缩完成的反射运动，经牙齿切割、研磨而粉碎食物的过程。通过舌的搅拌使食物和消化液充分混合形成食团，便于吞咽。牙齿缺失或进食过快的人，会加重胃肠负担。

吞咽是食团经咽部和食管送入胃内的过程，是一个复杂的反射动作。根据食物在吞咽时所经过的部位，可将吞咽动作分为 3 期。

第一期：从口腔到咽。这是在大脑皮质控制下的随意动作，主要靠舌的搅拌，把食物由舌背推至咽部。

第二期：从咽到食管上端。当食团刺激了软腭部感受器，引起一系列反射动作，包括使软腭上升，咽后壁向前突出，封闭鼻咽通道，声带内收，喉头升高并向前紧贴会厌，封闭咽与气管的通路，呼吸暂停，食管上端括约肌舒张，食团被挤入食管。

第三期：从食管下行至胃。是通过食管的蠕动实现的。**蠕动**是消化管平滑肌共有的一种运动形式（环形肌和纵形肌参与），是消化道将内容物向前推动的反射活动。通常由两部分组成：①食团上部出现收缩波；②食团下部食管出现舒张波并不断向前移动，食团随之向前推进。

昏迷、深度麻醉和患某些神经系统疾病可引起吞咽障碍，口腔、上呼吸道分泌物或食物容易误入气管。

第三节 胃 内 消 化

胃具有暂时储存食物和对食物进行初步消化的功能。胃的容量很大，成人约为 1 ~ 2L，胃液可将部分蛋白质初步消化，在胃内经过机械性消化和化学性消化，为小肠内消化做好准备。

一、胃液及其作用

【问题导入】

你知道胃溃疡是怎样形成的吗？

胃液是由胃腺即贲门腺、泌酸腺、幽门腺和胃黏膜上皮细胞分泌的一种无色透明的酸性液体，pH 为 0.9 ~ 1.5。正常成人每日分泌量约 1.5 ~ 2.5L。

胃液除水和无机盐外，主要成分有盐酸、胃蛋白酶原、内因子和黏液。

（一）盐酸

又称胃酸，由泌酸腺的壁细胞分泌。胃液中的盐酸有两种形式：一种是游离酸，为主要形式；另一种与蛋白质结合，称结合酸。正常人空腹时盐酸的排出量为 $0 \sim 5mmol/h$。男性的分泌略高于女性，50 岁以后分泌量有所降低。在进食或某些药物刺激时，盐酸的分泌明显增加。

胃酸的生理作用：①激活胃蛋白酶原，使其变成有活性的胃蛋白酶，并为其作用提供酸性环境。②使食物中的蛋白质变性，易于分解。③杀灭进入胃内的细菌。④胃酸进入小肠后可促使胰液、胆汁和小肠液的分泌。⑤胃酸所造成的酸性环境有利于小肠对铁和钙的吸收。

胃酸分泌不足时，不仅影响胃内的消化，还影响小肠内的消化，出现消化不良。若分泌过多，又会对胃和十二指肠有腐蚀作用，成为诱发溃疡病的原因之一。

（二）胃蛋白酶原

由泌酸腺的主细胞分泌，是胃液中最重要的消化酶。胃蛋白酶原在胃酸的作用下，转变为具有活性的胃蛋白酶，已被激活的胃蛋白酶也可以激活胃蛋白酶原。胃蛋白酶在强酸环境中能将蛋白质水解为胨以及少量的多肽和氨基酸。胃蛋白酶作用的最适 pH 值为 $2.0 \sim 3.0$。随着胃液中 pH 值的升高，胃蛋白酶的活性降低。当 pH 值超过 6.0 时，此酶发生不可逆的变性。

（三）内因子

是由泌酸腺的壁细胞分泌的一种糖蛋白。它可与进入胃内的维生素 B_{12} 结合形成复合物，使维生素 B_{12} 免受小肠中蛋白水解酶的破坏，并促进其吸收。当内因子缺乏时（如胃大部切除的患者），维生素 B_{12} 吸收障碍，会产生巨幼红细胞性贫血。

（四）黏液

由胃黏膜表面上皮细胞及各种胃腺的黏液细胞所分泌。黏液的主要成分是糖蛋白。黏液分泌后覆盖在胃黏膜表面，可减少食物对胃黏膜的机械损伤，并具有润滑作用，使食物易于通过。

黏液具有较高的黏滞性，可在胃黏膜表面形成一层黏胶层，具有润滑和保护作用，其内还含有大量由胃黏膜分泌的 HCO_3^-，两者形成一道抵抗胃酸侵蚀的屏障，称**黏液 - 碳酸氢盐屏障**（图 6 - 1）。该屏障一方面可以减少粗糙食物对胃黏膜的机械损坏，另一方面将胃蛋白酶与胃黏膜相隔离，并中和 H^+、减缓 H^+ 向黏膜的弥散。从而防止胃酸和胃蛋白酶对胃黏膜的侵蚀，起到有效保护胃黏膜的作用。除此之外，还有**胃黏膜屏障**，它能防止胃酸向胃黏膜内扩散。

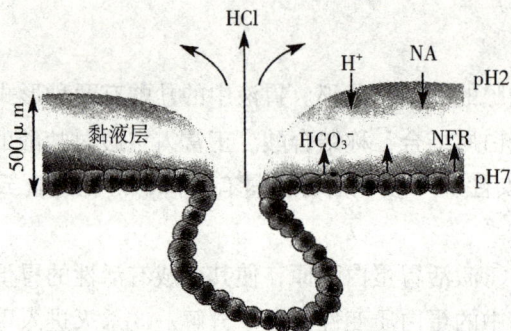

图 6-1 胃黏膜-碳酸氢盐屏障示意图

知识链接

消化性溃疡

胃的自身保护能力不是无限的，若胃黏膜受到细菌侵袭、缺血、缺氧或长期饮酒和服用阿司匹林等药物，可使黏膜屏障破坏，H^+进入黏膜刺激胃蛋白酶的分泌和组胺的释放，导致胃黏膜肿胀和形成溃疡。而硫酸铝等药物则对与胃黏膜有保护和加强作用，因而可用于临床治疗消化性溃疡。

二、胃液分泌的调节

（一）三期胃液分泌

空腹时胃液不分泌或分泌很少。进食可刺激胃液大量分泌，根据消化道感受食物刺激部位的先后分为三个时期，即头期、胃期和肠期。

1. 头期 是由进食动作引起的。此过程包括条件反射和非条件反射。前者是由和食物有关的颜色、形状、气味、声音等刺激了视、嗅、听等感受器而引起的。后者是当咀嚼和吞咽食物时，刺激了口腔和咽喉等处的机械和化学感受器而引起的。

头期胃液分泌的特点：与食欲有关，分泌量多、酸度高、胃蛋白酶含量多，分泌的时间长。

2. 胃期 食物入胃后，对胃产生机械和化学刺激，继续引起胃液分泌，称胃期胃液分泌。

胃期分泌特点：酸度高，但胃蛋白酶原量比头期少，故消化力比头期弱。

3. 肠期 食物进入小肠，刺激小肠引起胃液分泌，称为肠期胃液分泌。

肠期胃液分泌量少，约占进食后胃液分泌总量的10%，酸度不高，消化力也不很强。这可能与食物在小肠内还产生许多对胃液分泌起抑制作用的调节有关。

（二）影响胃液分泌的主要内源性物质

1. 乙酰胆碱 乙酰胆碱是大部分支配胃的迷走神经节后纤维末梢及部分壁内神经

丛的神经末梢释放的递质。乙酰胆碱直接作用于壁细胞膜上的胆碱能受体，引起胃液分泌增加。它的作用可被胆碱能受体阻断剂阿托品所阻断。

2. 促胃液素　促胃液素是胃窦和小肠上段黏膜中 G 细胞释放的一种肽类激素。它通过血液循环作用于壁细胞，引起胃酸分泌增加。

3. 组胺　组胺是由胃泌酸区黏膜中的肠嗜铬样细胞释放，通过局部扩散到邻近的壁细胞，引起胃液分泌。西咪替丁可阻断组胺与受体的结合而抑制胃酸的分泌。

（三）胃液分泌的抑制性调节

在消化期，除上述对胃液分泌有兴奋作用的因素外，还有很多抑制胃液分泌的因素，抑制胃液分泌的因素主要有盐酸、脂肪和高渗溶液。

1. 盐酸　盐酸是胃液分泌的产物，当胃内盐酸增加时，可以负反馈的形式抑制胃腺的分泌。其作用机制不明确，可能是由于酸刺激小肠黏膜而引起促胰液素释放，促胰液素再抑制促胃液素对胃酸的作用。

2. 脂肪　脂肪及其消化产物抑制胃酸分泌的作用发生在脂肪进入十二指肠后，而不是发生在胃内。

3. 高渗溶液　十二指肠内的高渗溶液对胃液分泌液有抑制作用，其作用机制尚不清楚。

许多中药对胃液分泌有明显的影响。如鸡内金、山楂果、白豆蔻等，有促进胃液分泌的作用；而乌贼骨、甘草等则抑制胃液分泌，降低胃酸的作用。

三、胃的运动

食物在胃内的机械性消化是通过胃的运动实现。通过胃的运动将来自食管的食物进一步研磨、粉碎并与胃液充分混合，变成流质的食糜，并将食糜送入十二指肠。

（一）胃的运动形式

1. 容受性舒张　当咀嚼和吞咽时，食物刺激咽和食管等处的感受器，反射性引起胃底和胃体部的平滑肌舒张，称**容受性舒张**。

胃容受性舒张的生理意义在于适应容纳和储存食物，同时胃内压基本不变，防止食糜过早排入十二指肠，有利于食物在胃内的充分消化。

2. 紧张性收缩　胃壁平滑肌经常保持一种微弱的收缩状态，称**紧张性收缩**。胃的紧张性收缩对于保持胃的正常形态和位置具有重要意义。

3. 蠕动　食物入胃 5 分钟开始，由胃的中部逐渐向幽门方向推进，其频率为每分钟 3 次，通常一波未平一波又起。蠕动开始较弱，之后越来越强，达胃窦处明显加强，可将 1~2mL 食糜推入十二指肠。

胃蠕动的生理意义是：①研磨进入胃内的食团。②促进食物与胃液混合，利于消化。③将食糜向幽门方向推进，利于胃的排空。

（二）胃的排空

【问题导入】

为什么我们吃馒头、米饭的时候饿的快，而吃肉类的时候饿的慢一些呢？

食物由胃排入十二指肠的过程，称为**胃排空**。食物入胃5分钟左右开始排空。胃排空的速度与食物的理化性状和化学成分有关。一般流体食物比固体食物排空快。3种主要营养物中，糖类排空最快，蛋白次之，脂肪最慢。混合食物完全排空约需4~6小时。

知识链接

胃排空的控制

胃排空的基本动力是胃运动产生的胃内压。当胃内压大于十二指肠内压时，食糜便由胃排入十二指肠。胃排空受两种方式控制：一种是胃肠反射，包括胃内与肠内两个方面。当大量食物进入胃内后，食物的机械刺激可通过迷走反射及壁内神经丛反射使胃运动增强，促进胃的排空。当食糜进入十二指肠后，食糜内的酸、脂肪、高渗状态等刺激十二指肠壁上的感受器，反射性地减慢胃的排空，此反射称为肠-胃反射。胃的反射性运动增强促进胃内容物排入十二指肠，而进入十二指肠的酸性食糜又启动肠-胃反射抑制胃的排空，由此保证了胃内容物有序而间断地排入小肠。

另一种是体液调节机制。胃内刺激引起促胃液素释放，可促进胃的排空。当大量食糜尤其是盐酸和脂肪进入十二指肠后，可引起小肠黏膜释放肠抑胃素，抑制胃运动，延缓胃排空。通过胃肠反射和体液调节机制，使胃排空能较好地适应十二指肠内消化和吸收的速度，直至食糜全部排入十二指肠。

第四节　小肠内消化

小肠内消化是整个消化过程中最重要的阶段。食物经过小肠内胰液、胆汁和小肠液的化学性消化及小肠运动的机械性消化后，成为被吸收的小分子物质，消化、吸收过程基本完成。

一、小肠内的消化液

（一）胰液及作用

胰液是由胰腺的腺泡细胞和小导管的管壁上皮细胞所分泌，具有很强的消化能力。

胰液是无色的碱性液体，pH值7.8~8.4。每日分泌胰液量为1~2L。胰液的主要成分有水、碳酸氢盐、多种消化酶及胰蛋白酶抑制因子等。

1. 碳酸氢盐 由胰腺小导管管壁细胞所分泌，其主要作用是中和进入十二指肠内的胃酸，防止其对小肠黏膜的侵蚀，同时为小肠内各种消化酶的活动提供最适宜的酸碱环境。

2. 胰淀粉酶 本身就有活性，不需要激活，可将淀粉分解为麦芽糖。其作用比唾液淀粉酶强。

3. 胰脂肪酶 消化分解脂肪的主要消化酶，可将脂肪分解为脂肪酸、甘油和单酰甘油。如胰脂肪酶缺乏，将引起脂肪消化不良。

4. 胰蛋白酶和糜蛋白酶 这两种酶是以无活性的酶原形式分泌。当胰液进入小肠后，胰蛋白酶原被肠液中的肠致活酶、盐酸、组织液以及胰蛋白酶本身激活成胰蛋白酶。糜蛋白酶原由胰蛋白酶激活。胰蛋白酶和糜蛋白酶都能将蛋白分解为际和胨。两者共同作用时，分解蛋白质作用加强，可将蛋白质进一步分解为多肽和氨基酸。

由于胰液中含有消化 3 种营养物质的消化酶，因而是所有消化液中消化食物最全面、消化力最强的一种消化液。当胰液分泌障碍时，即使其他消化液分泌正常，食物中的脂肪和蛋白质也不能完全消化和吸收。

知识链接

急性胰腺炎

当暴饮暴食或大量饮酒后，引起胰液分泌增多，胰管内压力升高，导致胰小管和胰腺腺泡破裂，胰蛋白酶原大量溢入胰腺间质被组织液激活，大大超过胰蛋白酶抑制因子的作用能力，于是引起胰腺自身消化而发生急性胰腺炎。

（二）胆汁及作用

【问题导入】

为什么我们经常不吃早饭容易得胆囊炎？

胆汁是由肝细胞分泌的。在消化期间，胆汁可经肝管、胆总管直接排入十二指肠；在非消化期间，胆汁由肝管转入胆囊管储存于胆囊内，于消化时再排入十二指肠。胆汁对于脂肪的消化和吸收具有重要作用。

1. 胆汁的性质和成分 胆汁是一种浓稠的具有苦味的液体，成人每天分泌量约为 $800 \sim 1000mL$。胆汁的颜色为金黄色，弱碱性；胆囊胆汁被浓缩而颜色加深为深绿色，并因碳酸氢盐被吸收而呈弱酸性。

胆汁的成分有胆盐、胆色素、胆固醇、卵磷脂及无机盐等。胆汁中没有消化酶，胆盐是胆汁参与消化吸收的主要成分。胆色素为血红蛋白分解产物，由肝分解随胆汁排放，经粪便或尿液排出体外。胆汁中胆盐、胆固醇保持一定比例是维持胆固醇呈溶解状态的必要条件。若胆固醇过多或胆盐减少时，胆固醇就易沉淀形成结石。

2. 胆汁的作用

（1）胆盐可激活胰脂肪酶，加速脂肪的分解作用。

（2）胆汁中胆盐、胆固醇和卵磷脂都可作为乳化剂，降低脂肪的表面张力使其乳化成脂肪微滴，分散在肠腔内，以增加与胰脂肪酶的接触面积，促进脂肪的分解消化。

（3）胆盐与脂肪酸、甘油酯结合，形成水溶性复合物即混合微胶粒，有利于脂肪的吸收。

（4）胆盐促进脂溶性维生素（A、D、E、K）的吸收。

> ### 知识链接
>
> **胆盐的肠－肝循环**
>
> 　　胆汁中的胆盐进入小肠后，绝大部分被回肠末端黏膜吸收入血，通过门静脉又回到肝脏，重新合成胆汁分泌入小肠，这一过程称为胆盐的肠－肝循环。每次进食后会进行 2 或 3 次肠－肝循环，胆盐每循环 1 次仅损失 5% 左右。返回肝脏的胆盐还能直接刺激肝细胞分泌胆汁，此过程称为胆盐的利胆作用。

综上所述，胆汁的消化作用主要通过胆盐来完成，特别是对脂肪的消化和吸收具有重要意义。因此，当出现肝胆疾病时，胆汁的分泌和排放减少，可引起脂肪消化吸收不良，患者会出现厌油等症状。

（三）小肠液及作用

小肠液是由十二指肠腺和小肠腺分泌的，其 pH 值约为 7.6，成人每天分泌量为 1～3L。小肠液中除水合无机盐以外，还有肠致活酶，此酶本身没有消化作用，但它可激活胰蛋白酶原，从而促进蛋白质消化。

小肠液的主要作用：①保护十二指肠黏膜免受胃酸的侵蚀；②小肠液中的肠致活酶可使胰液中的胰蛋白酶原激活，从而促进蛋白质的消化；③大量的小肠液可稀释消化产物，降低其渗透压，有利于营养物质的吸收。

二、小肠的运动

小肠的运动功能是继续研磨食糜，使食糜与小肠内的消化液充分混合，对食物在小肠内的消化和吸收有重要作用。

（一）紧张性收缩

紧张性收缩是小肠各种运动进行的基础，空腹时即存在，进食后明显加强，有利于肠内容物的混合与推进。紧张性收缩减弱时，肠管容易扩张，肠内容物的混合与推进减慢。

（二）分节运动

分节运动是小肠特有的运动形式，是一种以环行肌收缩和舒张为主的节律性运动（图6-2）。在食糜所在的一段肠管，环形肌以一定的间隔的许多点同时收缩或舒张，如此反复，使食糜不断分开，又不断地混合。

分节运动的作用是：①使食糜与消化液充分混合，有利于化学性消化。②增加食糜与肠黏膜的紧密接触，为吸收创造有利条件。③挤压肠壁，促进血液和淋巴液的同向流动，有利于吸收。

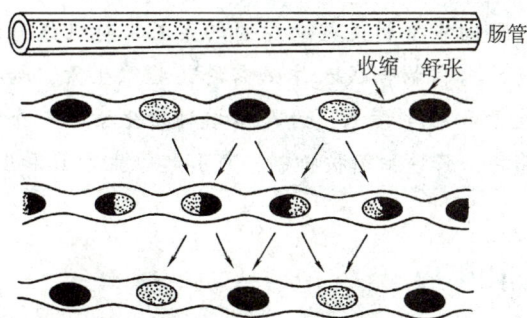

图6-2 小肠分节运动示意图

（三）蠕动

小肠的任何部位都可发生蠕动，其速度约为0.5~2.0cm/s。通常每个蠕动波将食糜向前推进一段距离后即消失；其意义在于使经过分节运动混合的食糜向前推进一步，以利于食糜更好地混合和消化。

知识链接

肠鸣音

肠蠕动时，肠内容物（如水和气体）被推动而产生的声音称为肠鸣音。肠鸣音在肠蠕动亢进时增强，肠麻痹时减弱或消失。因此，肠鸣音的强弱可反映肠运动的情况，具有一定临床诊断意义。

第五节 大肠内消化

大肠内没有重要的消化活动。其主要功能是储存食物残渣，吸收部分水分和无机盐，形成并排出粪便。

一、大肠液的分泌

大肠液是由大肠黏膜的柱状上皮细胞和杯状细胞分泌的。其主要成分是黏液和碳酸氢盐，其 pH 值为 8.3~8.4。大肠液中可能含有少量二肽酶和淀粉酶，但它们的消化作用不大。大肠液的主要作用是保护肠黏膜和润滑粪便，保护肠黏膜免受机械损伤。

知识链接

大肠内的细菌

大肠内有许多细菌，这些细菌主要来自食物和大肠内的繁殖，主要为厌氧菌和兼厌氧菌。它们能抑制某些病原菌的生长，对机体有保护作用。大肠细菌还能利用大肠的内容物合成人体必需的某些维生素，如硫胺素、核黄素及叶酸等 B 族维生素和维生素 K，为人体该种维生素的一个重要来源。如长期使用肠道抗菌药物，肠内细菌被抑制，可引起维生素 B 和 K 的缺乏。

二、大肠的运动和排便

大肠运动少而缓慢，对刺激反应迟钝，有利于粪便的形成和储存。

（一）大肠的运动形式

1. 袋状往返运动　**袋状往返运动**是在空腹时最多见的一种运动形式，由环行肌无规律的收缩所引起，使结肠袋中的内容物做短距离的往返移位，但不向前推进。有利于大肠内容物充分混合，促进水和无机盐的吸收。

2. 分节或多袋推进运动　进食后分节或**多袋推进运动**增加。这是一个结肠袋或一段结肠收缩，使其内容物被推移到下一结肠段的运动。

3. 蠕动　大肠的蠕动缓慢，以每分钟 1~2cm 的速度将内容物向前推进。此外，大肠内还有一种进行速度快、传播远的蠕动，称为**集团蠕动**，每日 3~4 次。常发生于早晨或进食后，是由于食物充胀胃肠壁引起的一种反射活动，故称为胃-结肠反射。集团蠕动始于横结肠，可将一部分大肠内容物直接推至大肠下段或直肠而产生便意。

（二）粪便的形成与排便

进入大肠的食物残渣一般停留 10 小时以上，其中大部分水分、无机盐被大肠黏膜吸收后，再经过细菌的发酵和腐败作用形成粪便。粪便中除食物残渣外，还包括脱落的肠上皮细胞、大量细菌和肝脏排出的胆色素衍生物。另外，肠壁排出的某些重金属如钙、镁、汞等盐类也随粪便排出体外。

肠蠕动将粪便推入直肠时，直肠壁内的感受器受到刺激，神经冲动经盆神经和腹下神经传至脊髓腰骶段初级排便中枢，同时上传到大脑皮质引起便意。在条件许可的情况下，传出冲动经盆神经引起降结肠、乙状结肠和直肠收缩，肛门内括约肌舒张。同时阴部神经传出冲动减少，且肛门外括约肌舒张，使粪便排出体外。在排便时，腹肌和膈肌收缩，使腹内压增加，促进粪便的排出。具体排便反射的过程如图6-3所示。

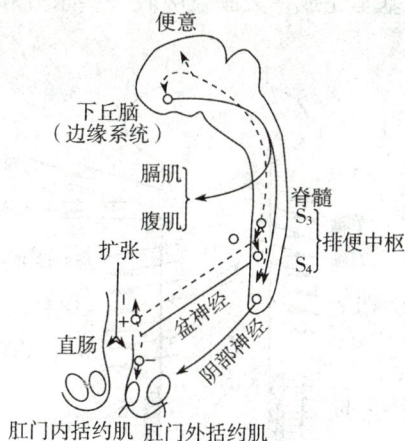

图6-3　排便反射

排便异常

　　排便受大脑皮质的控制，昏迷或脊髓高位损伤时，初级中枢失去了大脑皮质的控制，一旦直肠充盈，即可引起排便，称为排便失禁。脊髓初级排便中枢或排便反射弧的其他环节受损，则排便不能进行而出现粪潴留。如果大脑皮质经常抑制排便，使粪便在大肠内停留时间过长，水分吸收过多而变得干硬，不易排出而产生便秘，这是引起痔疮和肛裂等疾病的主要原因。因此，多饮水、多吃含纤维素丰富的蔬菜和水果，养成良好的生活习惯及时排便，缩短粪便在肠内停留的时间，减少水分吸收，可有效防止便秘，益于身体健康。

第六节　吸　　收

　　营养物质的吸收是在食物被消化的基础上进行的。吸收对于维持人体正常生命活动具有重要的生理意义。

一、吸收的部位

　　由于消化道的组织结构、食物的消化程度以及食物在该部的停留时间不同，消化道不同部位的吸收能力和吸收的速度不同。食物在口腔和食管内基本上不吸收；胃仅吸收酒精和少量水分；小肠是吸收的主要部位。蛋白质、脂肪和糖的消化产物，大部分在十二指肠和空肠吸收，回肠具有独特的吸收功能，可主动吸收胆盐和维生素 B_{12}（图6-4）。食物经过小肠后，吸收基本完成，大肠仅吸收一些水分和无机盐。

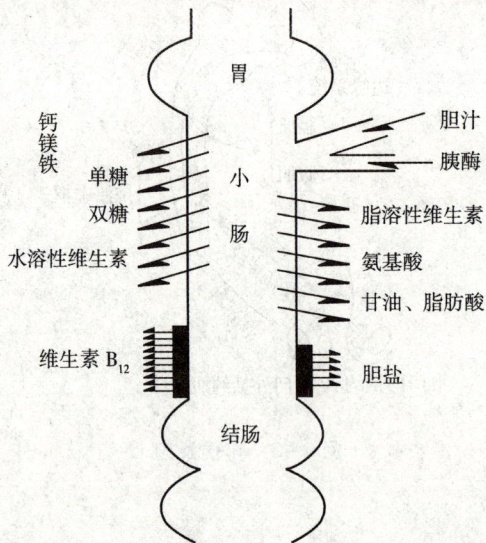

图6-4　各种主要营养物质在小肠的吸收部位示意图

小肠是营养物质吸收的主要场所，因为：①小肠的吸收面积大。小肠长大约4米，小肠黏膜有许多环行皱襞、绒毛和微绒毛等结构使其面积增大，约200平方米。②绒毛内有丰富的毛细血管、毛细淋巴管和平滑肌等，绒毛节律性收缩和摆动，可加速绒毛内血液和淋巴的回流，有助于吸收。③食物在小肠内已经被消化为可被吸收的小分子物质。④食物在小肠内停留的时间最长（3~8小时）。这些都是小肠在吸收中发挥作用的有利条件。

二、主要营养物质的吸收

（一）糖的吸收

糖类的吸收形式是单糖，吸收途径是血液。各种单糖吸收的速度不同，葡萄糖和半乳糖吸收最快，果糖次之。糖的吸收是通过 Na^+ 吸收偶联的继发性主动转运进行的，当 Na^+ 的主动转运受阻时，葡萄糖吸收也发生障碍。

（二）蛋白质的吸收

蛋白质的吸收形式是氨基酸，吸收途径是血液。其吸收过程和葡萄糖的吸收过程相似。也属继发性主动转运过程，也是通过与 Na^+ 偶联，当 Na^+ 泵的活动被阻断后，氨基酸的吸收难以进行。

（三）脂肪的吸收

脂肪吸收的主要形式是甘油、一酰甘油和脂肪酸。它们与胆盐形成水溶性混合微胶粒，从而增加与黏膜的接触面积，大大加快了吸收。微胶粒的各种成分分别进入小肠上皮细胞后，长链脂肪酸、甘油和一酰甘油又重新合成脂肪，再与细胞中的载脂蛋白形成乳糜微粒。脂肪的吸收有血液和淋巴两种途径，以淋巴途径为主。

（四）无机盐、水和维生素的吸收

水、无机盐和维生素不经消化可被小肠直接吸收入血。水的吸收主要通过渗透作用而被动吸收。水溶性维生素主要以易化扩散的方式在小肠上段吸收，其中维生素 B_{12} 与内因子结合形成复合物在回肠被吸收。脂溶性维生素则先与胆盐结合形成水溶性复合物吸收。无机盐呈溶解状态才能以主动方式吸收，钙和铁在酸性环境中溶解度大、吸收快，维生素 D 可促进钙的吸收。

总之，食物在小肠内的消化和吸收是同时进行的。消化是吸收的前提，吸收又为下一批食糜的消化创造了条件。消化不良和吸收障碍都会影响新陈代谢的正常进行，从而产生严重后果

知识链接

社会－心理因素对胃肠功能的影响

心理社会因素是功能性胃肠病（FGIDs）发病的重要原因。在长期研究中，人们已认识到心理社会因素与 FGIDs 密切相关。生活应激事件常常诱发或加重 FGIDs，神经质、情绪化等人格特征明显影响患者就诊率和症状程度，躯体化症状更多见于 FGIDs 患者。FGIDs 患者常具有胃肠道外症状，如呼吸困难、心慌、慢性头痛、肌痛等。精神方面的疾患也常见于 FGIDs 患者，尤其是症状严重或顽固的患者，其发生率为 42% ～61%。精神乐观、情绪稳定可使消化器官活动旺盛，从而促进食欲，有益于健康。

小 结

消化和吸收功能为人体的新陈代谢活动提供原料和能量。消化的方式有机械性消化和化学性消化两种，两者都受神经和体液调节。人体重要的消化液有胃液、胰液和胆汁，其中胰液含有三种营养物质的水解酶，是所有消化液中最重要、消化能力最强的一种。紧张性收缩、蠕动是消化道普遍存在的运动方式，胃特有的运动方式是容受性舒张，分节运动是小肠特有的运动方式。胃的作用主要是容纳食物，逐渐、缓慢地向十二指肠推送食糜，并对蛋白质进行初步分解；小肠是消化和吸收的主要部位，蛋白质、脂肪和糖类都需要在小肠内被分解成小分子物质，再依其各自的特点经血液途径或淋巴途径被吸收。

课后习题

一、名词解释

消化　吸收　蠕动　胃排空　容受性舒张　分节运动

二、填空题

1. 唾液所含的消化酶有_____。
2. 胃蛋白酶原由_____细胞合成的；胃液中能激活胃蛋白酶原的成分是_____。
3. 容受性舒张是_____特有的运动形式。
4. 在三种主要食物中，排空最快的是_____，排空最慢的是_____。
5. _____是消化和吸收的重要部位。

三、单项选择题

1. 下列各项不是胃肠激素生理作用的是
   A. 调节消化管运动　　　　　B. 调节消化腺分泌　　　　　C. 调节其他激素释放
   D. 抑制胆汁分泌和排放　　　E. 营养作用
2. 消化管共有的运动形式是
   A. 蠕动　　　　　　　　　　B. 分节运动　　　　　　　　C. 容受性舒张
   D. 集团蠕动　　　　　　　　E. 紧张性收缩
3. 胃液成分中与红细胞生成有关的物质是
   A. HCl　　　　　　　　　　 B. 内因子　　　　　　　　　C. 无机盐
   D. 黏液　　　　　　　　　　E. 胃蛋白酶
4. 对脂肪和蛋白质消化作用最强的消化液是
   A. 胃液　　　　　　　　　　B. 胆汁　　　　　　　　　　C. 胰液
   D. 小肠液　　　　　　　　　E. 大肠液
5. 糖类食物主要吸收的形式是
   A. 淀粉　　　　　　　　　　B. 双糖　　　　　　　　　　C. 麦芽糖
   D. 单糖　　　　　　　　　　E. 寡糖
6. 关于胃酸的生理作用，错误的是
   A. 能激活胃蛋白酶
   B. 使蛋白质变性，易水解
   C. 能促进铁和钙的吸收
   D. 能促进维生素 B_{12} 的吸收
   E. 能促进胰液、胆汁和小肠液的分泌

7. 主要吸收胆盐和维生素 B_{12} 的部位是
   A. 十二指肠　　　　　　B. 空肠　　　　　　C. 回肠末端
   D. 结肠上段　　　　　　E. 结肠下段
8. 排便反射的初级中枢位于
   A. 脊髓腰骶部　　　　　B. 延髓　　　　　　C. 脑桥
   D. 下丘脑　　　　　　　E. 大脑皮质

四、简答题

1. 为什么说胰液是最重要的消化液？
2. 为什么说小肠是消化和吸收的主要部位？
3. 说出胃液、胰液及胆汁的主要成分和作用。

第七章　能量代谢和体温

学习要点

1. 体温的概念、正常值及其生理变动，测定部位与方法，人体皮肤散热的方式。

2. 人体的产热过程，影响能量代谢的主要因素，基础代谢率。

3. 正常人体体温相对恒定的意义，体温相对稳定的调节过程。

第一节　能量代谢

人体需要原料来构建和更新自身，更需要能量来驱动各项生命活动。新陈代谢是生命最基本的特征，新陈代谢一旦停止，个体的生命也将终结。新陈代谢就是新物质不断代谢旧物质的过程，在这个过程中伴随着能量的贮存、释放、转移和利用，称为**能量代谢**。

一、机体能量的来源与利用

机体需要的能量来源于食物，主要是糖、蛋白质和脂肪这三种营养物质。机体所需能量 50% ~70% 由糖提供；其次为脂肪，占 30% ~50%。蛋白质是构成人体结构的重要成分，在正常情况下很少作为能源被氧化利用。在长期饥饿或极度消耗使体内糖原和脂肪储备消耗殆尽时，蛋白质才会被分解供能，以维持必需的生理功能。

物质氧化所释放的能量，50% 以上转化为热能维持体温，其余部分则是用于做功的"自由能"，以化学能的形式贮存于三磷酸腺苷（ATP）中。当细胞进行各种活动时，ATP 分解释放出能量，供生理活动的需要，如生物合成（合成糖原、脂肪、激素等）、肌肉收缩、神经传导、物质转运（比如 $Na^+ - K^+$ 泵）等。所以，ATP 是体内重要的贮能和直接供能的物质。

二、能量代谢的测定

如前面所述，机体所消耗的能量，大部分直接以热能的形式散发到体外。转移到 ATP 中的能量，除用于肌肉收缩做功外，最终也将转变为热能。因此，只要测定某一时间内机体所散发的热量，即可反映机体在该段时间消耗的能量。可以采用的两种测量方法中，直接测量发热量非常繁杂，所以在实际工作中多用简便的间接测热法。

间接测热法的原理是定比定律，即体内反应物的量与生成物的量之间呈一定的比例关系。例如，氧化 1mol 葡萄糖，需要 6mol 氧，同时产生 6mol 二氧化碳和 6mol 水并释放一定量的热（ΔH），即：

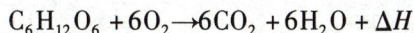

$$C_6H_{12}O_6 + 6O_2 \rightarrow 6CO_2 + 6H_2O + \Delta H$$

利用这种定比关系，可以根据机体单位时间内的耗氧量来推算该时间内的产热量。由于食物的结构不同，氧化时耗氧量和产热量也不同，因此，推算过程中，需要明确食物卡价、氧热价和呼吸商等概念。

（一）食物卡价

1g 食物氧化所释放出来的能量叫食物的**卡价**或**热价**，它可以用于计算食物的含热量。食物在体外燃烧时所释放的热量，称为物理卡价；在体内氧化时所释放的热量，称为生理卡价。糖、脂肪的物理卡价和生理卡价相等，蛋白质在体内氧化不完全，有一部分热量藏在尿素等代谢产物内随尿排出，故其生理卡价较物理卡价低。

（二）氧热价

某种食物氧化时，每消耗 1L 氧所产生的热量称为该食物的**氧热价**。它是描述耗氧量和产热量之间定比关系的重要参数。

（三）呼吸商

营养物质在体内氧化时，在同一时间内二氧化碳的产生量和耗氧量的容积比（CO_2/O_2），称为**呼吸商**。由于不同营养物质碳、氢、氧的含量不同，其在体内氧化时的耗氧量和二氧化碳产生量也不同，故呼吸商各异。葡萄糖呼吸商为 1.0，脂肪呼吸商约为 0.7，蛋白质呼吸商约为 0.8。测定呼吸商可以估计机体在某一段时间内氧化营养物质的种类和它们的大致比例。如果呼吸商接近 1.0，反映机体内氧化的营养物质中糖的比例高；若呼吸商接近 0.7，表示体内主要以脂肪氧化供能。一般饮食的人，呼吸商为 0.82 左右。

（四）能量代谢的简易测算

简易测算是利用非蛋白呼吸商来计算能量代谢的。所谓非蛋白呼吸商是指不包括蛋白质在内的糖和脂肪混合氧化时的呼吸商，如表 7-1。简易测算可以分三个步骤：

1. 测定单位时间内氧耗量和二氧化碳产生量，算出呼吸商；

2. 以算出的呼吸商作为非蛋白呼吸商（因为人体内蛋白质氧化甚少，其所产生的热量可略而不计），从表 7-1 中查出相应的氧热价；

3. 利用公式：产热量 = 氧热价×氧耗量，求出单位时间内的产热量。

表7-1 非蛋白呼吸商和氧热价

非蛋白呼吸商	氧化百分比		氧热价 (kJ/L)
	糖 (%)	脂肪 (%)	
0.71	0.00	100.0	19.7
0.75	15.6	84.4	19.8
0.80	33.4	66.6	20.1
0.82	40.3	59.7	20.2
0.85	50.7	49.3	20.3
0.90	67.5	32.5	20.3
0.95	84.0	16.0	20.9
1.00	100.0	0.0	21.1

三、影响能量代谢的因素

【问题导入】

发热患者为什么要进低蛋白饮食？

(一) 肌肉活动

肌肉活动对能量代谢的影响最显著。任何轻微的肌肉活动都会使能量代谢率提高；剧烈运动或强劳动时，短时间内产热量比平静时可增加数倍到十数倍。

(二) 食物的特殊动力效应

人体进食之后处于安静状态，产热量也会比进食前有所增加。这种由食物引起机体"额外"产热的作用，称为**食物的特殊动力效应**。例如，进食蛋白质额外产生的产热量可达30%；进食糖和脂肪类食物额外产生的热量分别为6%和4%左右。食物特殊动力效应产生的能量不能做功，只以热能形式发散。故在寒冷季节多食高蛋白食物，以增加额外产热，有利于御寒。

(三) 环境温度

人在安静状态下，20℃～30℃的环境中，能量代谢率最为稳定。环境温度降低时，肌肉紧张度增强、寒战，使能量代谢率提高；环境温度升高时，体内生化反应加速，呼吸、循环功能增加，泌汗活动旺盛，也可使能量代谢率提高。

(四) 精神活动

激动、恐惧、焦虑或其他强烈情绪活动时，能量代谢率可显著增高。这与精神紧张引起的无意识肌紧张，交感神经兴奋，甲状腺激素、肾上腺激素等释放，刺激代谢活动增强有关。

四、基础代谢

基础代谢是指人体在基础状态下的能量代谢。单位时间内的基础代谢称为**基础代谢率**（BMR）。所谓**基础状态**是指人在清晨、清醒、静卧、空腹、睡眠良好、无精神紧张、室温20℃～25℃的状态。此时排除了各种影响代谢的因素，人体各种生理活动和代谢水平稳定在较低水平，其能量消耗仅限于维持心跳、呼吸等一些最基本的生命活动。正常人基础代谢率因年龄、性别不同有所差异，在相同条件下，男性高于女性，幼年高于成年；年龄越大，基础代谢率越低。我国人正常基础代谢率的平均值如表7－2所示。临床测得的基础代谢率数值，与表7－2的正常平均值比较，相差±10%～±15%者，都属于正常；相差超过±20%，可视为病理状况。例如，甲状腺功能亢进时，BMR可比正常值高25%～80%；甲状腺机能低下时，BMR将较正常值低20%～40%。所以，基础代谢率的测定是临床诊断甲状腺疾病的主要辅助方法。其他如肾上腺皮质和脑垂体功能低下时，基础代谢率也可降低；发热时BMR会升高，体温每升高1℃，BMR一般要增加13%。

表7－2　我国正常人基础代谢率平均值 $[kJ/(m^2 \cdot h)]$

年龄（岁）	11～15	16～17	18～19	20～30	31～40	41～50	>51
男	195.5	193.4	166.2	157.8	158.6	154.0	149.0
女	172.5	181.7	154.0	146.5	146.9	142.4	138.6

实验证明，能量代谢率与体表面积基本成正比。故临床上都以单位时间内每平方米体表面积的产热量作为衡量能量代谢率的标准。人的体表面积大小，可按身高和体重两项数据用下列公式求得：

体表面积（m²）= 0.0061 × 身高（cm）+ 0.0128 × 体重（kg）－ 0.1529

此外，也可根据体表面积检索图（图7－1）直接查出体表面积。在图7－1中，体重与身高连线与体表面积列线的交点刻度即为该人的体表面积。

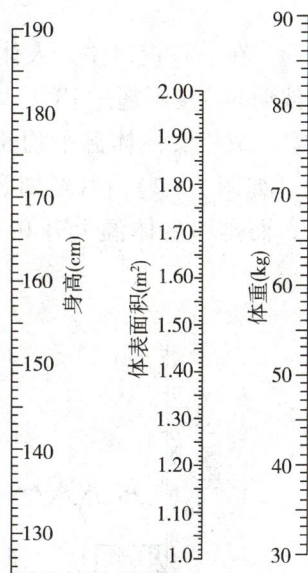

图7－1　体表面积检索图

第二节　体　温

体温是指机体深部组织的平均温度，它和体表温度是完全不同的概念。人和大多数高等动物的体温是相对恒定的，这也是内环境稳态的重要表现之一。

一、人体的正常体温及生理变动

（一）正常体温

人体各部分的温度并不相等，由于血液不断流动，能较好地反映相对稳定而均匀的深部温度。但血液温度不易测试，所以临床上通常用直肠、口腔或腋窝等部位的温度来反映体温。

直肠温度的正常值为36.9℃~37.9℃，平均为37.4℃。口腔温度约比直肠温度低0.3℃，为36.7℃~37.7℃。腋窝温度比口腔温度低0.4℃，为36℃~37.4℃。

测定腋窝温度不易交叉感染，所以成为体温测量最常用的方式。需要注意的是，正常腋温可以超过37℃，所以遇到腋温稍高于37℃的人，确认是否发热要谨慎。

（二）体温的生理性变动

在正常生理情况下，体温可随昼夜、性别、年龄、肌肉活动、精神紧张和环境温度等不同而变化。

1. 昼夜变化　在一昼夜之中，人体体温有周期性波动。清晨2~6时最低，下午1~6时最高，波动的幅度不超过1℃。体温的这种昼夜周期性波动称为**昼夜节律**。

2. 性别差异　成年女性体温平均比男子高0.3℃。除此差别，女性体温还随月经周期而变动（如图7-2）。月经期及月经后的一段时期体温较低，到排卵日最低（下降约1℃），而排卵后体温上升0.3℃~0.6℃。临床上可据此推算受试者的排卵日期。

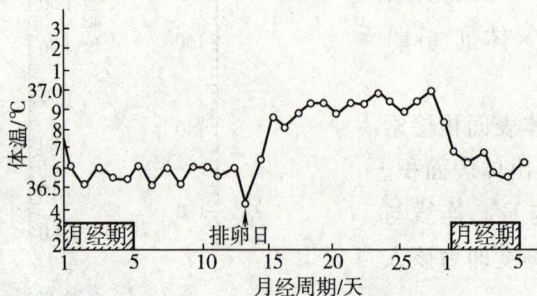

图7-2　女性基础体温的变动曲线

3. 年龄差异 新生儿体温稍高于成年人，老年人体温比成年人低一些。这是代谢率随年龄的增加而降低的缘故。

4. 肌肉活动 肌肉活动可使体温升高。在剧烈运动时，体温可升高1℃~2℃，肌肉活动停止后可逐渐恢复。所以，临床上应让患者安静一段时间以后再测量体温，小儿测量体温时应防止哭闹。

此外，精神紧张、环境温度变化、进食等情况均可对体温产生影响。许多麻醉药可增加体热散失，所以对于麻醉手术的患者应注意保暖。

知识链接

红外线体温计

随着科学技术的发展，体温测量的方式也在发生着改变，现在红外线体温计已被广泛应用。

1. 红外线体温计的工作原理 任何具有一定温度的物体都向周围发射一定波长的红外线，如果检测出红外线的波长，就可以确定物体的温度。

2. 红外线温度计的优点 能够在1秒钟之内测出体温（可给大量人群快速测温）；不用直接接触人体（避免疾病传染）。

二、人体的产热与散热

正常人体温维持相对稳定，这是在体温调节系统的控制下，产热和散热两个过程保持动态平衡的结果。

（一）产热

1. 主要的产热器官 安静时主要的产热器官是内脏。肝脏是体内代谢最旺盛的器官，产热量最大；其次，脑的产热量也比较大。活动时主要产热器官是骨骼肌。

2. 人体的产热 当人体处于寒冷环境时，散热量增加，机体通过增加产热量以维持体温。

（1）**战栗产热** 是骨骼肌发生不随意的节律性收缩的表现。其特点是屈肌和伸肌同时收缩，所以不做功，释放的能量可以完全转化为热能，可以在短时间内大量产热，有利于维持人体在寒冷环境中的体温。

（2）**非战栗产热** 又称代谢产热。机体所有组织器官都有代谢产热的功能，但以褐色脂肪组织的产热量为最大，约占非战栗产热总量的70%。由于新生儿不能发生战栗，代谢产热对新生儿来说，意义尤为重要。

此外，凡能影响能量代谢的因素均能影响产热。如交感神经兴奋或甲状腺激素、肾上腺素等分泌增多均可增加产热。

（二）散热

散热的主要部位是皮肤。大部分体热通过皮肤辐射、传导、对流和蒸发等方式向外界环境散发，小部分则随呼气、尿、粪等排泄物而散发。

1. 皮肤散热方式

【问题导入】

清洁工人在高温下工作时间过久，出现了中暑，应在现场进行哪些措施进行处理？

（1）**辐射散热**　人体以发射热射线的形式将体热传给外界较冷的物体。辐射散热的多少主要取决于皮肤与环境间的温度差和有效的辐射面积，温度差越大，有效辐射面积越大，散热量越多。在人体安静状态下散热量占总散热量的60%。

（2）**传导散热**　机体将热量直接传给与人体接触的温度较低物体。此种方式散热的多少取决于皮肤与接触物体之间的温度差、接触面积及物体的导热性能。临床上用冰袋、冰帽等给高热患者降温，就是根据传导散热的原理。

（3）**对流散热**　是体热通过气体流动进行热量交换的一种散热方式，是传导散热的一种特殊形式。通过对流所发散的热量的多少受风速影响极大。风速越大，对流散热量就越多。夏天在相同温度下，有风时感觉凉爽，就是这个道理。

以上三种散热方式只有在体表温度高于外界气温的前提下才能进行。外界气温接近或者高于体表温度时，散热就只能通过蒸发来进行。

（4）**蒸发散热**　是指水分从体表汽化时吸收并散发热量。蒸发可分为**不感蒸发**和**可感蒸发**两种。不感蒸发既不显汗散热，水分在体表还未聚成水滴便被蒸发，一般不易被察觉。可感蒸发就是出汗，高温环境中，汗液明显分泌，每小时可达1.5L或更多。

2. 散热的调控

（1）**出汗的调控**　人体的汗腺分布于全身皮肤，受交感神经支配，其末梢释放的递质主要是乙酰胆碱。引起出汗中枢兴奋的因素有两种，即流入中枢的血液温度和皮肤温热感受器的传入冲动，以前者的作用更为重要。温热性刺激引起的汗腺分泌称为**温热性出汗**。此外，当情绪激动或精神紧张时，可反射性地引起手掌、足跖及前额等部的汗腺分泌，这种出汗称为**精神性出汗**，对散热的影响不大。

（2）**皮肤血流量的调控**　皮肤温度与散热的关系十分密切。人体可以通过交感神经系统调节皮肤血管的口径，改变皮肤的血流量，进而改变皮肤温度，从而控制人体热量的散发。在炎热环境中，交感神经紧张性降低，皮肤小动脉舒张，动-静脉吻合支开放，皮肤血流量增加，于是较多的体热由人体深部被带到体表，皮肤温度升高，散热作用增强；反之，在严寒环境下，交感神经紧张性增强，皮肤小动脉收缩，动-静脉吻合支也关闭，皮肤血流量减少，皮肤温度降低，散热作用减弱。

发热患者的护理

发热是疾病最常见的症状，是机体与疾病做斗争的一种防御反应。如果高热患者的体温得不到及时、有效的控制，会给机体造成极大的危害。因而，对发热患者应做到以下几个方面。

1. 密切观察病情变化，如呼吸、脉搏、血压，定时监测体温。

2. 选择合适的降温方式，如物理降温和药物降温。物理降温措施有头部放置冰袋、冰帽，温水、酒精擦浴等。在进行降温的同时要密切观察体温的变化。如服用退烧药后患者大量出汗，应及时更换衣服、床单。

3. 补充营养和水分。应给予易消化、高营养的流质或半流质饮食，鼓励患者多饮水。

三、体温调节

【问题导入】

生理情况下，人体体温为什么始终维持在37℃左右？

体温调节是通过与体温有关的生理功能协调作用，实现产热与散热的相对平衡。

（一）温度感受器

1. 外周温度感受器　分布在皮肤、黏膜、体腔和内脏等处，分为热感受器和冷感受器两种。当局部温度升高时，热感受器兴奋，产生热觉；温度降低时，冷感受器兴奋，产生冷觉。

2. 中枢温度感受器　分布在脊髓、脑干网状结构及下丘脑等处，对温度变化敏感的神经元，称为中枢温度感受器。其中一部分在温度升高时冲动发放频率增大，称为热敏神经元，余则相反称为冷敏神经元，它们在体温调节中起重要作用。

（二）体温调节中枢

实验表明，体温调节的主要中枢在下丘脑，视前区－下丘脑前（PO/AH）的活动在体温调节中枢的整合中占有非常重要的地位。它能将由中枢温度感受器发放的神经冲动和从皮肤温度感受器传入的神经冲动统一起来，并调节产热和散热过程，使体温保持相对稳定。

（三）体温调节机制

关于体温恒定的机制，目前多用**调定点学说**加以解释。该学说认为，PO/AH神经元的活动设定了一个调定点，即规定的温度值，如37℃。PO/AH的体温调节中枢就是按照这个设定温度来调节体温的，当体温与调定点的水平一致时人体产热与散热取得平衡；当中枢的局部稳定稍高于调定点的水平时，中枢的调节活动立即使产热活动减低，散热活动加强；反之，产热活动就加强，散热活动降低，直到体温回到调定点水平。（图7-3）

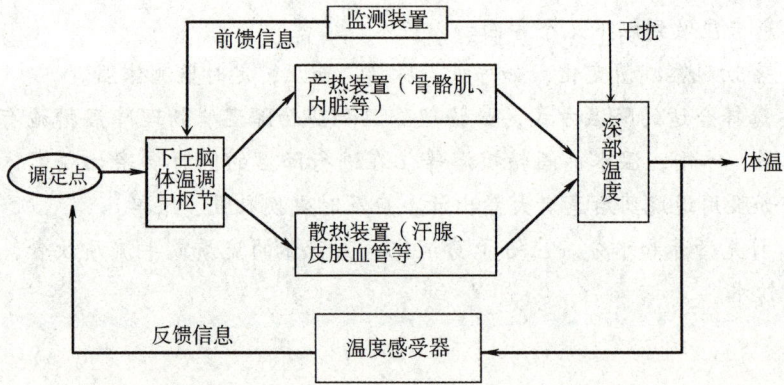

图7-3 机体对产热和散热的调节

知识链接

发 热

根据调定点学说，机体的发热主要是由于致热原使热敏神经元的兴奋性降低，对温度感受的阈值升高，使调定点水平上移所致。例如身体出现感染时，在致热原的作用下，调定点上移到39℃，而实际体温还在37℃，则冷敏神经元兴奋，引起恶寒、寒战等产热反应，直到体温升到39℃。此时才能兴奋热敏感神经元，只要致热原不消除，机体的产热和散热就会在新的调定点水平（如39℃）维持动态平衡。某些解热药（如阿司匹林）可使被致热原升高的调定点降到正常水平而具有解热作用。

调定点学说在医学当中的运用比较广泛，为了方便同学们的理解，也给大家做一个类比。某位同学放学回家后，打开客厅里的节能灯。他感觉不怎么亮，又打开了吊灯，光线还是不好，又打开影视墙的射灯，还是不太亮。这个时候他突然意识到自己还戴着墨镜。当他取下墨镜后，才发觉其实亮的已经刺眼了，需要赶紧关几盏灯眼睛才能适应。在这个过程中，眼镜（致热原）阻碍了眼睛（热敏感神经元）对环境光线（体内温度）的感知，致使这位同学（调定点）做出了错误的判断，造成了过多开灯（产热增加）的局面。当然，这只是类比，需要提醒同学们的是，机体体温快速上升的时候，除了产热增加，同时还伴有散热减少。相信同学们也可以用这个类比的例子来解释发热用药后解热的机制了，请大家试一下。

小　结

在机体进行生命活动的过程中，始终都进行着新陈代谢，它包括合成代谢和分解代谢两个方面。在分解代谢过程中伴有能量的释放和利用，而合成代谢时却需要吸收和贮存能量，因此物质的合成、分解与能量的吸收、贮存、释放、利用密切相关。体温来源于新陈代谢的分解代谢，保持正常水平的体温是维持细胞代谢和生命活动的必要条件，因此细胞的生化及酶促反应是在一定温度下进行的。体温过低，细胞的代谢及功能将受限制；体温过高，可使细胞内的酶及蛋白质变性，生命活动将停止。体温的相对稳定是在体温调节中枢的控制下，产热和散热两个过程达到动态平衡的结果。

课 后 习 题

一、名词解释

基础代谢率　体温

二、填空题

1. 在生理情况下，人的体温随 _____、_____、_____、_____ 和 _____ 而变动。体温一般在清晨 2~6 时 _____，下午 1~6 时 _____。其波动幅度一般不超过 _____ ℃。

2. 女子体温随月经周期而变化，排卵日体温 _____，排卵后期体温 _____。

3. 人体安静时，最主要的产热器官是 _____，运动时最主要的产热器官是 _____。

4. 人体主要散热部位为 _____，其散热方式有 _____、_____、_____ 和 _____ 四种。

5. 体温调节的基本中枢位于 _____，起调定点作用的部位是 _____。

三、单项选择题

1. 在物质代谢的过程中，伴随着能量的释放、转移、贮存和利用称为
   A. 能量代谢　　　　　　　B. 能量代谢率　　　　　　C. 基础状态
   D. 基础代谢　　　　　　　E. 基础代谢率

2. 对能量代谢影响最大的因素是
   A. 寒冷　　　　　　　　　B. 高温　　　　　　　　　C. 肌肉活动
   D. 精神活动　　　　　　　E. 进食

3. 营养物质中最主要的供能物质是
   A. 糖　　　　　　　　　　B. 脂肪　　　　　　　　　C. 蛋白质

D. 维生素　　　　　　　　E. 无机盐

4. 下列关于体温的生理变动的叙述错误的是
   A. 清晨较低、下午较高，但波动幅度小于1℃
   B. 女子体温随月经周期发生变动，排卵之日最高
   C. 男子体温低于女子
   D. 幼儿的体温略高于成人
   E. 剧烈运动体温可暂时升高1℃~2℃

5. 在安静状态下，产热量最多的器官是
   A. 胃肠道　　　　　　B. 脑　　　　　　C. 皮肤
   D. 肝脏　　　　　　　E. 肌肉

6. 当外界温度等于或高于机体皮肤温度时，机体的散热形式是
   A. 辐射散热　　　　　B. 传导散热　　　　C. 对流散热
   D. 蒸发散热　　　　　E. 辐射和对流散热

7. 在体温调节中起调定点作用的部位是
   A. 脑干网状结构　　　B. 视前区–下丘脑前部　　C. 丘脑
   D. 脊髓　　　　　　　E. 大脑皮质

8. 下列关于体温调节的叙述，错误的是
   A. 体温调节中枢位于下丘脑
   B. 调定点的高低决定体温的水平
   C. 外周温度感受器可分为热感受器和冷感受器两种
   D. 中枢局部温度高于调定点时产热过程加强
   E. 体温的相对稳定主要信赖于产热过程和散热过程保持动态平衡

9. 临床对发热患者采用温水或酒精擦浴以增加散热的原理是
   A. 辐射　　　　　　　B. 传导　　　　　　C. 对流
   D. 蒸发　　　　　　　E. 传导与对流

四、简答题

1. 影响能量代谢的主要因素有哪些？它们怎样影响能量代谢？
2. 人体的散热方式主要有哪几种？根据散热原理，如何降低高热患者的体温？
3. 体温相对恒定有何重要意义？机体是如何维持体温相对恒定的？

第八章　尿的生成与排放

1. 肾小球滤过的动力，影响肾小球滤过的因素。
2. 肾小管和集合管对 $NaCl$、HCO_3^-、水、葡萄糖等几种物质的重吸收。
3. 肾小管和集合管对 H^+、K^+ 和 NH_3 的分泌作用。
4. 尿的浓缩和稀释机制。

第一节　概　　述

一、排泄的概念及途径

【问题导入】

人体怎样排出体内的多种代谢废物和多余的物质？

在新陈代谢的过程中，机体通过呼吸和消化系统，来获取代谢所需氧气和营养物质。氧和营养物质分解时，为各种生命活动提供所需能量，但同时也产生对人体无用甚至有害的各种代谢终产物。机体将代谢终产物、体内过剩及有害的物质，经血液循环，通过相应的途径排至体外的过程称为**排泄**。由此可见，排泄是体内物质代谢过程中的最后一个环节，是多系统功能相互协调才能完成的重要生命活动。

人体主要的排泄器官有：①呼吸器官：通过呼气排出 CO_2、少量水分和挥发性药物等；②消化器官：唾液腺可排出少量的铅和汞，消化道可排泄无机盐和胆色素等，但是食物经消化吸收后留下的残渣由直肠排出，没有进入内环境，所以不属于排泄；③皮肤汗腺：以不显汗和显汗的形式排出水、无机盐、尿素和乳酸等；④肾：通过尿的生成排出代谢终产物和过剩的物质，如水、盐类、尿素、尿酸、肌酐、药物、毒物、色素等。

在所有的排泄器官中，肾排出的代谢产物种类最多，数量最大，并可根据机体的不同状况调整尿液的量和尿中物质的含量，所以肾是人体最重要的排泄器官。肾不仅可以清除代谢终产物，还兼有内分泌功能，可分泌促红细胞生成素、肾素、前列腺素等多种激素，参与机体某些功能活动的调节，还能调节体内的水、电解质和酸碱平衡，对维持内环境稳态起着重要作用。

> **知识链接**
>
> ### 中医肾的概念
>
> 　　中医谈到的肾是一个包涵多种功能的重要脏器。包括现代医学的肾脏、生殖、内分泌、中枢神经系统、呼吸系统的部分生理功能。不仅主持人体水液代谢，还具有主藏精、主骨、主司二便、主管人体生长发育、生殖繁衍等功能。中医对肾的生理病理的范围和含义的认识非常广泛。例如肾小球肾炎，中医要分肾阴、肾阳、肾实、肾虚等不同的临床证候，所以在治疗上往往会出现患同一种病的患者处方不同。

二、肾脏结构及肾血流量的特征

【问题导入】

　　为什么说肾脏是人体最主要的排泄器官？

（一）肾脏结构

　　1. 肾单位　　**肾单位**是肾脏结构和功能的最基本单位。正常人的两侧肾脏约有 170 万~240 万个肾单位。肾单位按所在部位不同分为皮质肾单位和近髓肾单位。它由肾小体和肾小管组成。肾小体包括肾小球和肾小囊两部分。肾小球是位于入球小动脉和出球小动脉之间的一团毛细血管球，肾小囊为肾小管起始端扩大并凹陷而形成的双层囊，分为脏层和壁层。肾小管包括近端小管、髓袢、远端小管三部分。其中，近端小管和髓袢降支粗段合称为近球小管，髓袢升支粗段和远端小管合称为远球小管。（图 8-1）

　　2. 集合管　　集合管与远端小管的末端相连，每条集合管接受多条来自远端小管输送的液体。多条集合管汇入乳头管，由此入肾盏、肾盂，再经输尿管进入膀胱。集合管在尿的生成过程中，尤其是在尿的浓缩和稀释以及保持体内电解质平衡中，起着重要的作用。

　　肾生成尿的功能就是由肾单位和集合管共同完成的。

　　3. 肾球旁器　　又称近球小体，主要分布在皮质肾单位，由球旁细胞、致密斑和球外系膜细胞组成。球旁细胞位于入球小动脉接近肾小球处，由入球小动脉管壁平滑肌细胞变形为上皮样细胞而成，能分泌肾素。致密斑位于远端小管曲部与球旁细胞邻近处，由远端小管曲部的上皮细胞变形而来，其功能是感受小管液中 Na^+ 含量的变化，并将信息传至球旁细胞，调节肾素的释放。球外系膜细胞分布在入球小动脉和出球小动脉之间，具有吞噬功能。

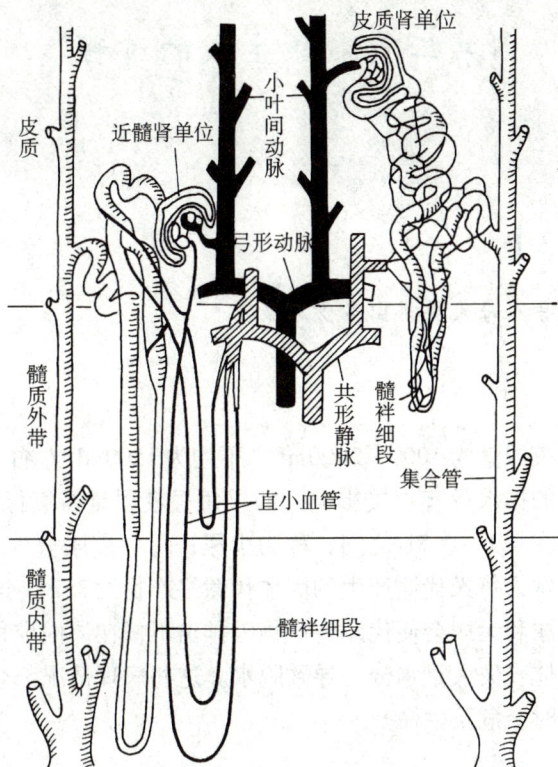

图 8 - 1　肾单位示意图

（二）肾脏的血液循环特征

1. 血流量大，主要分布在皮质　正常成人两肾重约 300g，仅占体重的 0.5%。但是安静状态下两肾血流量约为 1200mL/min，相当于心输出量的 20%～25%，血浆约占全血容积的 55%，所以肾血浆流量为 660mL/min。其中，皮质血流量约占肾血流量的 94%，明显大于髓质。肾的血流量大，有利于完成其生成尿的功能。

2. 双重毛细血管网的血压差大

（1）**肾小球毛细血管网的血压高**　肾小球毛细血管网由入球小动脉分支形成，在入球和出球小动脉之间。在皮质肾单位，入球小动脉粗而短，血流阻力小，流入血量大；而出球小动脉细而长，血流阻力大，所以肾小球毛细血管网的血压高，有利于肾小球的滤过。

（2）**肾小管周围毛细血管网的血压低**　肾小管周围毛细血管网由出球小动脉的分支形成。在血流经过入球和出球小动脉之后，因为阻力消耗，所以肾小管周围毛细血管网的血压降低，有利于肾小管、集合管的重吸收。

第二节　尿生成的过程

一、尿液

【问题导入】

一个正常成年人每天要排出多少尿液？

（一）尿量

正常成年人每昼夜尿量为 1000 ~ 2000mL，平均为 1500mL 左右。尿量的多少与机体的摄水量和其他途径的排水量有直接影响。如果每昼夜尿量持续保持在 2.5L 以上，称为**多尿**；每昼夜尿量在 0.1 ~ 0.5L 之间，称为**少尿**；每昼夜尿量少于 0.1L，称为**无尿**，均属不正常现象。正常人每天代谢产生的固体代谢终产物约 35g，至少需要在 0.5L 尿液中才能溶解排出。少尿和无尿会使代谢终产物因排出不畅在体内堆积，严重时可导致尿毒症；多尿则会使机体丧失大量水分，导致脱水。这些病理情况都会破坏内环境理化性质的相对稳定，严重时会危及生命。

（二）尿液的理化性质

1. 颜色　正常新鲜尿液为淡黄色透明液体。大量饮水后，尿液被稀释，颜色变淡；机体缺水时，尿量减少，尿液浓缩，颜色变深。尿液颜色主要来自胆色素的代谢产物。尿液的颜色还受某些食物、药物、疾病的影响。

> **知识链接**
>
> **尿液的颜色**
>
> 　　尿液的颜色在生理或病理情况下会发生改变。如果食用大量胡萝卜或维生素 B_2，尿液呈亮黄色；急性肾小球肾炎、肾肿瘤、尿路结石等会出现血尿；输血反应、蚕豆病等，出现浓茶色或酱油色尿液称血红蛋白尿；肝细胞性黄疸、阻塞性黄疸时，尿中含有大量的胆红素，尿液呈深黄色称胆红素尿；丝虫病患者的尿液呈乳白色称乳糜尿。

2. 酸碱度　由于体内的代谢产物多偏酸性，尿液通常为酸性，pH 值介于 5.0 ~ 7.0 之间。尿的酸碱度主要取决于食物的成分。荤素杂食者，尿 pH 值约为 6.0，素食者因植物酸（酒石酸、苹果酸等）可在体内氧化，酸性产物较少，排出的碱基较多，尿液偏碱性。

3. 渗透压　尿液渗透压一般高于血浆渗透压，尿液的渗透压低于血浆渗透压时称为**低渗尿**，高于血浆渗透压时称为**高渗尿**。一般情况下，机体排出的都是不同程度的高渗尿。

（三）尿液的化学成分

尿液的中水占95% ~97%，溶质占3% ~5%，正常尿液中的溶质以电解质和非蛋白含氮化合物为主。电解质主要是氯化钠、硫酸盐、磷酸盐、钾和铵的盐类，非蛋白含氮化合物主要是尿素，还有肌酐、尿酸、胆色素等。正常尿中含有微量的糖、蛋白质、酮体等，临床常规方法不能将其检出。

知识链接

尿常规检查

临床上常常对患者进行尿常规检查。尿常规检查是对尿液的物理、化学及形态学的检查。疾病可使检查结果异常，食物或药物也可影响其结果。尿常规检查的内容包括尿液的颜色、透明度、气味、比重、酸碱度、蛋白及糖定性试验、沉渣检查（显微镜检查）等项目。尿液在肾脏中形成，经输尿管、膀胱、尿道排出，所以尿成分变化一定程度上反映了泌尿系统疾病。同时，尿液的成分也受血液成分的影响，尿常规可以间接反映某些代谢性、全身性疾病，例如糖尿病患者的尿糖呈阳性。

二、尿液的生成

【问题导入】

我们排出的尿液在肾脏中是怎样生成呢？

尿液是在肾单位和集合管中生成的。尿生成是一个连续、复杂的过程，包括三个相互联系的环节：①肾小球的滤过作用（形成原尿）；②肾小管和集合管的重吸收（形成小管液）；③肾小管和集合管的分泌（形成终尿）。

（一）肾小球的滤过

血液流经肾小球毛细血管时，除了血细胞和血浆蛋白外，水、无机盐、小分子有机物等，均透过滤过膜进入肾小囊形成原尿，又称超滤液，这个过程就称为**肾小球的滤过**。除大分子血浆蛋白以外，原尿中其他成分及含量与血浆基本一致。肾小球的滤过是尿生成的第一步（表8-1）。

表8-1　血浆、原尿和终尿成分比较

成分	血浆（g/L）	超滤液（g/L）	尿（g/L）	尿中浓缩倍数
水	900	980	960	1.1
蛋白质	70~90	0.30	微量	—

续表

成分	血浆（g/L）	超滤液（g/L）	尿（g/L）	尿中浓缩倍数
葡萄糖	1.00	1.00	极微量	—
Na^+	3.30	330	3.50	1.1
K^+	0.20	0.20	1.50	7.5
Cl^-	3.70	3.70	6.00	1.6
$H_2PO_4^-$，HPO_4^{2-}	0.04	0.04	1.50	37.5
尿素	0.30	0.30	18.0	60.0
尿酸	0.04	0.04	0.50	125
肌酐	0.01	0.01	1.00	100.0

每分钟两肾生成的原尿量称为**肾小球滤过率**，它是衡量肾脏滤过功能的客观指标之一。正常成人安静时约为 125mL/min。肾小球滤过率与每分钟肾血浆流量的比值称为**滤过分数**。正常成人安静时肾血浆流量为 660mL/min，滤过分数 = 125/660 × 100% = 19%。滤过分数表明，流经肾脏的血浆约有 1/5 由肾小球滤过到肾小囊形成原尿。

【问题导入】

我们在生活中看见老百姓利用有孔的筛子来滤过小的东西，那么血液在肾小球中滤过是不是也通过这种原理来进行呢？

1. 滤过的结构基础

（1）滤过膜的结构　**滤过膜**由三层结构组成，内膜是毛细血管的内皮细胞，中间层是基膜，外层是肾小囊脏层上皮细胞（图 8-2）。三层结构上的微孔构成了滤过膜的机械屏障。除机械屏障之外，在滤过膜的各层，均覆盖一层带负电荷的蛋白质，起着电学屏障的作用，主要限制带负电荷的蛋白质通过。两道屏障使滤过膜对血浆成分的滤过具有高度的选择性，对原尿的成分起着决定性作用。

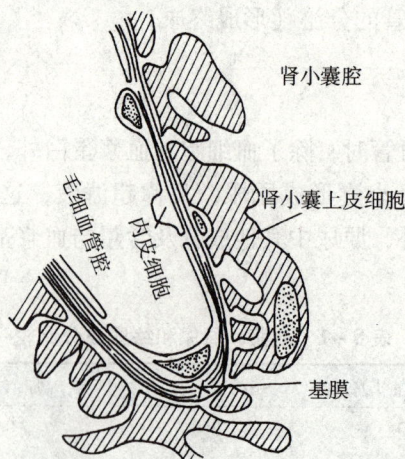

图 8-2　滤过膜的结构示意图

（2）**滤过膜的通透性**　血浆中的物质能否通过滤过膜，主要取决于物质分子大小及其所带的电荷。一般以分子量为 70000 的物质分子作为肾小球滤过的界限。分子量大于等于 70000 的物质分子完全不能通过滤过膜。此外，血浆中的物质通过滤过膜的难易还与其所带电荷有关。如血浆蛋白中最小的清蛋白，分子量虽然只有 69000，但由于其带有负电荷，因此不能通过电学屏障，故原尿中几乎没有蛋白质。

（3）**滤过膜的面积**　**滤过膜的面积**是指肾小球滤过膜的总面积，正常成人两肾约有 200 万个肾单位处于活动状态，滤过膜的总面积约为 $1.5m^2$，它对于肾小球的滤过十分有利。但在病理情况下，如急性肾小球肾炎时，肾小球毛细血管的管腔会变窄甚至阻塞，使活动的肾小球数目减少，有效滤过面积减少，肾小球滤过率降低，造成少尿，甚至无尿。

【问题导入】

依靠什么力量能使血液中的水和代谢废物等通过肾小球的"筛孔"？

2. 滤过的动力　**肾小球有效滤过压**是肾小球滤过作用的动力，它的形成与组织液生成的有效滤过压相似（图 8 - 3），是滤过的动力和阻力两部分的差值。促进肾小球滤过的动力是肾小球毛细血管血压和肾小囊内液的胶体渗透压。但由于肾小囊内的原尿蛋白质浓度极低，故胶体渗透压可忽略不计。所以肾小球毛细血管血压是肾小球滤过作用的唯一动力。阻止肾小球滤过的阻力是血浆胶体渗透压和肾小囊内压。所以，肾小球有效滤过压 = 肾小球毛细血管血压 -（血浆胶体渗透压 + 肾小囊内压）。

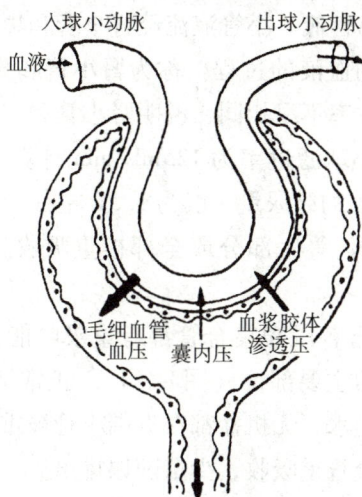

图 8 - 3　肾小球有效滤过压示意图（单位：kPa）

（1）**肾小球毛细血管血压**　**肾小球毛细血管血压**是肾小球有效滤过压中的唯一动力成分。研究发现，入球小动脉端和出球小动脉端肾小球毛细血管血压几乎相等。由于肾动脉直接发自腹主动脉，而且入球小动脉粗而短，血流阻力小；出球小动脉细而长，血流阻力大，所以肾小球毛细血管血压较其他组织的毛细血管血压高，约为 45mmHg。

（2）**血浆胶体渗透压** 血浆胶体渗透压是肾小球滤过的阻力，约为25mmHg。在血液从入球小动脉流向出球小动脉的过程中，由于水和小分子物质的不断滤出，血浆蛋白被逐渐浓缩，血浆胶体渗透压会逐渐升高。

（3）**囊内压** 囊内压也是肾小球滤过的阻力，是指肾小囊内的原尿对囊壁的压力，较为恒定，约为10mmHg。

正常情况下，肾小球毛细血管血压和囊内压都比较稳定，而在血液从肾小球毛细血管入球端流向出球端的过程中，血浆胶体渗透压随着肾小球滤过作用逐渐升高，有效滤过压逐渐降低。当血浆胶体渗透压到达35mmHg时，有效滤过压下降为0，血管内物质滤过停止，此现象为**滤过平衡**。即：

入球小动脉端肾小球有效滤过压 = 45 -（25 + 10）= 10mmHg

出球小动脉端肾小球有效滤过压 = 45 -（35 + 10）= 0mmHg

实际上，血液尚未流到出球小动脉之前，血浆胶体渗透压已经升高到35mmHg，有效滤过压已经为0。并非全部肾小球毛细血管都有滤过作用，滤过作用只发生在有效滤过压为0之前的那段毛细血管中。

（二）肾小管和集合管的重吸收

【问题导入】

人体生成的原尿和终尿有什么不同呢？

原尿进入肾小管后称为**小管液**。小管液流经肾小管和集合管时，其中大部分的水和溶质被管壁细胞重新吸收回到血液的过程，称为**肾小管和集合管的重吸收**。从表8-1可以看出，不同物质的重吸收率不尽相同，说明肾小管和集合管对不同物质的重吸收是有选择性的。例如水，以肾小球滤过率为125mL/min计算，正常成人每昼夜生成的原尿量约为180L，而每昼夜排出的终尿量一般为1.5L左右。表明原尿中的水约有99%被重吸收。葡萄糖、Na^+、HCO_3^-等大部分或全部被重吸收。尿素则只有少部分被重吸收，而肌酐完全不被重吸收。

1. 重吸收的部位 肾小管各段和集合管都有重吸收能力，以近端小管的重吸收能力最强，是各种物质重吸收的主要部位（图8-4）。正常情况下，小管液中的葡萄糖、氨基酸等营养物质，大部分的水、无机盐都在近端小管被重吸收。其余的水和无机盐等分别在肾小管其他各段和集合管重吸收，少量随尿排出。

2. 重吸收的特点

【问题导入】

为什么同在原尿中的物质，有的被重吸收得多？有的被重吸收的少呢？

（1）**选择性** 通过比较原尿和终尿的成分（表8-1）可以看出，不同物质的重吸收率是不同的。如葡萄糖、氨基酸、Na^+、HCO_3^-等对机体有用的物质，肾小管和集合

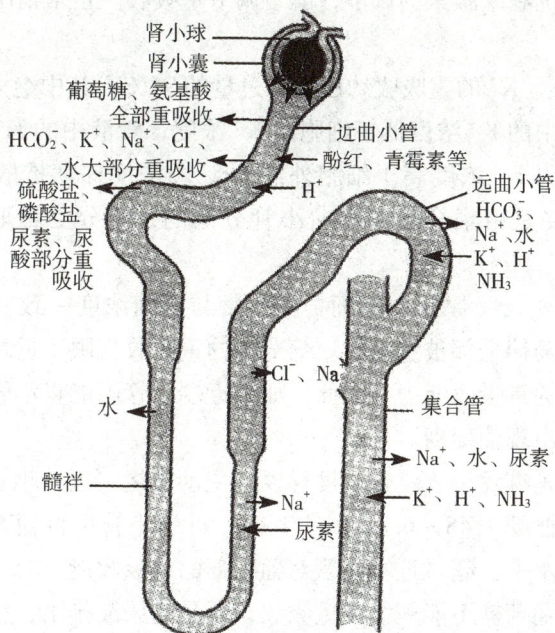

图 8-4　肾小管和集合管的重吸收及其分泌作用示意图

管上皮细胞能够全部或大部分重吸收；如尿素和磷酸根等物质为部分重吸收；如肌酐等代谢产物则完全不被重吸收。说明肾小管和集合管上皮细胞对于物质的重吸收具有一定的选择性。这样既保留了营养物质，又能清除代谢终产物、过剩的及有害的物质，实现净化血液。

（2）有限性　肾小管和集合管对不同物质的重吸收具有有限性。当小管液中某种物质的浓度超过上皮细胞对其重吸收的极限时，就不能被全部重吸收，多余的物质会随终尿排出。这是因为肾小管和集合管的上皮细胞膜上转运该物质的蛋白质数量有限。

3. 几种物质的重吸收

（1）Na^+、Cl^- 和水的重吸收　近端小管的重吸收能力最强，Na^+、Cl^- 和水重吸收率约为99%，占滤过量的65%～70%，其余的分别在肾小管其他各段和集合管重吸收（图8-4）。

Na^+ 主要以主动形式重吸收，需要消耗能量，能量由钠泵活动分解的 ATP 提供。随着 Na^+ 的重吸收，管内电位降低而上皮细胞内电位升高，造成了小管液和上皮细胞内的电位差，Cl^- 就顺着电位差和浓度差被动重吸收。

水的重吸收约70%在近端小管重吸收，20%～30%在远曲小管和集合管重吸收。水的重吸收主要依靠渗透压差被动进行。在近端小管，随着 Na^+、Cl^-、葡萄糖、氨基酸等被大量重吸收，小管液内渗透压降低，细胞间隙渗透压升高，水就顺着渗透压差的驱动进入细胞间隙，造成细胞间隙静水压升高，而管周毛细血管内静水压较低，胶体渗透压较高，水就通过组织间隙进入毛细血管。近端小管对水的重吸收与机体是否缺水无关，属于必需重吸收，对尿量影响较小。远曲小管和集合管对水的重吸收率可根据机体对水的需求情况接受抗利尿激素的调节，属于调节重吸收。正常情况下，调节重吸收是影响终尿量的关键。

（2）K$^+$的重吸收　K$^+$的重吸收约占总滤过量的94%，其中绝大部分在近端小管被重吸收。由于小管液中的K$^+$浓度低于细胞内K$^+$浓度，管液中的K$^+$逆浓度差进行主动转运进入细胞，细胞内K$^+$浓度高于细胞外液，K$^+$顺浓度梯度扩散至管周组织液并入血。终尿中的K$^+$主要是由集合管和远曲小管分泌的，其分泌量取决于体内血K$^+$的浓度。

（3）葡萄糖的重吸收　原尿中的葡萄糖浓度与血糖浓度一致，而终尿中几乎不含有葡萄糖，这说明葡萄糖全部被重吸收。葡萄糖的重吸收仅限于近端小管，肾小管其他各段都没有对葡萄糖的重吸收能力。因此，如果近端小管不能将小管液中的葡萄糖全部重吸收，终尿中就会出现葡萄糖。

葡萄糖的重吸收是继发于Na$^+$逆浓度梯度的主动转运。近端小管对葡萄糖的重吸收具有一定的限度，当血糖$4.48 \sim 6.72$mmol/L时，近端小管可将葡萄糖全部重吸收。当血糖浓度升高到一定水平，超过近端小管对葡萄糖的重吸收能力时，上皮细胞对葡萄糖的重吸收达到极限，葡萄糖不能被全部重吸收，而是随尿液排出，称为**糖尿**。尿中开始出现葡萄糖时的最低血糖浓度称为**肾糖阈**，其正常值为$9 \sim 10$mmol/L。肾糖阈反映了肾小管上皮细胞对葡萄糖的最大重吸收能力。肾糖阈越高，说明肾小管对葡萄糖的重吸收能力越大，反之则越小。

（三）肾小管和集合管的分泌

肾小管和集合管的分泌是指肾小管和集合管的上皮细胞，将细胞内产生的物质或血浆中的物质分泌到小管液的过程。肾小管和集合管主要分泌H$^+$、NH$_3$和K$^+$等（图8-5），其作用是调节机体酸碱平衡。

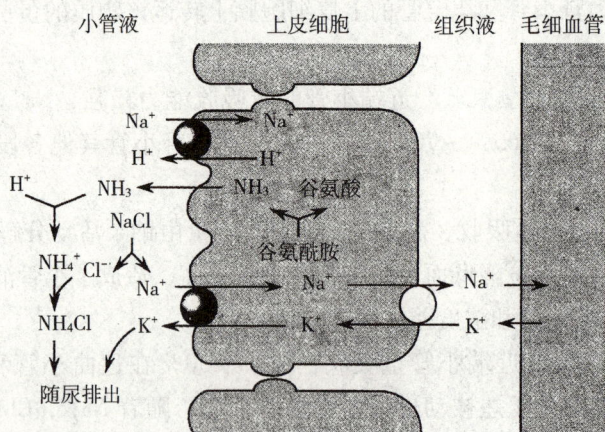

图8-5　肾小管上皮细胞分泌H$^+$、NH$_3$和K$^+$示意图

1. H$^+$的分泌　近端小管、远曲小管和集合管的上皮细胞都能分泌H$^+$，但近端小管

分泌 H^+ 的能力最强，它是通过 H^+-Na^+ 交换体分泌 H^+ 的。H^+ 是由近端小管上皮细胞代谢产生的 CO_2，或由小管液进入细胞的 CO_2，在碳酸酐酶的催化下，先与 H_2O 结合生成 H_2CO_3，再解离成 H^+ 和 HCO_3^-。H^+ 被主动分泌到小管液中，每分泌一个 H^+，就会有一个 Na^+ 被重吸收，这种 H^+ 的分泌与 Na^+ 的重吸收耦联过程称为 H^+-Na^+ 交换。解离的 HCO_3^- 则在上皮细胞内与重吸收的 Na^+ 一起转移到血液中。这样，肾小管上皮细胞每分泌一个 H^+，就会重吸收一个 Na^+，并与 HCO_3^- 形成 $NaHCO_3$。$NaHCO_3$ 是人体内最重要的"碱贮备"，因此，泌 H^+ 具有排酸保碱、维持体内酸碱平衡的重要作用。

2. NH_3 的分泌 远曲小管和集合管上皮细胞内的谷氨酰胺发生脱氨基作用产生 NH_3。NH_3 是脂溶性物质，能通过细胞膜向小管周围组织间液和小管液中 pH 值低的一侧自由扩散。由于 H^+ 的分泌降低了小管液的 pH 值，促进 NH_3 通过细胞膜向小管液分泌。分泌的 NH_3 可与 H^+ 结合生成 NH_4^+，NH_4^+ 进一步与小管液中的 Cl^- 结合，生成 NH_4Cl 随尿排出（图 8-5）。小管液中的 NH_3 浓度降低，在管腔膜两侧形成 NH_3 浓度差，这又加速了 NH_3 向小管液中扩散。NH_3 的分泌还降低小管液中 H^+ 浓度，促进了 H^+ 的继续分泌。由此可见，肾小管和集合管中 H^+ 的分泌和 NH_3 的分泌是相互促进的。所以，NH_3 的分泌也有排酸保碱、维持酸碱平衡的作用。

3. K^+ 的分泌 终尿中的 K^+ 主要是由远曲小管和集合管分泌。K^+ 的分泌与 Na^+ 的主动重吸收有密切联系，是一种被动过程。当远曲小管和集合管上皮细胞对 Na^+ 主动重吸收，造成了管腔内外电位差，即小管腔负电位，小管腔外正电位，促使 K^+ 顺电位差从上皮细胞被动进入小管液。由于 K^+ 的分泌与 Na^+ 的重吸收相耦联，称为 K^+-Na^+ 交换（图 8-5）。

由于泌 H^+ 和泌 K^+ 都与 Na^+ 的重吸收耦联，所以 H^+-Na^+ 交换和 K^+-Na^+ 交换之间具有竞争抑制现象，即当 H^+-Na^+ 交换增强时，K^+-Na^+ 交换减弱；反之，K^+-Na^+ 交换增强时，H^+-Na^+ 交换减弱。在人体酸中毒情况下，肾小管上皮细胞内的碳酸酐酶活性增强，H^+ 生成增多，H^+-Na^+ 交换增多，而 K^+-Na^+ 交换减少，结果机体 K^+ 排出减少，导致高血钾；相反，在人体碱中毒情况下，H^+-Na^+ 交换减少，K^+-Na^+ 交换增多，机体 K^+ 排出增多，导致低血钾。

知识链接

人 工 肾

人工肾是目前临床广泛应用、疗效显著的一种人工器官，它可以代替肾脏进行血液透析的功能，主要用于治疗肾功能衰竭和尿毒症。当肾脏功能减退甚至功能丧失时，人体内的代谢废物和多余的水分不能排出体外。使用人工肾代替肾脏工作，将透析液和患者的血液用半透膜隔开，按浓度差相互渗透，利用扩散、对流、吸附等清除代谢废物和毒素，利用超滤和渗透清除体内过多的水分，纠正电解质和酸碱平衡紊乱。然后再将净化好的血液回流体内，维持患者生命。

第三节 尿的浓缩与稀释

【问题导入】

人体缺水，尿量减少，尿液颜色深，尿被浓缩；相反，大量饮水，尿被稀释。尿液怎样被浓缩与稀释呢？

尿的浓缩与稀释是指尿液的渗透压与血浆渗透压比较而言。当机体缺水时，肾小管、集合管对水的重吸收增多，尿液渗透压明显高于血浆渗透压，表示尿液被浓缩，称为**高渗尿**；当体内水过多时，肾小管、集合管对水的重吸收减少，尿液渗透压明显低于血浆渗透压，表示尿液被稀释，称为**低渗尿**。尿液的渗透压与血浆渗透压相等或相近，称为**等渗尿**。如果肾的浓缩和稀释功能严重减退，则不论机体缺水或水过剩都是等渗尿。肾通过排泄浓缩尿或稀释尿来维持体液的正常渗透压，对维持机体的水平衡起着重要的调节作用。

一、尿的浓缩和稀释的基本过程

肾对尿的浓缩与稀释主要在髓袢、远曲小管和集合管中进行，其基本过程是：当小管液从远曲小管流经集合管，经过肾髓质高渗区时，小管液本身是低渗透压，而管外组织液是高渗透压，使得小管液中的水在管内外渗透压差的作用下，水分由管内被抽吸到管外，然后重吸收入血。管壁对水的通透性决定了水被吸收的量。集合管管壁对水的通透性受抗利尿激素的调节。在抗利尿激素的作用下，管壁对水的通透性增大，小管液中的水大量渗入管周后被重吸收，尿液浓缩，尿量减少，此时为高渗尿；反之，当抗利尿激素水平下降时，管壁对水的通透性降低，水的重吸收减少，而小管液的渗透压降低，尿液被稀释，尿量增多，此时为低渗尿。

研究发现，尿的浓缩与稀释关键在于两个因素：①肾髓质的高渗梯度，它是促进远曲小管和集合管对水重吸收的生理学基础；②抗利尿激素，它可以提高远曲小管和集合管对水的通透性。

二、肾髓质高渗梯度的形成与维持

（一）肾髓质高渗梯度的形成

肾髓质高渗梯度的形成主要原因是各段肾小管对 Na^+、水和尿素的通透性各不相同。在外髓部，由于髓袢升支粗段主动对 Na^+ 和 Cl^- 重吸收，但对水不通透，所以，髓袢升支粗段内的小管液向皮质方向流动时，管内的 NaCl 浓度逐渐降低，小管液渗透压随之降低。髓袢升支粗段外周的组织液因为重吸收 Na^+ 和 Cl^- 而渗透压升高。于是，从皮质部经外髓部到近内髓部的组织液形成一个渗透压逐渐升高的梯度。在内髓部，渗透压梯度形成的主要原因是尿素的再循环和 NaCl 的重吸收。当小管液流经远曲小管、皮质和外髓部的集合管时，在抗利尿激素作用下，对水的通透性增强，水被重吸收，但是远曲小管、皮质和外髓部对尿素不通透，所以小管液中尿素浓度逐渐升高。当小管液流经内髓部集合管时，由于此处管壁对尿素的通透性增大，小管液中的尿素就顺浓度差扩散到内髓部组织液，使内髓部组织液中尿素浓度升高，渗透压随之升高。由于升支细段对尿素的通透性大，内髓部组织液中尿素又顺浓度差扩散到升支细段，再经远曲小管、皮质和外髓部集合管回到内髓部集合管，后扩散到内髓部组织液，形成尿素的再循环。$NaCl$ 的扩散发生在内髓部。髓袢降支细段对 Na^+ 不通透，但对水易通透。在内髓部渗透压的作用下，小管液中的水不断进入内髓组织间，使小管液的 $NaCl$ 浓度逐渐增高，同时渗透压也随之逐渐增高，在髓袢折返部达到最高。升支细段对 Na^+ 易通透，但对水不通透，$NaCl$ 顺浓度差扩散入组织液，参与内髓部高渗透压梯度的形成。这样，在降支细段和升支细段之间就构成了一个逆流倍增系统，内髓组织液的渗透压由近外髓部至乳头部逐渐增高，形成渗透压梯度。

由此可见，肾髓质高渗透梯度的形成与髓袢的结构和功能有密切联系。在髓袢降支与升支之间液体的逆向流动，使小管液与组织液溶质浓度和渗透压成倍增长，这就是髓袢的逆流倍增作用（图 8 - 6）。

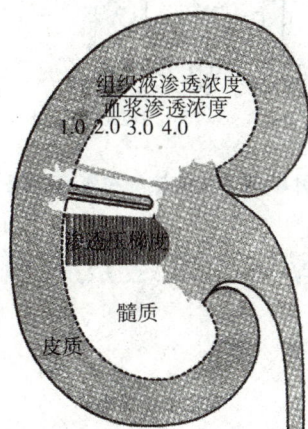

图 8 - 6　肾髓质渗透梯度示意图

（二）肾髓质高渗梯度的保持

尿的生成是一个连续不断的过程，肾髓质主要依靠直小血管的逆流交换作用，保持高渗透压梯度。直小血管与髓袢平行，当其中的血液沿降支下行时，因其周围组织液中的 $NaCl$ 和尿素浓度逐渐增加，它们顺浓度差扩散进入直小血管降支，而直小血管降支中的水则渗出到组织液中。越深入内髓层，直小血管降支中的 $NaCl$ 和尿素浓度越高，在折返部达到最高。当血液沿升支回流时，其中的 $NaCl$ 和尿素浓度比同一水平组织液的高，$NaCl$ 和尿素又不断扩散到组织液中，水又重新渗入直小血管升支。这样，$NaCl$ 和尿素就在直小血管的升支和降支之间循环，产生逆流交换的作用。只有过剩的 $NaCl$ 和尿素及水被带走。直小血管细而长、阻力大、血流缓慢，有充分的时间进行逆流交换。因此，肾髓质的高渗透压梯度得以保持（图 8 - 7）。

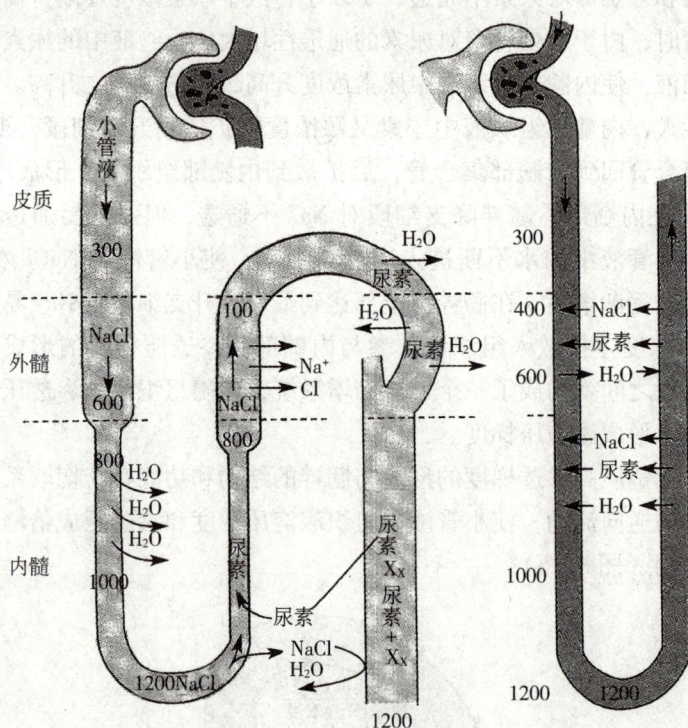

图 8 - 7　尿液浓缩机制示意图

第四节　尿生成的调节

【问题导入】

　　我们已经知道了尿液的生成过程，那么哪些因素会影响尿液的生成呢？

　　尿液生成的调节是通过影响尿生成的各环节来实现的，包括对肾小球的滤过，肾小管、集合管的重吸收及其分泌的调节。

一、影响因素

（一）影响肾小球滤过的因素

1. 肾血流量的改变　安静状态下两肾血流量约为 1200mL/min，相当于心输出量的 20% ~25%。肾血流量是肾小球滤过的前提。当其他条件不变时，肾血流量与肾小球滤过率呈正相关。肾血流量增大，滤过增多；肾血流量减少，滤过减少。安静时肾血流量几乎达到最大，所以肾血流量的改变主要表现为肾血流量减少。肾血流量的变化受神经、体液和自身调节的影响。剧烈运动、大出血、休克、严重缺氧时，交感神经兴奋，神经和体液因素的影响使肾血管收缩，肾血流量减少，滤过率也减少，导致尿量减少。神经和体液调节主要是使血液重新分配，保证重要器官的血液供应。

知识链接

肾脏的功能

肾是机体血液供应最丰富的器官之一。一个 60kg 左右的成年人，他的血量为 4200~4800mL。肾每分钟 1000~1200mL 的血流量，每 4 分钟左右就能将全身的血液过滤 1 次。肾通过对血液的反复滤过和选择性重吸收，清除了代谢废物，保留了营养物质，实现对血液的净化，维持了内环境的相对稳定。

2. 肾小球有效滤过压的改变

（1）**肾小球毛细血管血压**　由于自身调节使肾血流量保持相对稳定，使得肾小球毛细血管血压维持相对稳定，肾小球有效滤过压基本不变，肾小球滤过率也相对稳定。但当动脉血压低于 80mmHg 时，超出了自身调节范围，肾血流量随动脉血压的降低而减少，肾小球毛细血管血压会下降，肾小球有效滤过压也下降，肾小球滤过率减少，出现少尿。当动脉血压降低至 40mmHg 时，肾小球有效滤过压和肾小球滤过率几乎降为 0，导致无尿。

（2）**血浆胶体渗透压**　血浆胶体渗透压通常情况下较为稳定。当某些原因，例如静脉输入大量生理盐水、严重的营养不良及肝肾疾患等，使得血浆蛋白浓度降低，血浆胶体渗透压降低，肾小球有效滤过压升高，肾小球滤过率增加。

（3）**囊内压**　一般情况下囊内压也较稳定。但某些病理情况下，如肾盂或输尿管结石、肿瘤压迫等原因会引起尿路发生阻塞，使囊内压升高，肾小球有效滤过压降低，肾小球滤过率减少。

3. 滤过膜的改变

（1）**滤过膜的通透性**　通常情况下，滤过膜的通透性比较稳定。在某些病理情况下，滤过膜的通透性会因为机械屏障作用或电学屏障作用的削弱而增大，导致原本不能通过的血浆蛋白甚至红细胞滤过，出现蛋白尿、血尿。

（2）**滤过膜的面积**　某些疾病，如急性肾小球肾炎时，肾小球毛细血管上皮细胞发生增生、肿胀，使毛细血管管腔狭窄甚至阻塞，活动的肾小球数目减少，有效滤过面积减少，肾小球滤过率降低，造成少尿甚至无尿。

（二）影响肾小管、集合管重吸收的因素

【问题导入】

为什么糖尿病患者有多尿的症状？

1. 小管液溶质浓度　小管液溶质浓度形成小管液的渗透压，而小管液的渗透压是肾小管和集合管重吸收水的阻力。当小管液溶质增多时，小管液的渗透压会随着升高，

使肾小管和集合管对水的重吸收减少，小管液被稀释，尿量增加。糖尿病患者的多尿，就是因为血糖浓度超过肾糖阈，小管液中的葡萄糖不能被完全吸收，导致小管液中的葡萄糖增多，小管液渗透压增高，水的重吸收减少，结果尿量增加。这种由于小管液溶质增多，渗透压升高，导致水的重吸收减少，而尿量增多的现象，称为**渗透性利尿**。临床上常采用能被肾小球滤过但不能被肾小管和集合管重吸收的药物如甘露醇等，提高小管液溶质浓度，使水的重吸收减少，以便利尿消肿。

2. 球–管平衡　近端小管对小管液的重吸收量和肾小球滤过率之间有着紧密的联系。**球–管平衡**是指，无论肾小球滤过率增大还是减小，近端小管始终按肾小球滤过率的 65%～70% 的比例重吸收。球–管平衡的生理意义在于始终保证尿量不致因肾小球滤过率的变化而发生大幅度的变化。在肾血流量不变的情况下，当肾小球滤过率增加时，进入近端小管周围毛细血管的血量减少，血压下降，血管内胶体渗透压增高，有利于细胞间液进入毛细血管。当肾小球滤过率减少时，则发生相反的变化，使重吸收量仍保持相对稳定。

在某些情况下，球–管平衡也可被打破。如发生渗透性利尿时，近端小管的重吸收减少，而肾小球滤过率不受影响，水和 Na^+ 的重吸收率小于 65%～70%，尿量增多。

二、调节方式

（一）自身调节

全身动脉血压在 80～180mmHg 范围变动时，肾血流量能通过自身调节保持相对稳定。在消除了神经体液调节的影响之后这种现象依然存在，属于自身调节，它是通过肾血管的舒缩实现的。当动脉血压升高时，肾血管收缩，肾血流阻力增大，肾血流量不随动脉压升高而增多；反之，动脉血压降低时，肾血管舒张，肾血流阻力减小，肾血流量不随动脉血压降低而减少，从而保证了安静状态下肾泌尿活动的正常进行。

（二）神经性调节

当交感神经兴奋时，释放去甲肾上腺素，促进入球小动脉收缩，血流减少，肾小球有效滤过压降低，肾小球滤过率降低；交感神经兴奋还可以促进肾素的释放，增强肾素–血管紧张素–醛固酮系统的活动，增强肾小管对 NaCl 和水的重吸收。肾小管上的交感神经兴奋时，作用于近端小管和髓袢细胞膜上的肾上腺素能受体，增强近端小管和髓袢上皮细胞对 Na^+ 和水的重吸收。

（三）体液性调节

【问题导入】

为什么人们大量饮水时尿量增多？身体缺水时尿量减少？

1. 抗利尿激素　抗利尿激素（**ADH**）又称血管升压素（**VP**），由下丘脑视上核和室旁核的神经元合成，沿神经元的轴突运送到神经垂体贮存并释放入血。抗利尿激素的主要作用是增加远曲小管和集合管上皮细胞对水的通透性，促进水的重吸收，使尿量减少，所以称为抗利尿激素。除抗利尿作用外，它还能收缩全身小动脉，使外周阻力增大，动脉血压升高，所以又称血管升压素。调节抗利尿激素合成和释放的主要因素是血浆晶体渗透压和循环血量。

（1）对血浆晶体渗透压的调节　血浆晶体渗透压的变化是调节抗利尿激素合成和释放最重要的因素。下丘脑视上核和室旁核及其附近有渗透压感受器，对血浆晶体渗透压的变化十分敏感，只要血浆晶体渗透压有轻微变化，就会引起抗利尿激素合成和释放发生相应改变。在人体大量出汗、严重呕吐或腹泻等情况下，机体缺水，血浆晶体渗透压增高，引起渗透压感受器兴奋，使抗利尿激素合成、释放增多，促进远曲小管和集合管对水的重吸收，尿量减少，保留体内水分，有利于血浆晶体渗透压恢复正常。相反，如果大量饮水，人体内水分增加，血液被稀释，血浆晶体渗透压降低，引起渗透压感受器抑制，使抗利尿激素合成、释放减少，远曲小管和集合管对水的重吸收减少，尿量增多，体内多余的水分排出体外（图8-8）。日常大量饮水引起的尿量增多现象称为**水利尿**。它是临床上用于检测肾稀释功能的方法之一。

水利尿过程简示如下：大量饮水→血浆晶体渗透压降低→抑制渗透压感受器→抗利尿激素合成和释放减少→远曲小管和集合管对水的通透性降低→水的重吸收减少→尿量增多。

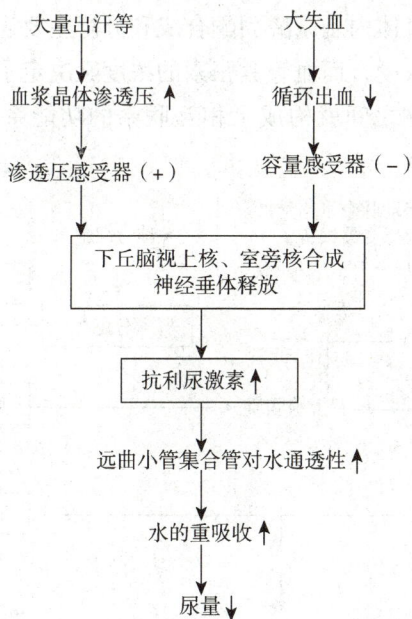

图 8-8　抗利尿激素分泌的调节示意图

（2）对循环血量的调节　循环血量的改变可作用于左心房和胸腔大静脉管壁处的容量感受器，反射性地影响抗利尿激素的合成和释放。大量饮水时，循环血量增加，对容量感受器的刺激增强，抗利尿激素的合成和释放减少，水的重吸收减少，造成尿量增加，以便排出体内多余的水分。相反，大量失血、严重呕吐和腹泻等会使循环血量减少，对容量感受器的刺激减弱，抗利尿激素的合成和释放增多，促进远曲小管和集合管对水的重吸收，造成尿量减少，有利于血容量恢复（图8-8）。

综上所述，通过血浆晶体渗透压和循环血量的改变调节抗利尿激素的合成和释放是通过负反馈机制完成的，从而维持血浆晶体渗透压和血容量的相对稳定（图8-8）。如果下丘脑或下丘脑-垂体束发生病变，会使抗利尿激素的合成和释放发生障碍，导致尿量明显增多，每日可达10L以上，称为尿崩症。

2. 醛固酮 醛固酮是肾上腺皮质球状带细胞分泌的一种类固醇激素。醛固酮具有保Na^+、排K^+、保水的作用。醛固酮通过促进远曲小管和集合管对Na^+的重吸收，促进对K^+的分泌，同时还伴有Cl^-和水的重吸收增加，造成血Na^+增高，血K^+降低，尿量减少，血容量增多。

醛固酮的分泌主要受肾素-血管紧张素-醛固酮系统和血K^+、血Na^+浓度的调节。

（1）肾素-血管紧张素-醛固酮系统的调节作用 当机体缺血时，循环血量减少，肾血流量减少，通过多条途径促进近球细胞分泌肾素。肾素是一种水解酶，可将血管紧张素原水解生成血管紧张素Ⅰ，血管紧张素Ⅰ在转换酶的作用下降解生成血管紧张素Ⅱ，血管紧张素Ⅱ可进一步在氨基肽酶的作用下水解为血管紧张素Ⅲ。血管紧张素Ⅰ能刺激肾上腺髓质分泌肾上腺素和去甲肾上腺素，从而增强心脏活动；血管紧张素Ⅱ具有收缩血管和刺激醛固酮分泌的双重作用；血管紧张素Ⅲ也能刺激醛固酮的合成和分泌，但它的浓度较低，因此，机体内刺激醛固酮合成和分泌主要还是血管紧张素Ⅱ。肾素的分泌量决定血管紧张素的浓度，而血管紧张素的浓度又决定了醛固酮的浓度，这样，在肾素、血管紧张素和醛固酮之间就构成了相互联系的功能系统，称为**肾素-血管紧张素-醛固酮系统**（图8-9）。

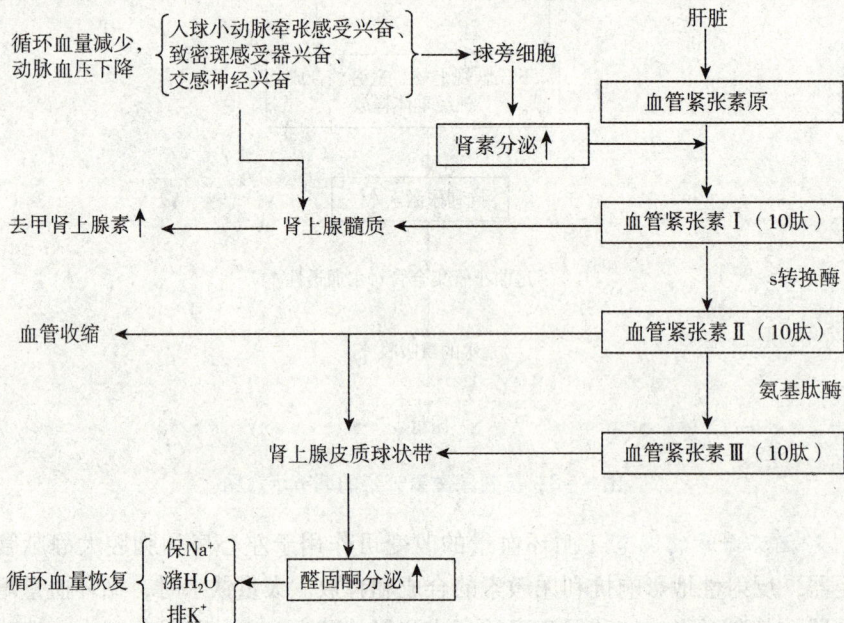

图 8-9 醛固酮分泌调节示意图

（2）对血 K^+、血 Na^+ 浓度的调节　当血 K^+ 浓度升高或血 Na^+ 浓度降低时，均可直接刺激肾上腺皮质球状带分泌醛固酮，促进肾脏保 Na^+ 排 K^+（图 8-9）。反之，当血 K^+ 浓度降低或血 Na^+ 浓度升高时，抑制醛固酮的分泌。最终都使血 K^+、血 Na^+ 浓度恢复正常。

知识链接

心房钠尿肽

　　心房钠尿肽又称心钠素，由心房肌细胞合成和分泌，具有较强的排 Na^+、排水作用。它的作用机制主要是抑制集合管对 Na^+ 的重吸收；使入球小动脉舒张，增加肾血流量和肾小球滤过率；抑制肾素、醛固酮、抗利尿激素的分泌。

第五节　尿液的输送、储存和排放

【问题导入】

尿液在肾脏生成后怎样排出体外？

一、尿液的输送、储存

由肾单位和集合管生成的尿液汇入乳头管，再通过肾小盏、肾大盏、肾盂、输尿管运至膀胱，在膀胱储存达到一定量时，通过排尿反射排出体外。

二、尿的排放

【问题导入】

　　人有了尿意，有条件排尿时会排尿；如果没有条件排尿，比如在公交车上，就会控制住不排尿，为什么？

尿的生成是连续的过程，但膀胱的排尿是间歇的。当膀胱内尿量达 100~150mL 时，开始有充盈感；尿量达 200mL 及以上时，产生尿意；当尿量达 400~500mL 时，膀胱内压显著上升，引起排尿。

尿的排放通过排尿反射完成。当膀胱内尿量达 400~500mL 时，膀胱内的压力明显升高，膀胱壁上的牵张感受器因受到牵拉而兴奋，冲动沿盆神经传入到达脊髓骶段的初级排尿反射中枢，同时也上行到大脑皮质的高级排尿反射中枢，产生尿意。如果环境条件允许排尿，大脑皮质高级排尿反射中枢发出的冲动到达脊髓，使初级排尿反射中枢的活动增强，盆神经兴奋，引起膀胱逼尿肌收缩，尿道内括约肌松弛，发动排尿反射。尿液流经后尿道时，刺激尿道感受器，进而加强脊髓初级排尿反射中枢的活动，并反射性抑制阴部神经，尿道外括约肌松弛，尿液被膀胱内压驱出体外（图 8 - 10）。这种正反馈调节使排尿反射不断加强，直至尿液排完。如果环境条件不允许，大脑皮质高级排尿反射中枢会发出抑制性冲动到达脊髓，使初级排尿反射中枢活动减弱，抑制排尿反射。婴幼儿的大脑皮质发育尚未完善，对脊髓初级排尿中枢的控制能力较弱，所以排尿次数多，且易发生夜间遗尿现象。

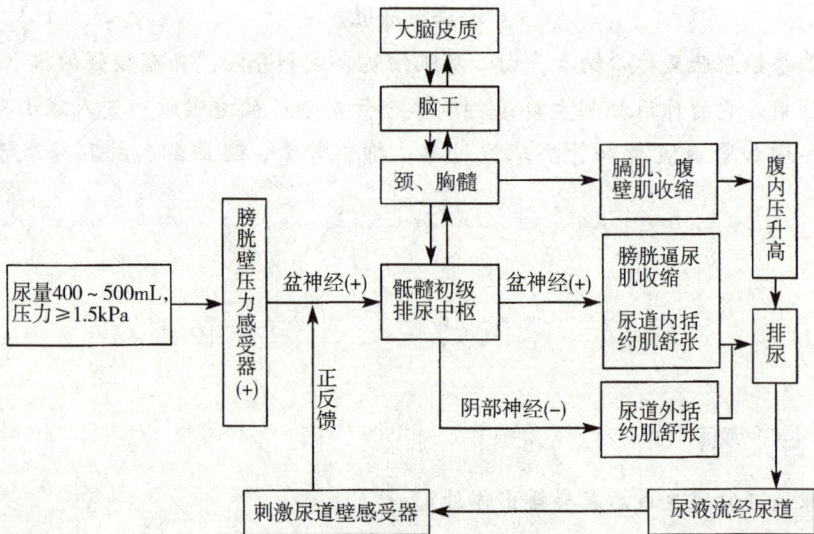

图 8 - 10 排尿反射过程示意图

知识链接

排尿异常

贮尿或排尿任一方发生障碍，均会出现排尿异常。

1. 尿频是指尿意频繁、排尿次数，多由膀胱发生炎症或机械刺激如膀胱炎、膀胱结石等引起。

2. 尿潴留是指当脊髓初级排尿中枢受损，造成功能障碍，则膀胱充盈，但尿液不能自行排出。

3. 尿失禁是指脊髓腰段以上受损时，排尿反射初级中枢与大脑皮层的联系中断，虽然排尿反射的反射弧完好，但排尿失去意识控制。

小　　结

肾是最重要的排泄器官，具有血流量大、双重毛细血管网的压差大、主要依靠自身调节的特征。尿的生成包括肾小球的滤过作用、肾小管和集合管的重吸收、肾小管和集合管的分泌。滤过的结构基础是滤过膜。肾小球滤过作用的动力是肾小球有效滤过压。

每分钟两肾生成的原尿量称为肾小球滤过率。影响滤过的因素有肾血流量，肾小球有效滤过压和滤过膜。肾小管和集合管重吸收的特点是选择性和有限性。不同物质重吸收方式不同。影响重吸收的因素有小管液溶质浓度和球－管平衡。肾小管和集合管主要分泌 H^+、NH_3 和 K^+ 等调节机体酸碱平衡。尿生成的调节有神经性调节和体液性调节。抗利尿激素促进水的重吸收，使尿量减少。醛固酮具有保 Na^+、排 K^+、保水的作用。机体缺水，水的重吸收增多，尿液渗透压高于血浆渗透压，尿液被浓缩；体内水过多，水的重吸收减少，尿液渗透压低于血浆渗透压，尿液被稀释。生成的尿液最终运至膀胱，在膀胱储存达到一定量通过排尿反射排出体外。

课 后 习 题

一、名词解释

排泄　肾小球有效滤过压　肾小球滤过率　滤过分数　肾糖阈　渗透性利尿　水利尿　抗利尿激素　尿液的浓缩　尿液的稀释

二、填空题

1. 尿的生成分三个基本环节_____、_____和_____。

2. 肾小球有效滤过压 = _____ － (_____ + _____)。

3. 影响肾小球滤过的主要因素有_____、_____和_____。

4. 影响重吸收的主要因素有_____和_____。

5. 肾小管和集合管主要分泌_____、_____和_____。

6. 酸中毒时，肾小管泌 H^- 活动_____，而泌 K^+ 活动_____，可使血 K^+ _____。

7. 尿生成的体液性调节包括_____和_____。

8. 抗利尿激素的分泌受_____和_____的调节，_____升高或_____减少时，抗利尿激素分泌增加，水的重吸收增强，尿量减少。

9. 醛固酮的分泌受_____和_____的调节。

10. 每昼夜尿量长期保持在 2.5L 以上，称为_____；每昼夜尿量介于 0.1 ~ 0.5L 之间，称为_____；每昼夜尿量不足 0.1L，称为_____。

三、单项选择题

1. 肾最重要的功能是
   A. 分泌肾素　　　　　　B. 排出代谢终产物　　C. 排出多余或有害物质
   D. 维持内环境相对稳定　E. 分泌促红细胞生成素

2. 肾小球滤过液中，大部分溶质重吸收的部位是
   A. 髓袢　　　　　　　　B. 远曲小管和集合管　C. 远曲小管

    D. 集合管   E. 近端小管

3. 直接影响远曲小管和集合管对水的重吸收水的激素是

    A. 抗利尿激素   B. 肾上腺素   C. 甲状旁腺素

    D. 肾素   E. 醛固酮

4. 醛固酮作用的主要部位是

    A. 髓袢   B. 远曲小管和集合管   C. 远曲小管

    D. 集合管   E. 近端小管

5. 正常情况下，影响尿量的最主要因素是

    A. 肾血流量   B. 有效滤过压   C. 小管液溶质浓度

    D. 抗利尿激素   E. 醛固酮

6. 大量饮水引起尿量增多的原因错误的是

    A. 抗利尿激素分泌减少   B. 水的重吸收减少   C. 循环血量增多

    D. 血浆晶体渗透压降低   E. 血浆胶体渗透压降低

7. 急性大失血时，尿量减少的原因错误的是

    A. 肾小球有效滤过压升高   B. 肾血流量减少   C. 水的重吸收增多

    D. 抗利尿激素释放增多   E. 去甲肾上腺素分泌增多

8. 下列哪个不是影响肾小球滤过的因素

    A. 肾血流量   B. 有效滤过面积   C. 肾小球有效滤过压

    D. 滤过膜通透性   E. 血糖浓度

四、简答题

1. 简述尿生成的过程，影响肾小球滤过和肾小管重吸收的因素。

2. 简述抗利尿激素、醛固酮的作用和调节。

3. 试述大量饮水、大量静脉输入生理盐水、静脉注射 50% 葡萄糖 40mL 后，尿量有何变化？为什么？

4. 糖尿病患者为什么会出现糖尿和尿量增多现象？

第九章　感觉器官的功能

1. 感受器的一般生理特性。
2. 眼折光系统和感光系统的功能；传音系统的功能和内耳耳蜗的感音功能；前庭器官的功能；嗅觉和味觉功能。
3. 瞳孔的调节；眼的折光和调节异常及矫正。

第一节　视觉器官的功能

一、感受器和感觉器官

【问题导入】

我们人类是依靠什么样的能力来感知客观世界的存在和多样性？

感觉是机体为适应内外环境的变化所必备的功能。**感受器**是指分布在体表或体内组织的专门感受人体内、外环境变化的特殊结构或装置。感受器的种类很多，根据感受器所感受的刺激性质，可将感受器分为机械感受器、化学感受器、光感受器和温度感受器等；根据感受器分布的部位，又可将感受器分为内感受器和外感受器。内感受器存在于身体内部的器官或组织中，感受内环境信息的变化；外感受器多分布在体表，可感受外界环境信息的变化。

感觉器官是由感受器及其附属结构共同组成的特殊感受装置。如视觉器官，除有视锥细胞和视杆细胞这两种感光细胞外，还包括眼球壁的一些其他结构和眼球的内容物等。在感觉器官中，由于附属结构的存在，可使感受器更加灵敏。

二、感受器的一般生理特征

【问题导入】

我们为什么使用鼻子而不是眼睛闻气味？为什么"入兰室久而不闻其香"？

各种感受器的结构和功能虽各不相同，但都具有以下特征。

1. 适宜刺激　一种感受器通常只对某种特定形式的刺激特别敏感，这种形式的刺激称为该感受器的**适宜刺激**。适宜刺激必须具有一定的刺激强度才能引起感觉。

2. 换能作用　感受器能将各种形式的刺激能量，如机械能、光能、热能及化学能等，转换为生物电能，以神经冲动的形式传入中枢，这种特性称为感受器的**换能作用**。因此可将感受器看成"生物换能器"。

3. 编码作用　感受器把外界刺激转换成传入神经纤维上的动作电位时，不只发生了能量形式的转换，更重要的是把刺激所包含的信息编排成不同序列的神经冲动，这种现象就是感受器的**编码作用**。

4. 适应现象　当某一恒定强度的刺激持续作用于感受器时，感受器对该刺激的敏感性逐渐降低，其传入神经传入的冲动频率会逐渐下降，相应的感觉也将减弱，这一现象称为感受器的**适应现象**。各种感受器的适应快慢不同，如触觉、嗅觉感受器适应很快，有利于机体不断接受新刺激；而痛觉感受器不容易产生适应，对机体有保护作用。

三、视觉器官

视觉的形成是由视觉器官、视神经和视觉中枢三部分共同完成的。眼是视觉器官，视网膜上的视锥细胞和视杆细胞是视觉感受器。在一定光谱范围内，光线经过眼折光系统的折射，在视网膜上形成倒立缩小的实像，刺激视网膜上的感光细胞通过换能作用把光能转变成视神经的神经冲动，再通过视神经传入视觉中枢，从而产生视觉。

与视觉产生直接有关的结构是眼的折光系统和感光系统。折光系统的功能是将外界物体射入眼内的光线折射后，在视网膜上形成清晰的物像；感光系统的功能是将物像的光刺激转变成生物电现象，继而产生神经冲动，经视神经传至大脑。

（一）眼的折光系统与成像

1. 眼的折光系统　眼的折光系统是一个复杂的光学系统，它是由角膜、房水、晶状体、玻璃体四种折光体组成，而且它们的曲率半径也不一致，所以，光线通过眼需要经过多次折射。晶状体是折光系统中最重要的折光体。

2. 简化眼　眼的成像原理与凸透镜相似，但要复杂得多。因此，有学者根据眼的实际光学特性设计出与正常眼在折光效果上相似但更为简单的等效光学系统，称为**简化眼**（图 9 - 1）。简化眼设定眼球由一个前后径为 20mm 的单球面的折光体构成。眼内容物均匀，折光率为 1.33，角膜的曲率半径为 5mm（节点 n 到角膜前表面的距离），后主焦点在节点后 15mm 处，相当于视网膜的位置。这个模型和正常眼视远物时一样，正好能使平行光线聚焦在视网膜上，形成一个清晰的物像。

（二）眼的调节

根据上述眼的折光成像原理，正常眼在安静状态下看 6m 以外远物时，由于物体发出的光线进入人眼时近似平行光线，经折射后正好成像在视网膜上，所以不需要调节即可看清物体。通常把眼在静息状态下能看清物体的最远距离称为**远点**。视近物（6m 以内）时，由于物体移近，入眼光线辐散，经折射后聚焦于视网膜之后，故不能在视网膜上清晰成像，必须经眼的调节，才能在视网膜上形成清晰的物像。而人眼的调节主要靠晶状体的调节来实现，此外，瞳孔的调节及双眼球会聚也起着重要的作用。

单位:mm

图 9 - 1　简化眼及其成像情况

1. 晶状体的调节　晶状体是一个透明的双凸形透镜，富有弹性，其周边部借睫状小带与睫状体相连。视近物时，由于入眼光线辐散，物像落在视网膜的后方，物像模糊，反射性地引起睫状肌环状纤维收缩，睫状小带放松，晶状体由于其自身的弹性而变凸，折光能力增强，物像前移到视网膜上（图 9 - 2）。

　　眼尽最大能力调节所能看清物体的最近距离称**近点**。近点越近，说明晶状体的弹性越好，眼的调节能力越强。晶状体的弹性与年龄有关，年龄越大，弹性越差，因而调节能力也就减弱。一般人在 45 岁以后调节能力显著减退，表现为近点远移，看远物清楚，视近物则模糊，称为**老视**（即老花眼），矫正的方法为看近物时可配戴凸透镜。

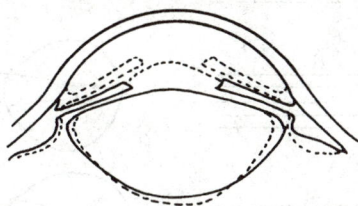

图 9 - 2　眼调节前后睫状体位置和晶状体形状的改变

2. 瞳孔的调节　瞳孔的大小可随视物距离的远近而改变。视物距离由远及近时，在晶状体凸度增加的同时，双侧瞳孔缩小，称为**瞳孔近反射**或瞳孔调节反射。这种调节的意义在于视近物时，可减少折光系统造成的球面像差和色像差，限制入眼的光线。

　　瞳孔的大小还可随光线的强弱而改变，即弱光下瞳孔变大，强光下瞳孔缩小，称为**瞳孔对光反射**。其意义在于调节进入人眼的光量，以保护视网膜。瞳孔对光反射的效应是双侧性的，光照一侧眼时，两眼瞳孔同时缩小，这种现象称为互感性对光反射。瞳孔对光反射的中枢位于中脑，因此，临床上常把它作为判断中枢神经系统病变部位、麻醉深度和病情危重程度的重要指标。

3. 眼球会聚　视近物时，双眼球内收及视轴向鼻侧聚拢的现象，称为**眼球会聚**或辐辏反射。双眼球会聚，可使物体成像于双侧视网膜的对称点上，避免复视而产生单一清晰的视觉。

（三）眼的折光异常

眼的折光异常是指由于眼球的形态异常或折光系统异常，致使平行光线不能在视网膜上成像。常见的折光异常包括近视、远视和散光。

1. 近视　多由眼球的前后径过长或折光能力过强所致。由于远物发来的平行光线聚焦在视网膜之前，故视物模糊不清；当看近物时，由于近物发出的光线呈辐射状，成像位置比较靠后，物像便可以落在视网膜上，所以能看清近处物体。近视眼的形成，可由先天遗传引起，也可能是后天用眼不当造成，如阅读姿势不正、照明不足、阅读距离过近、持续时间过长、字迹过小或字迹不清等。因此，纠正不良的阅读习惯，注意用眼卫生，是预防近视眼的有效方法。矫正近视眼通常是配戴合适的凹透镜。

2. 远视　远视多数是由于眼球发育不良，使眼球前后径过短引起的，也可由于折光系统折光力过弱引起。在安静状态下，远视眼看远物时，所形成的物像落在视网膜之后。而远视眼看近物时，由于光线散射，物像更加靠后，晶状体的调节即使达到最大限度也难以看清。可见，远视眼无论看近物还是看远物，都需要动用眼的调节功能，因此，容易产生疲劳。矫正的办法是配戴合适的凸透镜（图9-3）。

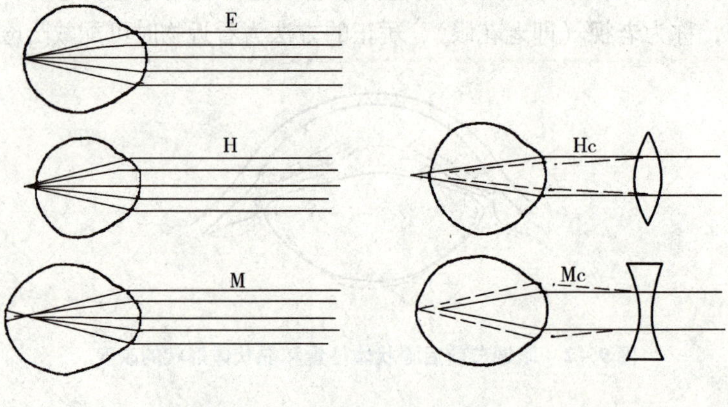

图9-3　眼的折光异常及其矫正
E：正视眼；H：远视眼；M：近视眼；Mc：近视眼的矫正；Hc：远视眼的矫正

3. 散光　正常眼的折光系统各折光面都是正球面。散光是由于眼的角膜表面不呈正球面，即角膜表面在不同方位上的曲率半径不相等，使折射后的光线不能聚焦成单一焦点，导致视物不清。矫正的办法是配戴圆柱形透镜，在曲率半径过大的方向上增加折光能力。

四、眼的感光功能

（一）视网膜的结构特点

眼的感光系统由视网膜构成。视网膜的结构很复杂，细胞种类很多。按主要的细胞层次，可把视网膜分为 4 层。由外向内依次为色素细胞层、感光细胞层、双极细胞层和神经节细胞层。在视网膜中，能感受光线刺激的是视锥细胞和视杆细胞，它们的细胞内都含有大量的感光色素。在视神经穿过视网膜的地方形成视乳头，此处没有感光细胞，故没有感光功能，形成**盲点**，大约在中央凹鼻侧的 3mm 处。如果一个物体的成像正好落在此处，人将看不到该物体。正常时由于用两眼视物，一侧盲点可被另一侧视觉补偿，所以，平时人们并不觉得有盲点的存在。

【问题导入】

为什么人在白天能看见外界物体，晚上却不能？而狗、老鼠等却在白天和晚上都能看见外界物体？

1. 视锥系统　视锥细胞主要分布在视网膜的中央部分，对光的敏感度较低，对物体的细微结构的分辨力高，视物时可以辨别色觉，主要在强光下起作用。一般而言，其分别对红、绿、蓝三种颜色最敏感。色觉是由于不同波长的光线作用于视网膜后在人脑引起的主观感觉。

2. 视杆系统　视杆细胞主要分布在视网膜的周边部分。对光的敏感度较高，但对物体的细微结构的分辨力较低，不辨色觉。主要在弱光下起作用，主司暗光觉，只能辨别明暗和物体的大致轮廓。资料表明，**视紫红质**是视杆细胞内的感光物质。

知识链接

视紫红质

在光照下，视紫红质迅速分解为视蛋白与视黄醛，其颜色也由红色变为黄色，最后变为白色。在光照条件下，视黄醛的分子构象发生改变，即由顺型视黄醛变为全反型视黄醛。视黄醛分子构象的改变，又会引起视蛋白分子构象的变化，经过较复杂的信号传递系统的活动，可诱发视杆细胞产生感受器电位。

在生理情况下，视紫红质既有分解过程，又有合成过程，两者处于动态平衡状态。弱光下，合成速度大于分解速度，视杆细胞内的视紫红质增多，从而对光线的感受能力增强，能感受弱光刺激；强光下，视紫红质的分解速度远远大于合成速度，视杆细胞内的视紫红质含量很少，使视杆细胞对光线的刺激不敏感，甚至失去感光能力。

在视紫红质分解与再合成的过程中，总有一部分视黄醛被消耗，要靠体内贮存的维生素 A 来补充（大多贮存于肝）。体内贮存的维生素 A 要从食物中获得，如果长期维生素 A 摄入不足，就会影响人在暗光下的视力，引起**夜盲症**。

（二）几种生理现象

1. 视敏度　**视敏度**又称视力，是指眼对物体细微结构的分辨能力，即分辨物体上两点间最小距离的能力。通常以视角的大小作为衡量标准。所谓视角，是指物体上两点发出的光线射入眼球后，在节点交叉时所形成的夹角。视角越小，表示视力越好。视力表就是根据这个原理设计的。视网膜上物像的大小与视角的大小有关，当视角为 1 分角时（1/60 度），视网膜上的物像两点间的距离为 5 μm，略大于一个视锥细胞的平均直径，此时两点间刚好隔着一个未被兴奋的视锥细胞，可在中枢形成两点的感觉。因此，临床上将视角为 1 分角的视力规定为正常视力（图 9 − 4）。按国际标准视力表表示为1.0，按对数视力表表示为 5.0。由于中央凹处的视锥细胞较密集，直径较小，故视力最好。

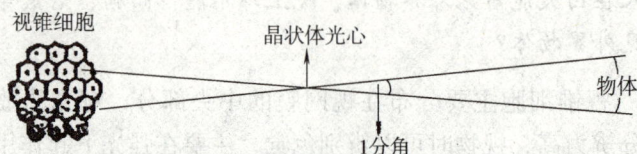

图 9 − 4　视敏度原理示意图

2. 暗适应和明适应

（1）**暗适应**　人从明亮处进入黑暗处时，最初看不清楚物体，经过一定时间对光的敏感度才逐渐增高，恢复在暗处的视力，这种现象称为**暗适应**。暗适应是人眼在暗处对光的敏感度逐渐提高的过程。

（2）**明适应**　人从暗处突然进入亮处，起初感到一片耀眼光亮，不能视物，只有稍待片刻才能恢复视觉，这种现象称为**明适应**。

3. 色觉　一般认为，视网膜中有三种视锥细胞，能分别感受红、绿、蓝三种基本颜色。不同波长光线刺激视网膜时，三种视锥细胞以不同的比例兴奋，产生不同的色觉。当三种视锥细胞兴奋比例相同时，产生白色视觉。

凡不能辨认三原色中某一种或一种以上颜色者均称为**色盲**。色盲分为全色盲和部分色盲，全色盲较少见，其表现为只能辨明暗；部分色盲可分为红色盲、绿色盲和蓝色盲，其中以红绿色盲最为多见。还有一些人只是对某种颜色的辨别能力较差，称为**色弱**，多由后天引起。色盲与色弱患者不适合选择与颜色有关的职业，如驾车、绘画等。

4. 视野　用单眼固定注视前方一点时，该眼所能看到的空间范围，称为**视野**。用视野计可绘出视野图。在同一光照条件下，用不同颜色的视标测得的视野大小不一，其中白色视野最大，其次为蓝色，再次为红色，绿色视野最小（图 9 − 5）。

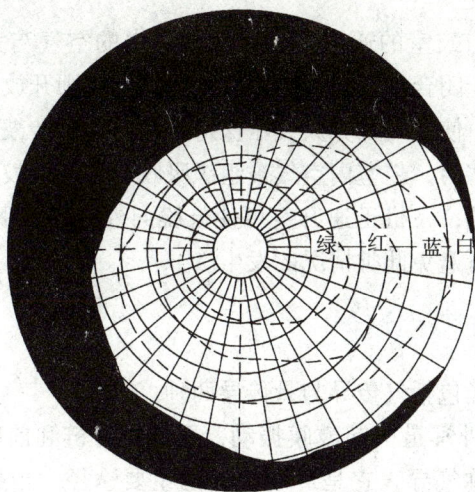

绿、红、蓝、白

图 9-5 人右眼视野图

第二节 听觉器官的功能

【问题导入】

日常生活中晕船、晕车是怎么回事?

听觉器官由外耳、中耳和内耳的耳蜗组成。外耳和中耳构成传音系统,耳蜗具有感音换能作用。声波通过外耳和中耳传至内耳,经过耳蜗中的毛细胞感音换能作用,将声波的机械能转变为听神经的神经冲动,并传入中枢,最后经大脑皮层听觉中枢的分析、综合产生听觉。听觉对人们认识自然和参与社会活动具有重要的意义。

一、外耳和中耳的功能

(一)外耳的功能

外耳由耳郭和外耳道组成。耳郭可以收集声波,外耳道是声波传导的通路。

(二)中耳的功能

中耳由鼓膜、听骨链、鼓室和咽鼓管等结构组成,它们在传音过程中起着重要的作用。鼓膜为椭圆形稍向内凹的薄膜,具有较好的频率响应且不易失真。它的振动可与声波振动同步,有利于把声波振动如实地传给听骨链。听骨链由锤骨、砧骨和镫骨依次连接而成。锤骨附着于鼓膜,镫骨与前庭窗相连,构成一个杠杆系统。声波鼓膜经听骨链传至前庭窗时,振动的压强增大,而振幅减小,既可增高传音效率,又可避免造成内耳的损伤。

咽鼓管是连接鼻咽与鼓室的通道，借此使鼓室内的空气与大气相通。在通常情况下，其鼻咽部的开口处于闭合状态，吞咽、哈欠或喷嚏时则开放。咽鼓管的主要功能是调节鼓室内空气的压力，使之与外界大气压保持平衡，以维持鼓膜的正常位置、形状和振动。咽鼓管因炎症阻塞后，鼓室内空气被组织吸收，可造成鼓膜内陷，产生耳鸣，影响听力。高空大气压力低，飞机迅速升空可使鼓膜向外膨出，引起疼痛甚至鼓膜破裂，此时，如做吞咽动作，可避免此类情况的发生。

（三）声波传入内耳的途径

声波传入内耳的途径包括气传导与骨传导两种。

1. 气传导　声波经外耳道引起鼓膜振动，再经听骨链和前庭窗进入耳蜗，这种传导途径称为**气传导**，简称气导，它是声波传导的主要途径。当鼓膜穿孔或听骨链损坏时，鼓膜的振动也可引起鼓室内空气的振动，再经圆窗传入内耳。使听觉功能得到部分代偿，但这时的听力较正常时已大为降低。

2. 骨传导　声波直接引起颅骨的振动，再引起耳蜗内淋巴的振动，这种传导途径称为**骨传导**，简称骨导。在正常情况下，骨导的效率比气导的效率低得多，所以，人们几乎感觉不到它的存在。一般的声音不足以引起颅骨的振动，只有较强的声波，或者是自己的说话声才能引起较明显的振动。

> **知识链接**
>
> **气传导和骨传导**
>
> 在临床工作中，常用音叉检查患者的气传导和骨传导，帮助诊断听觉障碍的病变部位和性质。例如，当外耳道或中耳发生病变时，气传导受损，引起的听力障碍称为传音性耳聋，此时患侧气传导明显减弱，骨传导则不会影响或甚至比健侧更加敏感。耳蜗发生病变，各级听觉中枢及其通路发生病变所引起的听力障碍，分别称为感音性耳聋或中枢性耳聋，此时，患侧气传导和骨传导都受损。

二、内耳耳蜗的功能

耳蜗的功能是把传到耳蜗的声波的机械振动转变为听神经的神经冲动，由听神经上传至听觉中枢，从而产生听觉。

（一）耳蜗的基本结构

耳蜗是一个形似蜗牛壳的骨管。管内被前庭膜和基底膜分为三个腔，分别称为前庭阶、鼓阶和蜗管（图 9-6）。前庭阶和鼓阶内充满外淋巴液，蜗管内充满内淋巴液。基底膜上有声音感受器——螺旋器（也称柯蒂器）。螺旋器由毛细胞及支持细胞等组成。

毛细胞与听神经相连，毛细胞表面有听毛。听毛上方为盖膜，盖膜悬浮于内淋巴中。

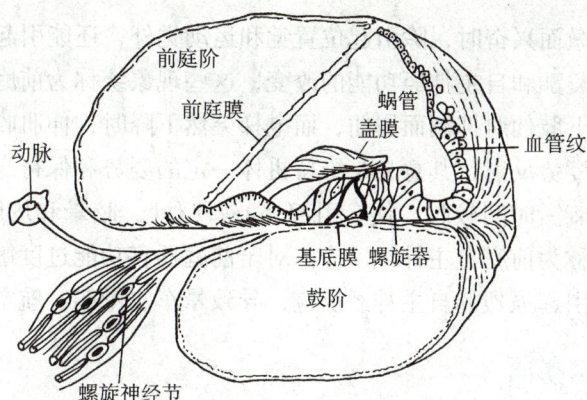

图 9 – 6 耳蜗管的横断面图

（二）耳蜗的感音换能作用

不论声波是从哪条途径传入内耳，都可引起基底膜的振动，排列在它上面的螺旋器也发生相应的振动，使毛细胞和盖膜的相对位置不断发生变化，毛细胞因此而兴奋，通过换能作用将声波振动的机械能转变为毛细胞膜的电位变化，触发听神经产生动作电位，后者传到大脑颞叶听觉中枢引起听觉。

三、前庭器官

前庭器官属于内耳的一部分，包括椭圆囊、球囊和三个半规管，是人体的平衡感觉器官，在维持身体平衡中占有重要地位。

（一）椭圆囊和球囊的功能

椭圆囊和球囊的功能是感受头部的空间位置和直线变速运动，其适宜刺激是直线变速运动。当头部的空间位置发生改变或躯体做直线变速运动时，由于惯性及重力作用引起内淋巴振动，刺激毛细胞使之兴奋。其神经冲动经前庭神经传入中枢，产生头部位置或变速运动感觉，同时引起姿势反射，以维持身体平衡。

（二）半规管的功能

半规管的功能是感受旋转变速运动。由于两侧内耳各有三个相互垂直的半规管，它们可以感受任何平面上不同方向的旋转变速运动刺激。当身体或头部作旋转变速运动时，由于惯性作用，刺激毛细胞使之兴奋，神经冲动经前庭神经传入中枢，产生旋转感觉，并引起姿势反射，以维持身体平衡。

（三）前庭反应

前庭器官受刺激而兴奋时，除引起位置觉和运动觉外，还能引起各种姿势反射、眩晕、平衡失调、眼震颤和自主神经功能的改变，这些现象统称为前庭反应。例如，人乘电梯突然上升时，下肢伸肌抑制而屈曲，而电梯突然下降时，伸肌收缩下肢伸直等，这些都是前庭器官的姿势反射，其意义是维持机体一定的姿势和保持身体平衡。若对前庭器官的刺激过强或刺激时间较长，便会引起恶心、呕吐、眩晕和皮肤苍白、心率加快、血压下降等反应，称为前庭自主神经反应。对于前庭器官功能过度敏感的人，即便一般的前庭刺激，也会引起强烈的自主神经反应，导致晕车、晕船、航空病等。

四、其他感觉器官

（一）嗅觉器官

人的嗅觉器官是鼻，嗅觉的感受器是嗅细胞，存在于鼻腔上端的黏膜中。嗅觉的适宜刺激是可挥发性的有气味的化学物质。不同动物的嗅觉敏感程度差异很大，即使同一动物，对不同气味的敏感程度也不相同。人的嗅觉感受器是一种很容易产生适应现象的感受器。

（二）味觉器官

人的味觉器官是舌，味觉的感受器是味蕾，主要分布在舌背部和舌周边部位的黏膜内。它是一种化学感受器，适宜刺激是一些溶于水的物质。

味觉可分为酸、甜、苦、咸4种，其他复杂的味觉被认为是这4种味觉不同比例的组合。

小　结

感觉器官的一般生理特性有：适宜刺激、换能作用、编码作用、适应现象。眼是视觉器官，由折光系统和感光系统组成。折光系统的作用是使入眼的光线经折射后在视网膜上形成清晰的物像。在注视6m以内物体时，眼就要进行适当的调节，调节是通过晶状体变凸、瞳孔缩小和双眼会聚来实现的，其中以晶状体调节尤为重要。感光系统的作用是接受光的刺激，并把光能转变为电信号，由视神经传入中枢。视网膜上有两种感光细胞，即视锥细胞和视杆细胞，视锥细胞产生白昼视觉和色觉，视杆细胞产生暗视觉。两种感光细胞内都含有感光色素，当受到光线刺激时，首先要发生光化学反应，这是把光能转换为电信号的物质基础。耳的听觉功能包括外耳、中耳的传音功能和内耳耳蜗的感音功能。声波传入内耳有两个途径，分别是气传导和骨传导，气传导是声波传入内耳的主要途径。耳蜗的基底膜上有声音感受器，其功能是把传入耳蜗的机械振动转换为生物电能，由此传入大脑颞叶，产生听觉。内耳的位觉和运动觉功能是通过前庭器官来完成的。前庭器官包括椭圆囊、球囊和 3 个半规管。椭圆囊和球囊的功能是感受头部的空间位置和直线变速运动，而半规管的功能是感受旋转变速运动。

课 后 习 题

一、名词解释

感受器　近点　视力　瞳孔对光反射　骨传导

二、填空题

1. 眼的折光系统由 _____、_____、_____ 和组成。其中 _____ 是折光系统中最重要的一个折光体。

三、单项选择题

1. 以下哪项是视锥细胞的特点
   A. 对光的敏感度低，能辨别颜色
   B. 对光的敏感度高，能辨别颜色
   C. 对光的敏感度低，不能辨别颜色
   D. 对光的敏感高，不能辨别颜色
   E. 不具有感光功能
2. 瞳孔对光反射中枢位于
   A. 大脑　　　　　　　B. 丘脑　　　　　　　C. 中脑
   D. 脑桥　　　　　　　E. 延脑
3. 声波感受器是
   A. 椭圆囊斑毛细胞　　B. 毛细胞　　　　　　C. 球囊斑毛细胞
   D. 半规管壶腹部毛细胞　E. 耳蜗基底膜毛细胞

四、简答题

1. 眼需要做哪些调节，才能看清近处物体？
2. 试述眼折光异常的种类、产生原因及矫正方法。

第十章　神经系统生理

学习要点

1. 神经元的结构，神经纤维传导兴奋的特征，突触的概念，突触传递的过程，突触后电位，中枢神经元的联系方式，中枢抑制，神经递质的概念及分类。

2. 特异性和非特异性投射系统的概念、特点和功能，大脑皮质的感觉分析功能，牵涉痛的概念及意义。

3. 牵张反射的概念、分类及反射弧的特点，脊休克的概念及形成原因。

4. 自主神经系统的生理功能，自主神经末梢释放的递质、受体的分类及作用。

5. 条件反射的概念、形成及意义，第一信号系统和第二信号系统的概念，脑电图的基本波形。

第一节　神经系统活动的一般规律

神经元是神经系统最基本的结构和功能单位（图 10-1）。一个典型的神经元分为胞体和突起两部分。胞体是合成各种蛋白质的中心，能够接受和整合传入的信息并发出指令。突起分为树突和轴突。树突可有一个或多个，由胞体向外延伸呈树枝状分支，主要是接受传入的信息。轴突细而长，可发出侧支，其末端形成许多分支，每个分支末梢部分膨大呈球形，称为突触小体，轴突末梢可释放神经递质。轴突的外面包裹髓鞘或神经膜（由胶质细胞构成），称为神经纤维。神经纤维的主要功能是传导兴奋。在神经纤维上传导着的兴奋或动作电位称为神经冲动。

一、神经纤维兴奋传导的特征

神经纤维的基本功能是传导神经冲动，神经冲动在神经纤维上的传导具有如下特点。

1. 生理完整性　神经纤维结构和功能的完整性是其传导兴奋的必要条件。神经纤维损伤或受药物、低温等因素的影响，均可导致兴奋传导障碍。

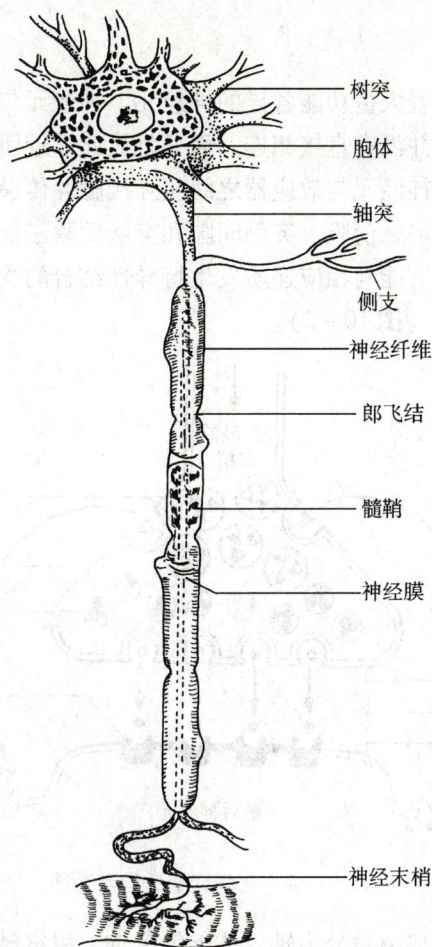

树突

胞体

轴突

侧支

神经纤维

郎飞结

髓鞘

神经膜

神经末梢

图 10 - 1 运动神经元模式图

2. 双向性 有效刺激作用于神经纤维，在受刺激部位产生的兴奋可同时向纤维两端传导。

3. 绝缘性 无数条神经纤维共同组成神经干，神经干中各条神经纤维同时传导着方向、频率不同的兴奋，但它们之间不会相互干扰。

4. 相对不疲劳性 高频率的有效电刺激连续作用于神经纤维，神经纤维始终保持传导兴奋的能力，表现为不易发生疲劳。

二、神经元间的信息传递

【问题导入】

你知道对幼儿进行早期智力开发和早期教育的重要性吗？

神经元间的兴奋传递主要依靠突触传递实现。

（一）突触

中枢神经系统内存在着大量功能各异的神经元，神经元与神经元之间存在着复杂而特殊的联系，但它们之间并没有直接相连，而只是彼此靠近而发生接触，并经接触部位传递信息。神经元之间或神经元与效应器之间相互接触并传递信息的部位称为突触。

电镜下观察，突触由突触前膜、突触间隙和突触后膜三部分组成。突触前膜内有神经递质，突触后膜上分布有能与相应递质发生特异性结合的受体。突触前膜和突触后膜之间的间隙称为突触间隙（图10-2）。

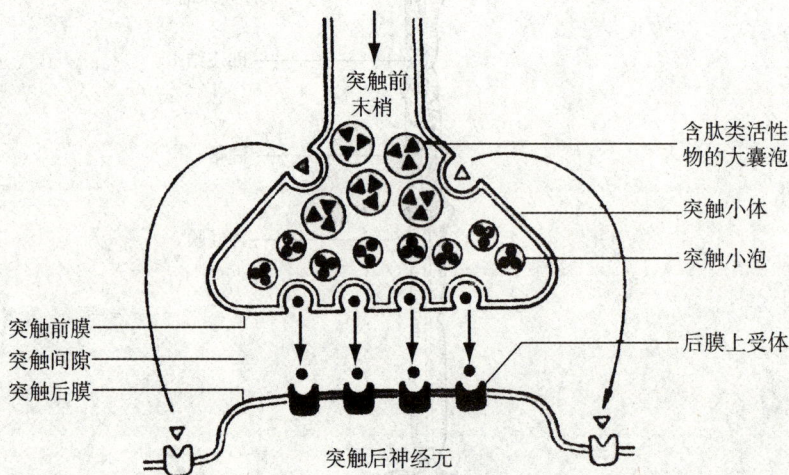

图10-2 化学突触结构示意图

根据接触部位不同，将突触分为轴-体突触、轴-树突触、轴-轴突触共三类。

（二）突触传递

突触传递是指突触前神经元的信息传递到突触后神经元的过程。

突触传递过程如下：当突触前神经元有冲动传到轴突末梢时，突触前膜发生去极化，引起突触前膜上电压门控 Ca^{2+} 通道开放，细胞外 Ca^{2+} 进入末梢轴浆内，导致轴浆内 Ca^{2+} 浓度瞬时增高，触发突触囊泡的出胞作用，引起神经递质的释放。递质进入突触间隙后，经扩散抵达突触后膜，作用于后膜上特异性受体或化学门控通道，引起突触后膜对某些离子通透性的改变，带电离子进出突触后膜，导致突触后膜发生去极化或超极化的电位变化，这种电位变化称为**突触后电位**。突触后电位包括兴奋性突触后电位和抑制性突触后电位两种类型。

1. 兴奋性突触后电位（EPSP） 当神经冲动抵达突触前膜时，突触前膜释放兴奋性递质，作用于突触后膜相应受体，提高了突触后膜对 Na^+、K^+ 的通透性，特别是 Na^+ 的通透性，引起 Na^+ 内流，从而使突触后膜去极化，这种在递质作用下突触后膜的局部去极化，提高了突触后神经元的兴奋性，故称为**兴奋性突触后电位**。这是一种局部电位，当突触前神经元活动增强或参与活动的突触数量增多时，兴奋性突触后电位发生总和，使电位幅度加大，达到阈电位水平时，在突触后神经元的轴突始段诱发动作电位；如没有达到阈电位水平，虽然不能引发动作电位，但能够使膜电位与阈电位的距离变近，因而使突触后神经元的兴奋性升高，此类作用常称为易化。

2. 抑制性突触后电位（IPSP） 当神经冲动抵达突触前膜时，突触前膜释放抑制性递质，作用于突触后膜受体，提高了突触后膜对 K^+、Cl^- 通透性，尤其是 Cl^- 的通透性，Cl^- 内流使突触后膜产生超极化，这种在递质作用下突触后膜的局部超极化称为**抑制性突触后电位**。它使突触后神经元的膜电位与阈电位的距离增大而不易爆发动作电位，即对突触后神经元产生了抑制效应。抑制性突触后电位也是一种局部电位，总和后对突触后神经元的抑制作用更强。

实际上，一个突触前神经元的轴突末梢通常发出多个分支与许多突触后神经元构成突触联系，而一个突触后神经元也可以和许多突触前神经元的轴突末梢构成突触联系。其中，既有兴奋性突触的联系，也有抑制性突触的联系。因此，一个神经元是兴奋还是抑制或兴奋与抑制的程度取决于这些突触传递产生的综合效应。

> **知识链接**
>
> ### 突触的可塑性
>
> 突触的形态和功能可发生较为持久改变的特性和现象称为突触的可塑性，这类特性与脑的学习和记忆功能有着密切关系。例如在某种刺激重复作用下，突触前神经末梢释放递质逐渐减少，可导致突触传递功能发生较长时程的减弱；有时也可相反，引起突触前神经末梢释放递质增加，导致突触传递功能发生较长时程的增强。

三、中枢兴奋传递的特征

中枢神经系统内兴奋的传递至少经过一次以上的突触传递，因此，中枢兴奋的传递比神经纤维上的兴奋传导复杂，具有以下几个特征。

1. 单向传递 兴奋通过突触传递时，只能由突触前神经元向突触后神经元传递，这是由突触结构的特点所决定的。因为神经递质是由突触前神经元释放的，受体分布在突触后膜。这种定向传递保证了神经系统活动有规律地进行。

2. 中枢延搁 突触传递经历递质的释放、扩散以及对突触后膜相应受体的作用等环节，因此兴奋通过突触耗时较长，称为突触延搁，又称中枢延搁。在反射中枢内，通过突触的数目越多，中枢延搁的时间越长。

3. 总和 从单根神经纤维传入的单一神经冲动，一般不能引起突触后神经元产生动作电位。但是由一根神经纤维连续传入冲动或从多根神经纤维同时传入冲动时，可以产生总和，引起突触后神经元产生兴奋，前者称为时间的总和，后者称为空间的总和。

4. 兴奋节律的改变 在反射活动中，传入神经和传出神经的冲动频率并不一致。说明兴奋通过中枢后，其兴奋节律发生了改变。这是因为突触后神经元常同时接受多个突触前神经元的信号传递，突触后神经元自身状态也可能不同。因此，最后传出冲动的节律取决于各种影响因素的综合效应。

5. 对内环境变化的敏感性和易疲劳性　中枢活动中，突触易受内环境变化的影响，如缺氧、麻醉剂等，均可作用于突触传递的某些环节，改变突触传递的能力。

四、神经递质

（一）神经递质的概念

化学性突触传递的实现，必须有神经递质的参与。**神经递质**是指由突触前神经元合成，并在轴突末梢处释放的信息传递物质。

> **知识链接**
>
> ### 神经调质
>
> 　　除神经递质外，神经元还能合成和释放一些化学物质，它们并不在神经元之间直接起信息传递作用，而是增强或削弱递质的信息传递效应，此类对递质信息传递起调节作用的物质称为神经调质，神经调质所发挥的作用称为调制作用。实际上由于神经递质在某些情况下也可以起到调质的作用，而在某些情况下神经调质也可以发挥神经递质的作用，故两者之间并没有十分明显的界限。
>
> 　　一般认为，一个神经元内可以存在两种或两种以上的神经递质或调质，这种现象称为递质共存。递质共存的意义在于协调某些生理功能活动。

（二）神经递质的分类

按存在部位的不同，神经递质可分为中枢神经递质和外周神经递质两大类。外周神经递质包括自主神经递质和躯体运动神经纤维释放的递质。下面介绍几类中枢神经递质。

1. 乙酰胆碱　以乙酰胆碱为递质的神经元称为**胆碱能神经元**，它在中枢的分布极为广泛，脊髓、脑干网状结构、丘脑、纹状体、边缘系统等处都有乙酰胆碱递质及其受体。乙酰胆碱是非常重要的一类神经递质，几乎参与了神经系统的所有功能活动，包括学习与记忆、觉醒与睡眠、感觉与运动、内脏活动等多方面的调节过程。

2. 胺类递质　包括多巴胺、去甲肾上腺素、肾上腺素、5 - 羟色胺和组胺等。脑内的多巴胺主要由中脑黑质的神经元产生，沿黑质 - 纹状体投射系统分布，组成黑质 - 纹状体多巴胺递质系统，主要参与对躯体运动、精神情绪活动、垂体内分泌功能以及心血管活动等的调节。在中枢神经系统，以去甲肾上腺素作为递质的神经元称为**去甲肾上腺素能神经元**，其胞体主要位于低位脑干，参与心血管活动、情绪、体温、摄食和觉醒等的调节。以肾上腺素为递质的神经元称为**肾上腺素能神经元**，其胞体主要分布于延髓，主要参与心血管活动的调节。5－羟色胺能神经元胞体主要集中于低位脑干的中缝核内，主要调节痛觉与镇痛、情绪、睡眠、体温、垂体内分泌等功能活动。

3. 氨基酸类递质　主要包括谷氨酸、γ－氨基丁酸、甘氨基。谷氨酸是脑内含量最高的氨基酸，在中枢内分布极为广泛，几乎对所有神经元都有兴奋作用，是脑内主要的兴奋性递质。γ－氨基丁酸也存在于黑质－纹状体系统中，是脑内主要的抑制性递质。甘氨基则主要分布在脊髓和脑干，也是一种抑制性递质，如与脊髓运动神经元构成抑制性突触联系的闰绍细胞，其末梢释放的递质就是甘氨酸。

4. 神经肽　是指分布于神经系统内起递质或调质作用的肽类物质。包括阿片肽、下丘脑调节肽、神经垂体肽和脑肠肽等，它们的种类和功能极为复杂，在体内发挥着重要的作用。

知识链接

轴浆运输

　　神经元轴突内的细胞质称为轴浆。轴浆能在胞体与轴突末梢之间流动，在轴突内借助轴浆流动而运输物质的现象，称为轴浆运输。它对维持神经元的正常结构和功能的完整性有着重要意义。

　　轴浆运输是一个主动的过程，具有双向性。自胞体向轴突末梢的轴浆运输称为顺向轴浆运输；自轴突末梢向胞体的轴浆运输称为逆向轴浆运输。顺向轴浆运输又可分为快速轴浆运输和慢速轴浆运输两种，快速轴浆运输指具有膜结构的细胞器，如线粒体、含有递质的囊泡和分泌颗粒等的运输；慢速轴浆运输指轴浆内的可溶性成分随微管、微丝等结构不断向前延伸而发生的移动。某些物质（如神经生长因子、狂犬病病毒、破伤风毒素等）可通过入胞作用被摄入神经末梢，然后以逆向轴浆运输的方式运输到胞体，对神经元的活动和存活产生影响。辣根过氧化物酶也可被逆向轴浆运输，故在神经科学研究中常将其注射在神经终末附近，用作示踪剂以显示胞体的位置。

第二节　神经系统的感觉功能

【问题导入】

　　为什么睡觉时，我们不会明显感受到外界的声光等刺激？

　　人和动物通过各种感受器感受内外环境变化的刺激，并将刺激转变为神经冲动，由传入神经传向中枢神经系统，形成各种感觉，同时产生相应的反射活动。

一、脊髓的感觉传导功能

　　躯体感觉经脊神经后根进入脊髓，其中躯干、四肢浅感觉（痛觉、温度觉、粗略

触 – 压觉）传入纤维在同侧脊髓后角交换神经元后，再发出神经纤维交叉至对侧，形成脊髓丘脑束，上行抵达丘脑的腹后外侧核；躯干、四肢的深感觉及精细触 – 压觉传入纤维进入脊髓后，先在同侧形成薄束和楔束，上行至脑干的薄束核和楔束核交换神经元后，再发出神经纤维交叉至对侧，并上行形成内侧丘系，止于丘脑的腹后外侧核。

二、丘脑的感觉投射功能

（一）丘脑的神经核团

丘脑的神经核团按其功能分为感觉接替核、联络核、髓板内核群。几乎所有的感觉（除嗅觉外）均在丘脑神经核团更换神经元，之后投射到大脑皮层。因此，丘脑是感觉的换元站。

（二）丘脑的感觉投射功能

根据丘脑各部分向大脑皮层投射特征的不同，将感觉投射系统分为特异性投射系统和非特异性投射系统（图 10 – 3）。

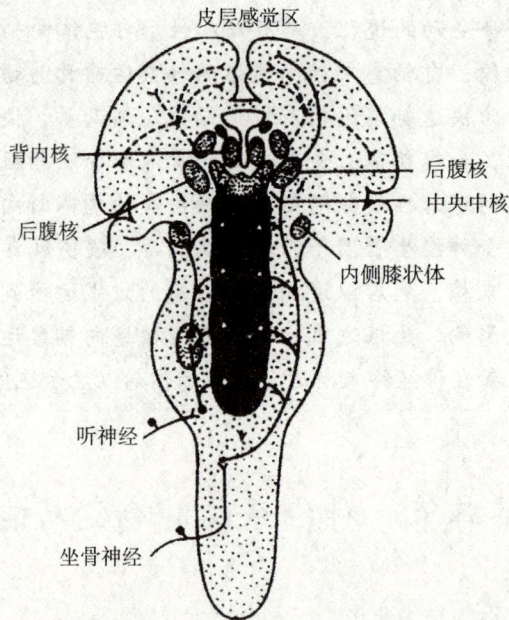

图 10 – 3 丘脑感觉投射系统示意图
黑色区代表脑干网状结构；实线代表特异投射系统；虚线代表非特异性投射系统

1. 特异性投射系统 各种感觉（除嗅觉外）经一定的感觉传导通路上传，到达丘脑的感觉接替核，换元后投射到大脑皮层特定区域，这一感觉传导系统称为特异性投射系统。每一种感觉都有自己专一的传导路径，感受器与大脑皮层的感觉区之间有点对点的投射关系。其主要的功能是引起特定的感觉（除嗅觉外），并激发大脑皮层发出传出冲动。

2. 非特异性投射系统 各种感觉传入纤维经过脑干时，发出侧支进入脑干网状结构，并通过多次换元后到达丘脑，在丘脑的非特异性核群换元后，再弥散地投射到大脑皮层的广泛区域，这一感觉传导系统没有专一的传导路径，是不同感觉的共同上传途径，故称为非特异性投射系统。与特异性投射系统不同，该系统不产生特定的感觉。主要功能是维持和改变大脑皮层的兴奋状态，使机体保持觉醒。由此认为，在脑干网状结构中具有上行唤醒作用的功能系统，称为脑干网状结构上行激动系统。由于该系统是一个多突触接替的上行系统，因此易受药物的影响。

三、大脑皮层的感觉分析功能

不同部位的感觉投射到大脑皮层的不同区域，大脑皮层对各种感觉传入冲动进行精细的分析和综合，从而产生相应的感觉。大脑皮层是分析各种感觉的最高级中枢。不同的感觉投射到大脑皮层不同区域。

（一）体表感觉代表区

大脑皮层的中央后回称第一感觉区。其投射规律有：①交叉投射：躯体感觉传入冲动向皮层投射具有交叉的性质，但头面部感觉的投射是双侧性的；②倒置分布：投射区域的空间排列是倒置的，但头面部代表区内部的安排是正立的；③投射区域的大小与不同体表部位的感觉分辨精细程度正相关：体表感觉分辨愈精细的部位在中央后回的代表区也愈大（图 10-4）。

（二）其他感觉区

内脏感觉的投射区混杂在第一感觉区中，第二体感区、运动辅助区、边缘系统的皮层部位等，也与内脏感觉有关。本体感觉投射区主要在中央前回，指肌肉、关节等的位置觉与运动觉，代表区接受来自肌肉、肌腱和关节等处的感觉信息，以感知身体在空间的位置、姿势以及身体各部分在运动中的状态。视觉代表区位于枕叶距状沟的上、下缘。左眼颞侧和右眼鼻侧视网膜的传入纤维投射到左侧枕叶皮质，而右眼颞侧和左眼鼻侧视网膜的传入纤维投射到右侧枕叶皮质；听觉投射到双侧皮层颞叶的颞横回与颞上回等，听觉的投射是双侧性的，即一侧皮质代表区接受双侧耳蜗听觉感受器传来的冲动。

四、痛觉

痛觉是一种复杂的主观感觉。痛觉感受器是游离的神经末梢，广泛存在于各器官、组织中。痛觉感受器没有适宜的刺激，也不易产生适应现象。痛觉作为报警信号，可唤起警觉，对机体具有保护作用。疼痛往往是许多疾病的共同症状，可伴有恶心、出汗和血压改变等自主神经反应，剧烈的疼痛可使人休克。痛觉可分为皮肤痛觉和内脏痛觉。

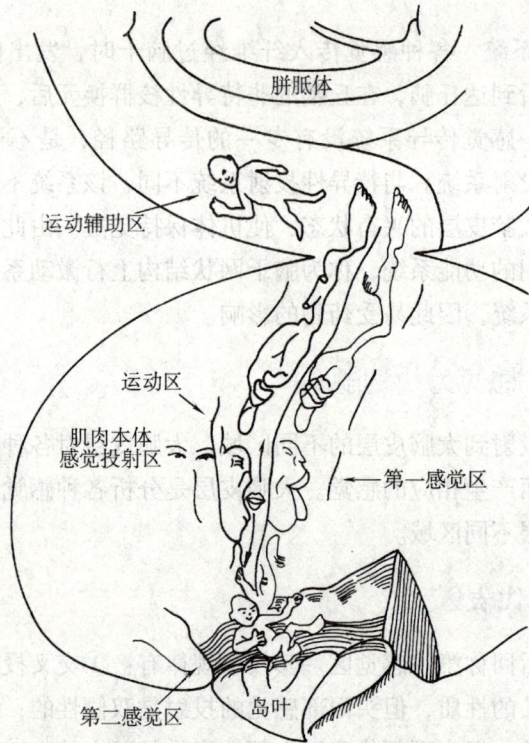

图 10 - 4 大脑皮层体表感觉与躯体运动功能代表区示意图

（一）皮肤痛觉

当伤害性刺激作用于皮肤时，可先后出现两种不同性质的痛觉，即快痛和慢痛。快痛是受到刺激时立即发生的尖锐"刺痛"，产生和消失迅速，感觉清晰，定位准确，对刺激的性质分辨力强；慢痛表现为一种定位不准确的"烧灼痛"，持续时间较长，痛感强烈而难以忍受，并伴有不愉快的情绪反应和心血管、呼吸等功能活动的改变。

（二）内脏痛与牵涉痛

内脏痛与皮肤痛相比具有以下几个特点：①缓慢、持续；②定位不清楚，且对刺激的分辨能力差；③对机械牵拉、痉挛、缺血、炎症等刺激敏感，而对切割、烧灼等刺激不敏感；④常伴有牵涉痛。

牵涉痛是指某些内脏疾病引起体表一定部位发生疼痛或痛觉过敏的现象。例如，心肌缺血时，常感到心前区、左肩和左上臂尺侧疼痛；胆囊炎、胆石症发作时，可感觉右肩胛部疼痛；患阑尾炎时，发病初期常出现脐周和上腹部疼痛；患胃溃疡或胰腺炎时，可出现左上腹和肩胛骨疼痛；患肾结石时，可引起腹股沟区疼痛；输尿管结石则可引起睾丸疼痛等。了解牵涉痛的部位对诊断某些内脏疾病具有重要参考价值。

知识链接

牵涉痛的产生机制

目前有两种学说，即会聚学说和易化学说。会聚学说认为，发生牵涉痛的体表部位的传入纤维与患病内脏的传入纤维由同一后根进入脊髓后角，这些纤维可能与相同的后角神经元形成突触联系（会聚），由于生活中疼痛多来自体表部位，大脑皮质习惯于识别体表的刺激信息，因而将来自内脏的痛觉信息识别为来自体表，以致产生牵涉痛。易化学说认为，传入神经纤维到达脊髓后角同一区域，更换神经元的部位很靠近，患病内脏的传入冲动可提高邻近的体表感觉神经元的兴奋性，即产生易化作用，这样就使平常并不引起体表疼痛的刺激变成了致痛刺激。

第三节　神经系统对躯体运动的调节

【问题导入】

你知道日常生活中手是如何准确抓住物品的吗？

神经系统对躯体运动的调节是通过对骨骼肌活动的调节来实现的。从脊髓至大脑皮层的各级中枢对躯体运动均有直接或间接的调节功能。

一、脊髓对躯体运动的调节

脊髓是调节躯体运动的最基本中枢，它可以完成形式比较简单的躯体反射活动，如牵张反射、屈肌反射和对侧伸肌反射等。

（一）牵张反射

1. 牵张反射　**牵张反射**是指有神经支配的骨骼肌在受到外力牵拉而伸长时，反射性地引起受牵拉的同一块肌肉收缩。牵张反射有肌紧张和腱反射两种类型。腱反射是指快速牵拉肌腱时发生的牵张反射。例如，叩击髌骨下缘的股四头肌肌腱，可引起股四头肌收缩，膝关节伸展，称为膝反射。腱反射的反射弧比较简单，反射中枢只涉及 $1 \sim 2$ 个脊髓节段，反射范围也只局限于受牵拉的肌肉。腱反射减弱或消失，常提示反射弧受损；而腱反射亢进，则常提示高位中枢可能有病变。因此，临床上常通过对腱反射的检查来了解神经系统的功能状态或病变部位。

肌紧张是指缓慢持续牵拉肌腱时发生的牵张反射，表现为受牵拉的肌肉发生微弱而持久的收缩。肌紧张是维持躯体姿势最基本的反射活动，是姿势反射的基础。

2. 牵张反射的反射弧　牵张反射的反射弧比较简单。感受器是肌肉中的肌梭，传入神经是 I_α 类纤维，中枢在脊髓内，传出纤维是 A_α 纤维，效应器是该肌肉的梭外肌。因此，牵张反射反射弧的显著特点是感受器和效应器都在同一块肌肉中。

（二）屈肌反射和对侧伸肌反射

当一侧肢体受到伤害性刺激时，同侧肢体的屈肌收缩、伸肌舒张，肢体产生屈曲，称为屈肌反射，屈肌反射使躯体躲避伤害性刺激，具有一定保护意义。当一侧下肢受到严重的伤害性刺激时，同侧肢体的屈肌收缩的同时，对侧肢体伸肌收缩，肢体伸直，称为对侧伸肌反射，对侧伸肌反射主要是维持身体平衡。

二、脑干对躯体运动的调节

脑干在躯体运动的调节中也起着重要用，主要是通过网状结构的易化区和抑制区的活动调节肌紧张。脑干网状结构中存在抑制和加强肌紧张的区域。延髓网状结构腹内侧部能够抑制肌紧张和肌肉运动的区域称为**抑制区**；加强肌紧张和肌肉运动的区域称为**易化区**，位于延髓网状结构的背外侧部、脑桥被盖、中脑的中央灰质与被盖等脑干中央区域（图10-5）。

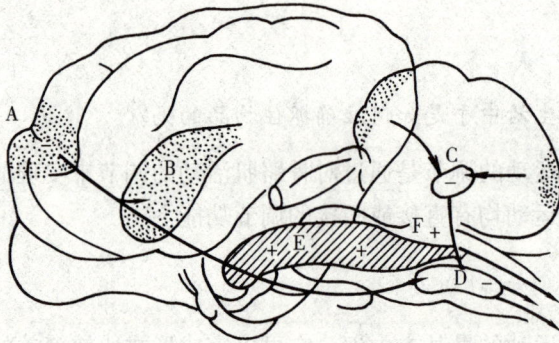

图10-5　猫脑干网状结构下行易化和抑制系统示意图

A：运动皮层；B：基底神经节；C：小脑；D：网状结构抑制区；E：网状结构易化区；F：前庭神经核

脑干网状结构抑制区本身没有自发活动，只有在高位中枢的作用下才能发挥抑制肌紧张的效应。在高位中枢的调控下，脑干网状结构易化区和抑制区的活动保持相对平衡，易化区的作用略占优势，以维持正常的肌紧张，如果平衡被打破，将导致肌紧张增强或减弱。资料表明，在动物中脑的上、下丘之间切断脑干，动物出现头尾昂起、四肢伸直、脊柱挺硬等伸肌紧张亢进的现象，称为**去大脑僵直**。原因是大脑皮层运动区、纹状体等高位中枢与脑干网状结构抑制区联系被切断，使抑制区活动减弱，易化区作用占明显优势，出现伸肌紧张亢进。在人类，当颅内病变侵犯脑干时，也会出现去大脑僵直，表现为头后仰，上下肢伸直僵硬，上臂内旋，手指屈曲，常提示预后不良。

三、小脑对躯体运动的调节

小脑可分为前庭小脑、脊髓小脑和皮层小脑，它与各级神经中枢有着广泛的联系，在躯体运动和姿势调节中起着重要的作用（图10-6）。

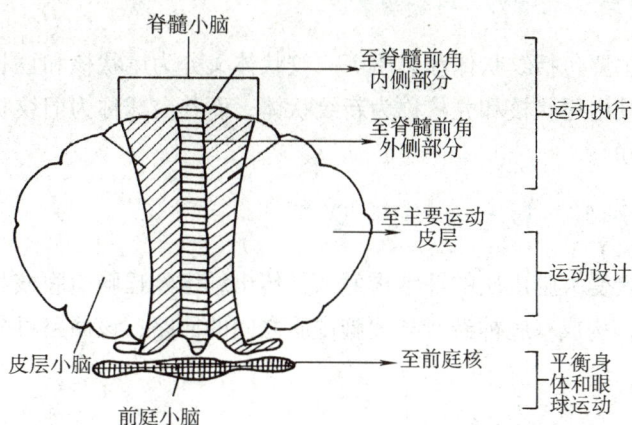

图 10 - 6 小脑的分区与传入、传出纤维联系示意图

注：小脑的功能分区（前庭小脑、脊髓小脑和皮质小脑）及其不同的传出投射：脊髓前角内侧部的运动神经元控制躯干和四肢近端的肌肉运动，与姿势的维持和粗大的运动有关；而脊髓前角外侧部的运动神经元控制四肢远端的肌肉运动，与精细、技巧性的运动有关。

（一）前庭小脑

前庭小脑即绒球小结叶，其传入纤维来自前庭器官，主要功能是维持躯体平衡。前庭小脑病变时，患者会出现躯体平衡失调，如站立不稳、步态蹒跚、易跌倒等症状。前庭小脑还有控制眼球运动的功能，受损时可出现眼球震颤。

（二）脊髓小脑

脊髓小脑由小脑蚓部和小脑半球中间部组成，可察觉运动执行情况与运动指令之间的误差，向大脑皮层发出矫正信号，以纠正运动的偏差，其主要功能是协调随意运动，使动作能按照预定的目标进行。此外，脊髓小脑还具有调节肌紧张的作用。小脑对肌紧张的易化和抑制双重作用是通过对脑干网状结构易化区和抑制区的调控实现的。在进化过程中，抑制肌紧张的作用逐渐减弱，而易化作用逐渐增强。所以，脊髓小脑受损后可出现随意运动障碍和肌张力减弱。

（三）皮层小脑

皮层小脑是指小脑半球外侧部，主要参与设计随意运动和编制运动程序。在运动过程中，大脑皮层与小脑之间不断进行联合活动，使运动逐步协调和熟练起来。

综上所述，小脑对躯体运动的调节主要表现在维持躯体平衡、调节肌紧张、协调随意运动三个方面。

四、基底神经节对躯体运动的调节

基底神经节主要包括纹状体和黑质等。纹状体又分为尾状核和豆状核，豆状核分为壳核和苍白球。其中尾状核和壳核称为新纹状体，而苍白球称为旧纹状体。这些神经节之间存在紧密的联系。

（一）基底神经节与大脑皮质的联系

基底神经节接受大脑皮质的纤维投射，其传出纤维经丘脑前腹核和外侧腹核接替后又回到大脑皮质，构成基底神经节与大脑皮质之间的回路；该回路可分为直接通路和间接通路两条途径。

（二）黑质－纹状体投射系统

黑质和纹状体之间存在密切的联系，黑质－纹状体多巴胺能投射系统由黑质发出，纤维投射到新纹状体内的多棘神经元。

（三）与基底神经节损害有关的疾病

一般认为基底神经节损伤的临床表现可分为两大类：一类表现为运动过少而肌紧张增强，例如帕金森病；另一类表现为运动过多而肌紧张降低，例如舞蹈病。

帕金森病，也称震颤麻痹，主要症状是全身肌紧张增高、肌肉强直、随意运动减少、动作缓慢、面部表情呆板、常伴有静止性震颤等。帕金森病发生的机制与中脑黑质的病变有关。当黑质病变时，黑质－纹状体多巴胺递质系统功能受损，可引起直接通路活动减弱而间接通路活动增强，使大脑皮质对运动的发动受到抑制，因而出现一系列症状。在临床中使用左旋多巴以增加多巴胺的合成，能明显改善帕金森病患者的症状。

舞蹈病，也称亨廷顿病，患者主要表现为头部和上肢不自主的舞蹈样动作，伴肌张力降低等症状。舞蹈病的病变部位在新纹状体。当新纹状体病变时，对苍白球外侧部的抑制作用减弱，引起间接通路活动减弱而直接通路活动相对增强，使大脑皮质对运动的发动产生易化作用，从而出现舞蹈病的症状。临床上用利血平降低中枢神经内多巴胺类递质含量可缓解其症状。

五、大脑皮层对躯体运动的调节

大脑皮层运动区主要分布于中央前回和运动前区。该中枢对骨骼肌运动的调节有以下特点：①交叉支配：即一侧大脑皮层运动区支配对侧躯体的骨骼肌，但对头面部肌肉的支配多数是双侧性的。②倒置分布：运动区在中央前回总的安排是倒置的，但头面部内部的安排是正立的。③运动代表区的大小与运动的精细复杂程度呈正相关。

大脑皮层通过下行运动传导通路来实现对躯体运动的调节。运动传导通路可分为**锥体系**和**锥体外系**两个系统。

锥体系是指皮层脊髓束和皮层脑干束。皮层脊髓束是由皮层发出，经内囊、脑干下行到达脊髓灰质前角运动神经元的传导束；皮层脑干束是由皮质出发，经内囊到达脑干躯体运动神经核的传导束。锥体系的主要功能是发动随意运动。大脑皮层的运动神经元常称为上运动神经元。上运动神经元损伤被认为就是皮质运动区或锥体束损伤，产生"中枢性瘫痪"，表现为"硬瘫"，出现范围广泛的随意运动麻痹、骨骼肌张力增加、腱反射亢进、巴宾斯基征阳性等"锥体束综合征"。脊髓灰质前角和脑神经躯体运动核内的神经元常称为下运动神经元。下运动神经元损伤，即脊髓灰质前角损伤，引起肌肉麻痹的范围较为局限，骨骼肌张力降低，表现为弛缓性瘫痪、腱反射减弱或消失、肌肉因营养障碍而明显萎缩。

锥体外系是指起源于大脑皮层广泛区域的、锥体系以外的所有控制脊髓运动神经元活动的下行通路。它主要由大脑皮层、纹状体、小脑、丘脑、中脑红核和黑质、前庭核、脑干网状结构等发出的纤维组成。从大脑皮层发出的纤维须在这些部位多次换元，再到达脊髓前角运动神经元。锥体外系的主要功能是调节肌紧张和协调肌群的运动。

知识链接

巴宾斯基征

人类皮质脊髓侧束受损将出现巴宾斯基征阳性，即以钝物划足跖外侧时，出现拇趾背屈和其他四趾外展呈扇形散开的体征。临床上可根据此体征来判断皮质脊髓侧束是否受损。由于脊髓受高位中枢的控制，平时这一反射被抑制而不表现出来，皮质脊髓侧束受损后，该抑制解除，故可出现这种反射。婴儿由于该传导束未发育完全以及成人在深睡眠或麻醉状态下，也可出现巴宾斯基征阳性。

第四节　神经系统对内脏功能的调节

【问题导入】

你知道农药"乐果"是如何毒死人吗？

人体内脏器官的活动主要受自主神经系统的调节。自主神经也称内脏神经或植物性神经。

一、自主神经的主要功能及生理意义

（一）自主神经系统的结构和功能特征

自主神经系统的功能主要在于调节心肌、平滑肌和腺体的功能活动，以维持内环境的相对稳定。其结构和功能特征如下。

1. 节前纤维和节后纤维　交感神经系统的节前神经元位于脊髓的胸 1～腰 3 灰质侧

角；副交感神经系统的节前神经元位于脑干的副交感神经核和脊髓的骶副交感核。由节前神经元发出的纤维为节前纤维，在周围神经节换元，发出的纤维为节后纤维（但肾上腺髓质直接接受交感神经节前纤维的支配）。交感神经节离效应器较远，因此节前纤维短，节后纤维长；副交感神经节通常位于效应器附近或壁内，因此节前纤维长，节后纤维短。一根交感神经节前纤维与许多节后神经元联系，故刺激交感神经节前纤维，引起的反应比较弥散；而副交感神经则不同，节前纤维与较少的节后神经元联系，因此引起的反应比较局限。

2. 双重神经支配 人体多数器官都接受交感神经和副交感神经双重支配，但交感神经分布更广泛，几乎全身所有内脏器官都受其支配。副交感神经分布相对较局限，某些内脏器官不受其支配，如肾、肾上腺髓质、汗腺、竖毛肌、皮肤和肌肉内的血管等，使交感神经兴奋时引起的反应较副交感神经更弥散。

3. 功能相互拮抗 交感神经和副交感神经对同一器官的作用往往相互拮抗。而这种相互拮抗作用既对立又统一，使受支配器官的活动能适应不同条件下的需要。例如，迷走神经抑制心脏的活动，如机体安静时，迷走神经作用占优势，有利于心脏的休整；而交感神经可以兴奋心脏活动，如机体活动时，交感神经的作用占优势，使心脏的活动加强，有利于满足机体对血流量增加的需要。

4. 具有紧张性作用 自主神经对内脏器官持续发放低频率神经冲动，使效应器经常维持一定的活动状态，这种作用称为紧张性作用。各种内脏功能调节都是在紧张性活动的基础上进行的。例如支配心脏活动的交感神经和副交感神经，在安静时都具有紧张性作用。切断交感神经可使心率减慢，而切断副交感神经则使心率加快。

5. 受效应器功能状态的影响 资料表明，自主神经对内脏功能的调节作用明显受到效应器功能状态的影响。例如，刺激有孕子宫的交感神经，可增强子宫运动，而对无孕子宫则抑制其运动。

（二）自主神经系统的主要功能

交感神经和副交感神经在体内分布广泛，对许多器官都有一定的作用，在前已有讲述。自主神经系统的功能详见表 10 - 1。

表 10 - 1　自主神经的主要功能

器官	交感神经	副交感神经
循环器官	心跳加快加强； 腹腔内脏血管、皮肤血管以及分布于唾液腺和外生殖器的血管均收缩，脾脏血管收缩，肌肉血管可收缩（肾上腺素能）或舒张（胆碱能）	心跳减慢，心房肌收缩减弱； 部分血管（如软脑膜动脉和外生殖器的血管等）舒张
呼吸器官	支气管平滑肌舒张	支气管平滑肌收缩，促进黏膜腺分泌
消化器官	分泌黏稠唾液，抑制胃肠道运动和胆囊活动，促进括约肌收缩	分泌稀薄唾液，促进胃液、胰液分泌，促进胃肠运动和胆囊收缩，使括约肌舒张

器官	交感神经	副交感神经
泌尿生殖器官	逼尿肌舒张，括约肌收缩，促进子宫收缩；收缩（妊娠子宫）或舒张（未孕子宫）	逼尿肌收缩，括约肌舒张
眼	瞳孔扩大，睫状肌松弛，上眼睑平滑肌收缩	瞳孔缩小，睫状肌收缩，促进泪腺分泌
皮肤	竖毛肌收缩，汗腺分泌（胆碱能）	
代谢	促进糖原分解、脂肪动员，促进肾上腺髓质分泌	促进胰岛素分泌

（三）自主神经活动的生理意义

当人体遭遇内、外环境骤然变化时（如剧烈运动、窒息、失血、恐惧等），引起交感神经－肾上腺髓质系统功能亢进的现象，称**应急反应**。主要表现为心跳加快，心肌收缩力增强，心输出量增多，血压升高；皮肤和腹腔内脏血管收缩，骨骼肌血管舒张，血液重新分配；支气管平滑肌舒张，呼吸加深加快，肺通气量增多；代谢活动加强以提供充足的能量；中枢神经系统的兴奋性增高，提高机体反应的灵敏性。可见，交感神经活动的生理意义在于动员机体各器官的潜力，使机体迅速适应环境的急剧变化。

人体在安静时，副交感神经的活动较强。常伴有胰岛素分泌增多，称为迷走－胰岛系统。这一系统活动的意义主要在于促进消化和吸收、积蓄能量，加强排泄，保证安静时基本生命活动的正常进行。

二、自主神经的递质与受体

（一）自主神经的递质

自主神经对内脏器官活动的调节是通过神经末梢释放神经递质来实现的。神经递质主要有乙酰胆碱（Ach）和去甲肾上腺素（NE）。

生理学中根据神经末梢释放递质种类的不同，将自主神经纤维分为两类：末梢释放乙酰胆碱的称为**胆碱能纤维**；末梢释放去甲肾上腺素的称为**肾上腺素能纤维**。胆碱能纤维包括副交感神经节前和节后纤维、交感神经节前纤维以及小部分交感神经的节后纤维（支配部分血管、汗腺、竖毛肌等）、躯体运动纤维。肾上腺素能纤维包括绝大部分交感神经节后纤维。

（二）自主神经的受体

1. 胆碱能受体　能与乙酰胆碱结合的受体称为**胆碱能受体**，可分为毒蕈碱受体和烟碱受体两类。

（1）**毒蕈碱受体**　能与毒蕈碱发生特异性结合并引发生理效应的胆碱能受体称为**毒蕈碱受体**（M受体）。主要分布于副交感神经节后纤维所支配的效应器细胞膜上。乙酰胆碱和M受体结合所产生的生理效应称为毒蕈碱样作用（M样作用），表现为支气管和胃肠道平滑肌以及膀胱逼尿肌收缩；心脏活动抑制；瞳孔括约肌收缩，瞳孔缩小；消化腺、汗腺分泌等。阿托品是 M 受体的阻断剂，能减弱或消除乙酰胆碱引起的 M 样作用。临床上使用阿托品，可解除胃肠平滑肌痉挛，缓解疼痛，但也有心跳加快、唾液和汗液分泌减少等副反应。

(2) 烟碱受体　能与烟碱发生特异性结合并引发生理效应的胆碱能受体称为**烟碱受体**（N 受体）。烟碱受体分为两类，即 N_1 受体和 N_2 受体。其中 N_2 受体分布于骨骼肌的运动终板膜上，不属于自主神经受体。N_1 受体分布于自主神经节细胞膜上，乙酰胆碱与 N_2 受体结合表现为自主神经节后纤维的兴奋。筒箭毒碱既可阻断 N_1 受体，也可阻断 N_2 受体的功能。

2. 肾上腺素能受体　能与儿茶酚胺类神经递质（包括肾上腺素、去甲肾上腺素等）结合的受体称为**肾上腺素能受体**，可分为 α 受体和 β 受体（表 10 - 2）。

表 10 - 2　肾上腺素能受体的分布及效应

效应器		受体	效应
眼	虹膜辐射状肌	α_1	收缩（扩瞳）
	睫状体肌	β_2	舒张
心	窦房结	β_1	心率加快
	传导系统	β_1	传导加快
	心肌	α_1、β_1	收缩力加强
血管	冠状血管	α_1	收缩
		β_2（主要）	舒张
	皮肤黏膜血管	α_1	收缩
	骨骼肌血管	α_1	收缩
	脑血管	β_2（主要）	舒张
		α_1	收缩
	腹腔内脏血管	α_1（主要）	收缩
		β_2	舒张
	唾液腺血管	α_1	收缩
支气管平滑肌		β_2	舒张
胃肠	胃平滑肌	β_2	舒张
	小肠平滑肌	α_2	舒张（可能是胆碱纤维的突触前受体，调节乙酰胆碱的释放）
		β_2	舒张
膀胱	括约肌	α_1	收缩
	逼尿肌	β_2	舒张
	三角区和括约肌	α_1	收缩
子宫	平滑肌	α_1	收缩（有孕子宫）
		β_2	舒张（无孕子宫）

续表

效应器	受体	效应
竖毛肌	α_1	收缩
糖酵解代谢	β_2	增加
脂肪分解代谢	B_3	增加

(1) α 受体　可分为 α_1 和 α_2 两种亚型。α_1 受体主要分布在血管平滑肌、胃肠道及膀胱括约肌、瞳孔开大肌等部位。儿茶酚胺与平滑肌 α_1 受体结合后所产生的效应主要是兴奋性的，如使血管收缩、子宫收缩、瞳孔开大肌收缩等，但对小肠为抑制性效应，使小肠的平滑肌舒张。α_2 受体主要分布在突触前膜上。酚妥拉明为 α 受体阻断剂，可消除去甲肾上腺素引起的血管收缩、血压升高等效应。

(2) β 受体　β 受体可分为 β_1 受体和 β_2 受体。β_1 受体主要分布在心肌细胞膜，与肾上腺素和去甲肾上腺素结合后产生兴奋效应，使心率加快，心肌收缩力增强等。β_2 受体分布于支气管、胃、肠、子宫及许多血管平滑肌细胞上，肾上腺素和去甲肾上腺素与 β_2 受体结合后主要产生抑制效应，使冠状血管、骨骼肌血管、子宫、小肠、支气管等平滑肌舒张。普萘洛尔是 β 受体的阻断剂。

三、内脏活动的中枢调节

在中枢神经系统中，脊髓、脑干、下丘脑和大脑皮层的各部位对内脏活动都有一定的调节作用。

（一）脊髓

脊髓不但是躯体运动最基本的调节中枢，同时也是排尿、排便、发汗、血管运动等内脏反射活动的初级中枢。但脊髓对这些反射的调节功能是不完善的，平时受高位中枢的控制，其自身所具有的功能不易表现出来。

（二）脑干

延髓中存在心血管活动、呼吸和消化的基本中枢，因此有"生命中枢"之称；瞳孔对光反射的中枢位于中脑；脑桥是角膜反射的中枢所在。低位脑干还有呼吸调整中枢、吞咽反射中枢和呕吐反射中枢等。

（三）下丘脑

下丘脑调节机体的摄食、水平衡、体温、内分泌、生物节律和情绪反应等许多重要的生理功能，是内脏活动调节的较高级中枢。

（四）大脑皮层

大脑皮质与内脏活动关系密切的结构是边缘系统和新皮质的某些区域。边缘系统包括边缘叶以及与其有密切关系的皮质和皮质下结构。边缘系统是调节内脏活动的重要中枢，可调节呼吸、胃肠、瞳孔、膀胱等的活动，其调节作用复杂而多变。此外，边缘系统还与情绪、食欲、性欲、生殖、防御、学习和记忆等活动有密切关系。

第五节　脑的高级功能与脑电活动

人的大脑除了能产生感觉、支配躯体运动和调节内脏活动外，还有更复杂的高级功能，包括条件反射、语言、思维等。

一、条件反射

条件反射是个体在生活过程或人为训练中后天获得的，它必须以非条件反射为基础。条件反射都是由信号刺激引起的，信号刺激的种类和数目很多，大体上可分为两大类：一是具体信号，称为**第一信号**，如声音、光线、气味、形状等；二是抽象信号，即语言和文字，称为**第二信号**。

> **知识链接**
>
> **条件反射**
>
> 　　经典条件反射的建立是俄国著名生理学家巴甫洛夫在动物实验中总结出来的，实验发现给狗吃食物会引起唾液分泌，这是非条件反射，如果每次给狗吃食物以前先出现一次铃声，然后再给食物，反复多次后，一听到铃声，狗就会分泌唾液。铃声本来是无关刺激，现在由于多次与食物结合应用，铃声具有了引起唾液分泌的作用，即铃声已成为食物（非条件刺激）的信号。此时铃声成为信号刺激或条件刺激，由条件刺激引起的反射就称为条件反射。可见，条件反射是在后天形成的，只要无关刺激与非条件刺激多次结合转变为条件刺激时，就可以形成条件反射。通常把无关刺激与非条件刺激在时间上的多次结合过程叫强化。

在人类，可由现实具体的信号作为条件刺激，建立条件反射；也可由抽象的语词代替具体的信号，形成条件反射。大脑皮层对第一信号发生反应的功能系统称为**第一信号系统**，对第二信号发生反应的功能系统称为**第二信号系统**。第一信号系统是人和动物所共有的，第二信号系统是人类所特有的，是区别于动物的主要特征。

二、语言功能

(一)大脑皮层的语言中枢

语言是人类大脑皮层重要的高级功能之一。人类大脑皮层存在四个与语言功能有关的区域,称为语言中枢(图 10-7),分别管理着听、说、读、写这四种语言功能。大脑皮层某一语言中枢损伤,会引起相应的语言功能障碍。

1. 运动性失语症 由中央前回底部前方受损引起。患者能看懂文字,也能听懂别人的谈话,自己却不会讲话(与发音有关的结构并未受损)。

2. 失写症 由额中回后部接近中央前回手部代表区受损引起。患者能听懂别人的讲话并看懂文字,也会说话,但不会书写,手的其他功能正常。

3. 感觉性失语症 由颞上回后部损伤引起。患者能讲话、书写、看懂文字,也能听见别人的发音,但听不懂别人讲话的内容含义。

4. 失读症 由角回损伤引起。患者视觉正常,但看不懂文字的含义。

以上所述各区在语言功能上虽然有不同的侧重,但各区的活动却是紧密关联的。正常情况下,它们协调活动,得以完成复杂的语言功能。

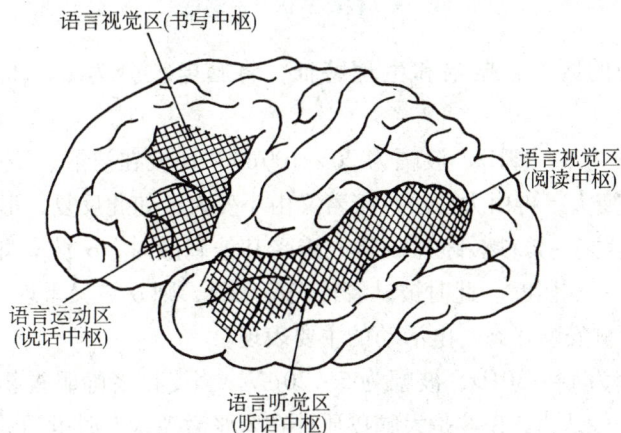

图 10-7 大脑皮层与语言功能有关的主要区域

(二)大脑语言中枢的优势半球

人类两侧大脑半球的功能是不对等的,语言中枢往往主要集中在一侧半球,此称为优势半球。资料表明,右利手者,语言功能主要由左侧大脑皮层管理,而与右侧大脑皮层无明显关系,即语言中枢的优势半球在左侧;左利手者,左右两侧半球都有可能成为语言活动的中枢。这与遗传有一定的关系,但主要是在后天生活实践中逐渐形成。在 10~12 岁前左侧半球优势还未完全建立牢固。如此时左侧大脑半球受损,还可能在右侧大脑皮层建立语言中枢。但成年以后,左侧半球优势已完全形成,如有左侧大脑半球的损伤，则右侧大脑半球就很难再建立起语言中枢。

三、脑电图

临床上将用脑电图机在头皮表面记录出的脑电变化波形称为**脑电图**。（图 10 - 8）

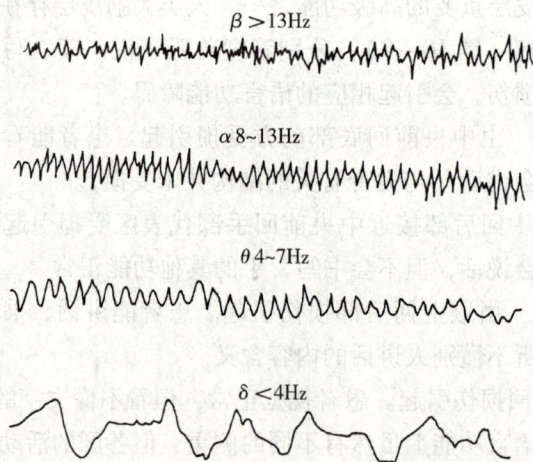

$\beta > 13Hz$

$\alpha\ 8\sim13Hz$

$\theta\ 4\sim7Hz$

$\delta < 4Hz$

图 10 - 8　四种基本脑电图波形

根据脑电活动的频率、振幅和生理特征，将脑电波分为 α、β、θ、δ 四种基本波形。

1. α 波　频率为 8 ~ 13Hz，波幅为 20 ~ 100μV。α 波在清醒、安静、闭眼时出现。α 波的波幅常由小变大，再由大变小，接着又由小变大，如此反复，形成 α 波的梭形波群。每一梭形持续约 1 ~ 2 秒。睁开眼睛或接受其他刺激时，α 波立即消失转而出现 θ 波，这一现象称为 α 波阻断。此时被试者再安静闭眼，则 α 波又重现。一般认为，α 波是大脑皮质处于清醒安静状态时电活动的主要表现。

2. β 波　频率为 14 ~ 30Hz，波幅为 5 ~ 20μV。当受试者睁眼视物或接受其他刺激时即出现 β 波。一般认为，β 波是大脑皮质处在紧张激动状态时电活动的主要表现。

3. θ 波　频率为 4 ~ 7Hz，波幅为 100 ~ 150μV。在成人困倦时可以出现。在幼儿时期，脑电波频率比成人慢，常见到 θ 波。

4. δ 波　频率为 0.5 ~ 3Hz，波幅为 20 ~ 200μV。成人在清醒状态下，几乎没有 δ 波，但在睡眠期间可出现。在婴儿时期，脑电频率比幼儿更慢，常可见到 δ 波。一般认为，高振幅的慢波（δ 或 θ 波）可能是大脑皮质处于抑制状态时电活动的主要表现。

脑电图对某些疾病，如癫痫、颅内占位性病变（如肿瘤等），有一定的诊断意义。例如，癫痫患者可出现异常的高频高幅脑电波或在高频高幅波后跟随一个慢波的综合波形。因此，利用脑电波改变的特点，并结合临床资料，可帮助诊断癫痫或探索肿瘤所在的部位。

四、觉醒与睡眠

觉醒和睡眠是人类正常的生理活动。在觉醒状态下，人体能迅速适应环境的变化，进行劳动和其他活动；而通过睡眠，可使人体的精力和体力得到恢复，利于睡眠后保持良好的觉醒状态。人每天所需的睡眠时间因年龄、个体而不同，一般成人需 7~9 小时。儿童需要的睡眠时间比成人长，新生儿需 18~20 小时，而老年人所需时间较短，为 5~7 小时。

（一）觉醒

觉醒状态的维持与非特异性感觉传入系统有直接关系。资料表明，刺激动物脑干网状结构可唤醒动物；在中脑头端切断网状结构后，动物出现昏睡现象。巴比妥类镇静催眠药物可阻断上行激动系统的作用而催眠。

（二）睡眠

睡眠有**慢波睡眠**和**快波睡眠**两种时相。成人进入睡眠后，首先是慢波睡眠，持续 80~120 分钟后转入快波睡眠，异相睡眠持续 20~30 分钟后，转入慢波睡眠。整个睡眠过程有 4~5 次交替，越近睡眠的后期，快波睡眠持续时间越长。

小　结

中枢神经系统由神经元和神经胶质细胞组成。神经元之间信息传递的主要方式是突触传递，传递的结果有两种，即出现 EPSP 和 IPSP。EPSP 产生使突触后神经元兴奋或兴奋性提高，IPSP 的产生使突触后神经元的兴奋性降低。

神经系统具有感觉功能。机体的感受器或感觉器官受刺激时，通过换能作用将产生的神经冲动上传到中枢，产生感觉。中枢神经系统的各部位在感觉产生过程中发挥的作用不同。特异投射系统投射到大脑皮质的特定感觉区，其主要功能是引起特定的感觉，并激发大脑皮质发出传出神经冲动；非特异投射系统弥散地投射到大脑皮质的广泛区域，主要功能是维持和改变大脑皮质的兴奋状态。大脑皮质是感觉分析的最高级中枢，通过大脑皮质的分析和综合，可以在人的主观意识中形成各种各样的感觉。

各级中枢在躯体运动调节中所起的作用不同，正常的躯体运动有赖于各级中枢的相互配合。脊髓是躯体运动最基本的反射中枢。脑干在肌紧张的调节中起着重要作用，它通过其网状结构易化区和抑制区活动调控脊髓躯体运动中枢的活动。小脑也是调节躯体运动的重要中枢，它在维持身体平衡、调节肌紧张和协调随意运动方面有重要作用。人体内脏器官的活动主要受自主神经系统的调节。自主神经系统可分为交感神经系统和副交感神经系统两大部分。自主神经对内脏器官的作用是通过神经末梢释放神经递质而实现的，其释放的递质主要为乙酰胆碱和去甲肾上腺素。与自主神经递质相对应的受体也有两种，即胆碱能受体和肾上腺素能受体。条件反射是大脑皮质活动的基本形式，其形成的基本条件是无关刺激与非条件刺激在时间上的结合。人类大脑皮质活动的特征是具有两个信号系统的活动和语言功能。大脑皮质活动时伴有生物电变化，临床上描记的脑电图表现的就是大脑皮质自发产生的节律性电位变化。

课 后 习 题

一、名词解释

突触　牵涉痛　腱反射　脊休克　胆碱能纤维　第二信号系统

二、填空题

1. 神经纤维兴奋传导的特征有_____、_____和_____。

2. 突触由_____、_____和_____三部分组成。

3. 中枢兴奋传递的特征有_____、_____、_____、_____、兴奋节律的改变及对内环境变化敏感和易疲劳。

4. 感觉投射系统可分为_____和_____。

5. 牵张反射分为两种类型，即_____和_____。临床上常通过检查_____了解神经系统功能状态，而_____是维持躯体姿势最基本反射。

6. 小脑对运动和姿势的调节主要表现在_____、_____和_____三个方面。

7. 自主神经末梢释放的递质主要是_____和_____。

8. 肾上腺素能受体可分两种，它们是_____受体和_____受体，普萘洛尔是_____受体的阻断剂。

9. 胆碱能受体可分两型，即_____受体和_____受体，阿托品是_____受体的阻断剂。

10. 生命的基本中枢位于_____，调节摄食、水平衡、体温、内分泌等重要生理过程的中枢位于_____。

三、单项选择题

1. 突触的兴奋性递质与突触后膜结合，主要使后膜
   A. 对 Ca^{2+} 通透性增多
   B. 对 K^+ 通透性增高
   C. 对 Na^+ 通透性增高
   D. 对 Cl^- 通透增高
   E. 对 Na^+ 通透性降低

2. 有关大脑皮层感觉机能定位的描述，错误的是
   A. 皮质感觉区主要在中央后回
   B. 大多感觉传入纤维都交叉投射到对侧皮质

C. 投射区的整体空间分布呈倒置状

D. 投射区的大小与感觉的灵敏度呈正相关

E. 皮质感觉区主要在中央前回

3. 特异投射系统的主要作用是

    A. 协调肌紧张   B. 维持觉醒   C. 调节内脏功能

    D. 引起特定感觉   E. 引起牵涉痛

4. 非特异投射系统的主要作用是

    A. 引起触觉   B. 引起牵涉痛   C. 调节内脏功能

    D. 维持睡眠状态   E. 维持大脑皮层的兴奋状态

5. 下列刺激中哪项不易引起内脏痛

    A. 切割   B. 牵拉   C. 缺血

    D. 痉挛   E. 炎症

6. 下列哪项不属于小脑的功能

    A. 维持身体平衡   B. 调节内脏活动   C. 维持姿势

    D. 协调随意运动   E. 调节肌紧张

7. 去大脑僵直的原因是

    A. 疼痛刺激所引起

    B. 切断了脑干网状结构抑制区

    C. 抑制区失去始动作用，易化区作用相对占优势

    D. 易化区兴奋性明显升高

    E. 抑制区抑制作用明显升高

8. 左侧中央前回受损，将导致

    A. 左侧躯体运动障碍   B. 右侧躯体运动障碍   C. 左侧感觉障碍

    D. 右侧感觉障碍   E. 两侧躯体运动障碍

9. 脊休克发生的原因是

    A. 损伤性刺激过强

    B. 失血引起血压过低

    C. 传入神经丧失传导功能

    D. 交感神经节前纤维失去功能

    E. 失去高位中枢抑制作用

10. 属于肾上腺素能纤维的是

    A. 绝大部分交感神经节后纤维

    B. 副交感神经节后纤维

    C. 支配汗腺的神经纤维

    D. 交感神经节前纤维

    E. 支配骨骼肌的神经纤维

11. 交感神经兴奋可引起

A. 瞳孔缩小   B. 逼尿肌收缩   C. 肠蠕动增强

D. 失去高位中枢易化作用   E. 支气管平滑肌收缩

12. 副交感神经兴奋可引起

A. 瞳孔扩大   B. 糖原分解   C. 胃肠运动增强

D. 心率加快   E. 竖毛肌收缩

13. 引起心脏活动抑制的胆碱能受体为

A. M 受体   B. β_1受体   C. β_2受体

D. N_2受体   E. N_1受体

14. 引起支气管平滑肌舒张的肾上腺素能受体为

A. α 受体   B. β_1受体   C. β_2受体

D. M 受体   E. N_1受体

15. 交感和副交感神经节前纤维释放的递质是

A. 肾上腺素   B. 去甲肾上腺素   C. 多巴胺

D. 乙酰胆碱   E. 5 - 羟色胺

16. 交感缩血管纤维末梢释放的递质是

A. 肾上腺素   B. 去甲肾上腺素   C. 乙酰胆碱

D. 多巴胺   E. 5 - 羟色胺

17. 可以作为 N 受体阻断剂的是

A. 普萘洛尔   B. 阿托品   C. 六烃季胺

D. 酚妥拉明   E. 筒箭毒

18. 关于条件反射，错误的是

A. 后天获得，有个体差异

B. 反射弧是暂时联系的

C. 具有预见性，易变性

D. 在皮质下中枢即可实现

E. 数量无限

19. 正常成人清醒、安静、闭目时出现的脑电波为

A. α 波   B. β 波   C. δ 波

D. θ 波   E. 以上都有可能

四、简答题

1. 简述突触传递的过程。

2. 什么是特异性投射系统与非特异性投射系统？它们在结构和功能上有何特点？

3. 大脑皮层运动区对躯体运动调节的特点有哪些？

4. 简述自主神经的受体类型、分布及与递质结合后的生理效应。

5. 交感神经和副交感神经系统的生理功能及意义如何？

第十一章 内 分 泌

学习要点

1. 激素概念、分类及激素的一般特性，激素的作用机制。

2. 下丘脑－神经垂体系统及下丘脑－腺垂体系统，腺垂体分泌的激素，生长激素、催乳素的生理作用，抗利尿激素的生理作用及分泌调节。

3. 甲状腺激素的生物合成、储存、释放、运输和代谢，甲状腺激素的作用及分泌调节，甲状旁腺激素、降钙素的生理作用。

4. 糖皮质激素的生理作用及分泌调节，肾上腺素与去甲肾上腺素的生理作用及分泌调节。

5. 胰岛素、胰高血糖素的生理作用及其分泌调节。

第一节 概 述

【问题导入】

你知道甲亢、糖尿病、肥胖等疾病的共同发病原因吗？

人体内的各种腺体或细胞合成并释放某种化学物质的过程称为分泌，包括内分泌和外分泌。机体的腺体可以分为内分泌腺和外分泌腺。

内分泌腺或内分泌细胞分泌的高效能生物活性物质统称为**激素**。大多数激素借助血液运输到达远距离的靶器官或靶细胞而发挥作用，称为远距分泌，如生长素、甲状腺激素；有些激素通过细胞间液弥散到邻近的细胞发挥作用，称为旁分泌，如消化管内的某些激素；如果内分泌细胞分泌的激素在局部弥散后又返回作用于该内分泌细胞而发挥作用，称为自分泌。

一、激素的分类

人体内的激素按其化学性质可分为含氮类激素和类固醇类激素两类。

（一）含氮类激素

主要包括蛋白质类、肽类和胺类激素。体内多数内分泌腺分泌的激素属于此类，如胰岛素、肾上腺素、神经垂体激素、甲状腺激素等。这类激素易被消化酶破坏（甲状腺激素例外），作为药物使用时不宜口服。其作用机制为第二信使学说。

（二）类固醇激素（甾体激素）

主要包括肾上腺皮质激素（如皮质醇、醛固酮）和性激素（如雄激素、雌激素、孕激素），这类激素不易被消化酶破坏，可口服应用。其作用机制为基因表达学说。

二、激素作用的一般特征

尽管激素的种类繁多，化学结构各异，但它们在发挥调节作用的过程中。表现出如下共同的特征。

（一）激素作用的特异性

激素的特异性是指激素有选择地作用于靶器官、靶组织和靶细胞的特性，是内分泌系统实现调节功能的基础，其本质是靶细胞膜或细胞质内存在有能与该激素相结合的特异性受体。

（二）信息传递作用

激素本身并不直接参与细胞的物质和能量代谢过程，它以化学方式将调节信息传递给靶细胞，使靶细胞原有的生理生化过程增强或减弱。

（三）生物放大作用

生理状况下人体血液中激素的含量很低。当激素与受体结合后，细胞内发生的一系列酶促反应，呈级联放大效应，形成效能极高的细胞内生物放大系统。

（四）激素间相互作用

各种激素的作用可以相互影响、相互调节，主要表现是：①**协同作用**，如生长素、肾上腺素等，虽然作用于代谢的不同环节，但都可使血糖升高。②**拮抗作用**，即一种激素的作用对抗或减弱另一种激素的作用。③**允许作用**，指激素本身并不能对某器官或细胞直接发生作用，但它的存在却使另一种激素产生的效应明显增强，称为激素的允许作用。如皮质醇本身不能引起血管平滑肌收缩，但只有它存在时，去甲肾上腺素才能更有效地发挥其强大的缩血管作用。

第二节　下丘脑与垂体

【问题导入】

为什么有人长得高大，有人却长得矮小呢？

下丘脑中许多核团的神经元兼有内分泌的功能。垂体按其结构和功能分为腺垂体和神经垂体两部分。分别构成下丘脑－腺垂体系统和下丘脑－神经垂体系统（图11-1）。

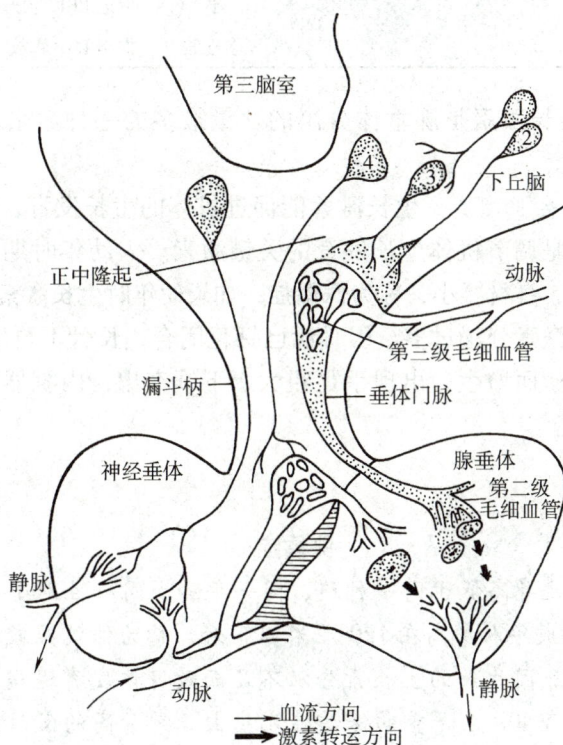

图 11-1　下丘脑－垂体功能单位模式图
1. 单胺能神经元；2、3、4、5 代表下丘脑各类肽能神经元

一、下丘脑－腺垂体系统

下丘脑与腺垂体之间没有直接的神经联系，但有一套特殊的血管系统，即垂体门脉系统，始于下丘脑正中隆起的初级毛细血管网，然后汇集成几条小血管下行，经垂体柄进入腺垂体，再形成次级毛细血管网。下丘脑的神经元能合成多种调节肽，经垂体门脉系统运至腺垂体，调节腺垂体的活动，构成了下丘脑－腺垂体系统（表11-1）。

表 11 –1　下丘脑调节肽的化学性质与主要作用

种类	英文缩写	化学性质	主要作用
促甲状腺激素释放激素	TRH	3 肽	促进 TSH 和 PRL 释放
促性腺激素释放激素	GnRH	10 肽	促进 LH 与 FSH 释放（以 LH 为主）
生长素释放抑制激素（生长抑素）	GIH	14 肽	抑制 GH 释放，对 LH、FSH、TSH、PRL 及 ACTH 的分泌也有抑制作用
生长素释放激素	GHRH	44 肽	促进 GH 释放
促肾上腺皮质激素释放激素	CRH	41 肽	促进 ACTH 释放
促黑（素细胞）激素释放因子	MRF	肽	促进 MSH 释放
促黑（素激素）激素释放抑制因子	MIF	肽	抑制 MSH 释放
促乳素释放因子	PRF	肽	促进 PRL 释放
催乳素释放抑制因子	PIF	多巴胺	抑制 PRL 释放

1. 生长激素　生长激素是腺垂体分泌的含量最多的一种激素，其主要生理作用如下。

（1）促进机体的生长发育　生长激素能促进机体的生长发育，尤其是对骨骼、肌肉的作用最为显著，是调节机体生长发育的关键激素。人幼年时期如生长激素分泌不足，将出现生长停滞，身材矮小，称为**侏儒症**；如果幼年时生长激素分泌过多，则导致**巨人症**。成年后生长激素分泌过多，因骨骺已钙化闭合，长骨不再增长，而肢端短骨、面骨及软组织可受刺激而增生，出现手足粗大、下颌突出，内脏器官如肝、肾等也增大，称为**肢端肥大症**。

知识链接

侏儒症

一般认为，凡身高低于同一种族、同一年龄、同一性别小儿的标准身高的 30% 以上，或成年人身高在 120 厘米以下者，称为侏儒症或矮小体型。侏儒症是由于多种原因导致的生长素分泌不足而致身体发育迟缓。根据美国的统计资料，每年有 400 名严重的侏儒症儿童由正常身高的父母生下。尽管任何一对夫妻都有可能生下一个侏儒的孩子，但侏儒夫妻有 80% 的机会会有和他们一样症状的后代。

（2）调节物质代谢　生长激素对代谢有广泛的作用，能促进蛋白质合成、脂肪分解和升高血糖。生长激素分泌过多，可因血糖升高，导致垂体性糖尿病。

2. 催乳素　催乳素的主要作用如下。

（1）对乳腺的作用　催乳素可促进乳腺生长发育、引起并维持乳腺分泌乳汁。女性在青春期，乳腺的发育主要与雌激素、孕激素、生长素、糖皮质激素、甲状腺激素及催乳素等多种激素相互协同作用有关。妊娠期，催乳素、雌激素与孕激素分泌增多，使乳腺组织进一步发育，乳腺的泌乳条件逐渐成熟，此时血中雌激素与孕激素浓度过高，抑制催乳素的泌乳作用，故乳腺虽具备泌乳能力却不泌乳。分娩后，血中雌激素和孕激素水平大大降低，催乳素发挥其始动和维持乳腺分泌的作用。

（2）对性腺的作用 催乳素与黄体生成素相互配合，促进黄体的形成并维持孕激素分泌。催乳素可刺激黄体生成素受体的生成，促进排卵和黄体生成，促进孕激素与雌激素的分泌。

（3）在应激反应中的作用 应激状态下，血中催乳素、促肾上腺皮质激素和生长素的浓度增加同时出现，是机体应激反应中腺垂体分泌的重要激素之一。

二、下丘脑－神经垂体系统

下丘脑与神经垂体有着直接的神经联系。神经垂体本身不含内分泌细胞，不能合成激素，激素实际是下丘脑的视上核、室旁核合成的，神经垂体只是贮存和释放激素的部位。神经垂体贮存的激素有抗利尿激素（ADH）和催产素（OXT）。

1. 抗利尿激素 抗利尿激素主要能促进远曲小管和集合管对水的重吸收而发挥抗利尿作用。大剂量的抗利尿激素，还可引起皮肤、肌肉和内脏的血管收缩，使血压升高，故又称血管升压素（VP）。生理情况下，血浆中的 ADH 浓度很低，抗利尿作用十分明显，几乎没有升压作用。在急性失血时，ADH 释放量明显增多，才具有缩血管作用，对提升和维持动脉血压起重要作用。临床上某些内脏出血时可使用大剂量 ADH 进行紧急止血。

2. 催产素 催产素又称缩宫素，主要的靶器官是子宫和乳腺。其主要生理作用如下。

（1）对乳腺的作用 它可使乳腺导管周围肌上皮细胞收缩，使已经具有泌乳功能的乳腺排乳。

（2）对子宫的作用 它可促进子宫收缩，此效应与子宫的功能状态有关。缩宫素对非孕子宫作用较弱，对妊娠子宫作用较强。临床上常利用此作用来诱导分娩（催产）及防止产后出血。

第三节 甲状腺和甲状旁腺

【问题导入】

有人为了减肥，服用甲状腺激素，你认为对吗？

甲状腺是人体最大的内分泌腺，是由甲状腺腺泡上皮细胞和滤泡旁细胞（C 细胞）构成。甲状腺腺泡上皮细胞能分泌甲状腺激素；甲状腺 C 细胞分泌**降钙素**（CT）。甲状旁腺分泌**甲状旁腺激素**（PTH）。

一、甲状腺激素

甲状腺激素主要有两种，一种是四碘甲腺原氨酸（T_4），又称**甲状腺素**；另一种是**三碘甲腺原氨酸**（T_3）。

（一）合成的基本过程

甲状腺激素合成的主要原料是碘和甲状腺球蛋白。碘主要来源于食物。甲状腺球蛋白由腺泡上皮细胞合成分泌。甲状腺激素合成的基本过程如下。

1. 甲状腺腺泡聚碘 机体肠道吸收的碘，以离子形式存在于血浆中。甲状腺功能亢进时，聚碘能力超过正常，腺泡上皮细胞摄入碘的量增加；甲状腺功能低下时则聚碘能力降低，碘的摄入量减少。

2. 碘离子的活化 由腺泡上皮细胞摄取的碘，迅速在腺泡上皮细胞顶端质膜微绒毛与腺泡腔交界处进行活化。腺泡上皮细胞内的 I^- 在过氧化酶的催化下被活化成 I_2。

3. 甲状腺激素的合成

（1）酪氨酸的碘化 I^- 活化后取代甲状腺球蛋白分子中酪氨酸残基上氢原子的过程称为酪氨酸的碘化，生成一碘酪氨酸（MIT）和二碘酪氨酸（DIT）。

（2）碘化酪氨酸的缩合 在甲状腺球蛋白分子中已经生成的 MIT 残基和 DIT 残基，分别耦联成四碘甲腺原氨酸和三碘甲腺原氨酸的过程称为缩合。一分子 MIT 与一分子 DIT 耦联生成 T_3，两分子 DIT 耦联生成 T_4。

在甲状腺激素的合成中，碘的活化、酪氨酸碘化及碘化酪氨酸缩合的过程都是在甲状腺腺泡上皮细胞过氧化酶的催化下完成。由于硫氧嘧啶与硫脲类药物能够抑制过氧化酶的活性，从而可以抑制 T_3、T_4 的合成，因此，可以用硫氧嘧啶与硫脲类药物治疗甲状腺功能亢进。

4. 甲状腺激素的贮存、释放、转运与代谢

（1）贮存 甲状腺球蛋白上的 T_3、T_4 在腺泡腔内以胶质形式贮存。特点是激素贮存于腺泡腔内（腺泡上皮细胞外贮存）且贮存量大，可供机体利用 50~120 天。

（2）释放 在腺垂体促甲状腺激素的作用下，腺泡上皮细胞顶端的微绒毛伸出伪足，将腺泡中含有 T_3、T_4 的甲状腺球蛋白胶质小滴吞饮入细胞内形成吞饮小体，后者与溶酶体融合，甲状腺球蛋白被水解，释放 T_3、T_4 入血。MIT 和 DIT 可以被腺泡上皮细胞内的脱碘酶迅速脱碘，供重新利用合成激素，T_3、T_4 对脱碘酶不敏感，可迅速进入血液。

（3）运输 T_3 和 T_4 释放入血后，99% 以上与血浆蛋白结合，其余呈游离形式存在。结合型和游离型激素可相互转化，以维持动态平衡。只有游离型甲状腺激素才能进入组织细胞内与受体结合，发挥生理效应。

（4）代谢 血浆中 T_4 的半衰期约为 7 天，T_3 的半衰期为 1.5 天。大约 20% 的 T_3 和 T_4 在肝降解，经胆汁进入小肠后排出。80% 的 T_4 在外周组织中脱碘酶的作用下脱碘生成 T_3，这是血液中 T_3 的主要来源（占 75%）。

（二）甲状腺激素的生理作用

甲状腺激素的作用十分广泛，其主要作用是促进生长发育，调节新陈代谢。

1. 促进生长发育　甲状腺激素是人体正常生长、发育不可缺少的激素，特别是对脑和长骨的发育尤为重要。胚胎时期甲状腺激素合成不足或出生后甲状腺功能低下，可导致脑和长骨的发育明显障碍，表现为智力低下、身材矮小，称为**呆小症**（克汀病）。

2. 调节新陈代谢

（1）**增强能量代谢**　甲状腺激素可提高大多数组织的耗氧量，具有显著的生热效应，使基础代谢率（BMR）增高。因此，甲状腺激素分泌过多的患者，因产热量增多而喜凉怕热，多汗，BMR 升高；甲状腺功能减退的患者，因产热量减少而喜热畏寒，BMR 降低。

（2）**调节物质代谢**　甲状腺激素对三大营养物质的合成与分解均有影响。

①蛋白质代谢：生理剂量的甲状腺激素能促进蛋白质合成，有利于机体的生长发育。如果甲状腺激素分泌不足，则蛋白质合成障碍，组织间黏蛋白沉积，使水滞留于皮下，在皮下形成一种特殊的、指压不凹陷的水肿，称为**黏液性水肿**。如果分泌过多，则加速蛋白质分解，特别是骨骼肌的蛋白质分解，导致肌肉消瘦和乏力。

②糖代谢：甲状腺激素能促进小肠黏膜对葡萄糖的吸收，增强肝糖原分解，抑制肝糖原合成，并能增强肾上腺素、胰高血糖素、生长激素等激素的升糖作用，使血糖升高。因此，甲状腺功能亢进时常有血糖升高，甚至出现糖尿。

③脂肪代谢：甲状腺激素既能促进脂肪和胆固醇的合成，又能加速脂肪的分解，但总的效应是分解大于合成。因此，甲状腺功能亢进患者总体脂减少、血中胆固醇含量低于正常；反之，甲状腺功能减退者总体脂比例升高、血中胆固醇含量升高。

3. 其他作用　甲状腺激素能提高中枢神经系统的兴奋性。因此，甲状腺功能亢进的患者，常有烦躁不安、多言多动、喜怒无常、失眠多梦等症状。甲状腺功能减退的患者则主要表现为记忆力减退、语言迟钝、行动迟缓、表情淡漠、少动嗜睡等。甲状腺激素还可直接作用于心肌，使心脏活动增强。甲状腺功能亢进的患者，心肌收缩力增强，心率加快，心排出量增加。同时由于组织耗氧量增多，致使小血管扩张，外周阻力下降，故血压特点是收缩压升高，舒张压正常或稍低，脉压增大。

（三）甲状腺功能的调节

甲状腺功能主要受下丘脑－腺垂体－甲状腺轴的调节，此外，还可根据碘的供应进行一定程度的自身调节。

1. 下丘脑－腺垂体－甲状腺轴的调节　下丘脑分泌的**促甲状腺激素释放激素**（TRH）通过垂体门脉系统，作用于腺垂体，促进**促甲状腺激素**（TSH）的合成和释放。TSH 作用于甲状腺，刺激甲状腺合成和分泌甲状腺激素并促进腺体增生。当血中甲状腺激素浓度升高时，可反馈性地抑制 TSH 和 TRH 的分泌，继而使甲状腺激素的释放减少。这种负反馈作用是体内甲状腺激素浓度维持生理水平的重要机制（图 11 - 2）。

2. 甲状腺的自身调节　当饮食中缺碘时，甲状腺摄取碘的能力增强，使甲状腺激素的合成与释放不致因碘供应不足而减少。相反，当饮食中碘过多时，甲状腺对碘的摄取减少，甲状腺激素的合成也不致过多。这是一种有限度的、缓慢的自身调节机制。

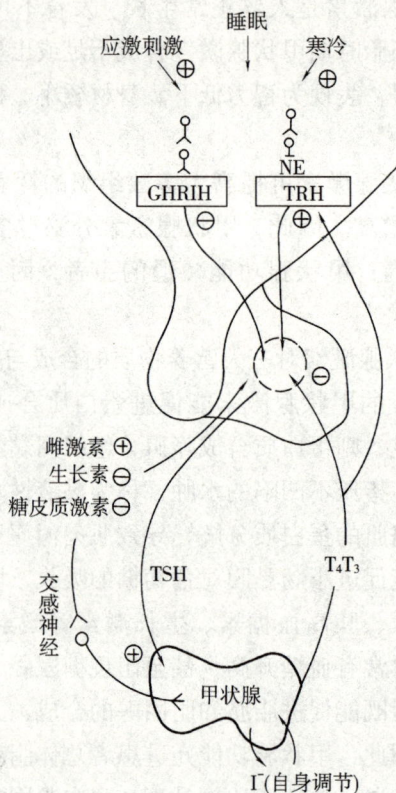

图 11-2 甲状腺激素分泌的调节示意图
+表示促进或刺激； -表示抑制

知识链接

"大脖子病"

地方性甲状腺肿，俗称"大脖子病"，是因为某些地区的居民饮食中长期缺碘，造成甲状腺激素合成及分泌减少，甲状腺激素对腺垂体的负反馈作用减弱，致使腺垂体促甲状腺激素分泌增多，刺激甲状腺细胞过度增生，导致甲状腺肿大，临床上称地方性甲状腺肿或单纯性甲状腺肿。

二、甲状旁腺素和降钙素

甲状旁腺分泌的甲状旁腺激素和甲状腺 C 细胞分泌的降钙素（CT），共同参与体内钙、磷代谢的调节，是控制血钙和血磷稳态的主要激素。

（一）甲状旁腺激素

甲状旁腺激素能升高血钙、降低血磷，是体内调节血钙浓度的最主要激素。骨和肾是甲状旁腺激素的主要靶器官。

（1）**对骨的作用** 加强溶骨过程，动员骨钙入血，使血钙浓度升高。

（2）**对肾的作用** 甲状旁腺激素能直接促进远曲小管对钙的重吸收，还能激活肾内的 1,25 - 羟化酶，使无活性的维生素 D_3 转变为有活性的维生素 D_3，间接促进小肠对钙的吸收，使血钙升高；同时还能抑制近端小管对磷的重吸收，使血磷降低。

血钙是维持神经、肌肉正常兴奋性的必要物质。临床上进行甲状腺手术时，若不慎误将甲状旁腺摘除，可引起严重的低血钙，导致手足搐搦，严重时因呼吸肌痉挛而窒息。

（二）降钙素

降钙素的主要生理作用是降低血钙和血磷。降钙素可抑制破骨细胞的活动，同时加强成骨过程，增加钙、磷在骨的沉积，因而使血钙和血磷降低。此外，降钙素能抑制肾小管对钙和磷的重吸收，增加钙、磷在尿中的排出。

第四节 胰岛的功能

【问题导入】

你知道人为什么会得糖尿病吗？

胰腺兼有外分泌和内分泌双重功能。胰腺的内分泌功能主要由胰岛来完成。胰岛是散在于胰腺腺泡之间的一些如同岛屿一样的内分泌细胞群。根据形态和染色特点，人类胰岛细胞可主要分为 A 细胞和 B 细胞等。其中，B 细胞最多，分泌胰岛素；A 细胞分泌胰高血糖素。

一、胰岛素

胰岛素是由 51 个氨基酸残基组成的小分子蛋白质。胰岛素在血液中的半衰期是 5 分钟，主要在肝内灭活。

（一）胰岛素的生理作用

胰岛素是促进机体合成代谢的激素。

1. 对糖代谢的调节 胰岛素是生理状态下唯一能降低血糖的激素，也是调节血糖浓度的关键激素。胰岛素一方面促进全身组织对葡萄糖的摄取和利用，加速葡萄糖合成为肝糖原，即增加血糖的去路；另一方面抑制糖原分解和糖异生，即减少血糖的来源，因而使血糖浓度降低。胰岛素分泌不足，血糖水平将升高，一旦超过肾糖阈，即可出现糖尿。

2. 对脂肪代谢的调节 胰岛素能促进脂肪的合成与贮存，同时抑制脂肪的分解，使血中游离脂肪酸减少。胰岛素缺乏时，脂肪分解增强，大量脂肪酸在肝内氧化生成过量酮体，引起酮症酸中毒。

3. 对蛋白质代谢的调节　胰岛素能加速细胞对氨基酸的摄取，促进蛋白质的合成，并抑制蛋白质的分解，因而能促进机体的生长，但胰岛素必须与生长激素协同作用，只有两者共同作用时才能发挥明显的促生长效应。

（二）胰岛素分泌的调节

1. 血糖浓度　血糖浓度是调节胰岛素分泌的最重要因素。胰岛 B 细胞对血糖水平的变化十分敏感，血糖浓度升高时，可直接刺激胰岛 B 细胞，使胰岛素分泌增多；相反，血糖降低时则抑制胰岛素的分泌，从而维持血糖水平的相对稳定。

2. 神经调节　胰岛素受交感神经和迷走神经双重支配。迷走神经兴奋可促进胰岛素分泌，交感神经兴奋则抑制胰岛素分泌。

3. 激素作用　①胃肠激素均有促进胰岛素分泌的作用；②胰高血糖素、生长激素、甲状腺激素、糖皮质激素等都可通过升高血糖间接刺激胰岛素的分泌；③肾上腺素可抑制胰岛素的分泌。

> **知识链接**
>
> **哪些人需要胰岛素?**
>
> **1. 1 型糖尿病患者**　该型糖尿病患者体内分泌胰岛素的胰岛 B 细胞被完全破坏，彻底丧失分泌胰岛素的功能。
>
> **2. "久病"的患者**　2 型糖尿病患者大约在患病 8～10 年左右就不能仅靠口服降糖药来控制血糖了，这时如果不用胰岛素，血糖就难以得到满意的控制。
>
> **3. 早期患者强化治疗**　刚被诊断为 2 型糖尿病的患者如果饮食和运动治疗效果不好，最好也使用胰岛素短期强化治疗。
>
> **4. "多病"的患者**　主要包括两种情况，一是其他疾病或者状况可能引起致命性的代谢紊乱。二是其他疾病会引起口服降糖药蓄积中毒。
>
> **5. 糖尿病孕妇**　糖尿病孕妇当血糖高到依靠饮食和运动而不能控制时，必须使用胰岛素来控制血糖，保证母婴安全。

二、胰高血糖素

胰高血糖素是促进机体分解代谢的激素。

（一）胰高血糖素的主要作用

胰高血糖素的靶器官主要是肝，它能促进糖原分解、糖异生，使血糖明显升高。胰高血糖素还能促进脂肪分解，并促进脂肪酸氧化，使酮体生成增多。药理剂量的胰高血糖素可增强心肌收缩力。

（二）胰高血糖素分泌的调节

血糖浓度也是调节胰高血糖素分泌的主要因素。血糖浓度降低可促进胰高血糖素分泌；反之，血糖浓度升高时胰高血糖素分泌减少。因胰岛素能降低血糖，故能间接促进胰高血糖素的分泌。

第五节　肾上腺的功能

【问题导入】

临床上治疗某些疾病需要使用激素，可为什么长期使用激素的人会变成"满月脸"？

肾上腺由皮质和髓质两部分组成。两者合成、分泌的激素种类不同，实际上是两个独立的内分泌腺。

一、肾上腺皮质激素

肾上腺皮质由三层不同的细胞组成，从外向内分别为球状带、束状带和网状带。其中球状带分泌盐皮质激素，主要为醛固酮；束状带分泌糖皮质激素，主要是皮质醇；网状带分泌性激素，以雄激素为主，也有少量雌激素。

（一）糖皮质激素的生理作用

1. 对物质代谢的影响 ①糖代谢：糖皮质激素具有抗胰岛素的作用，能抑制外周组织对葡萄糖的利用，还能促进糖异生，使血糖升高。因此，糖皮质激素过多时，则血糖升高，甚至出现糖尿。②蛋白质代谢：糖皮质激素能促进肝外组织，特别是肌肉组织的蛋白质分解，促使氨基酸转移到肝脏，生成肝糖原。因此，糖皮质激素分泌过多或长期使用糖皮质激素，可出现肌肉和淋巴组织萎缩，骨质疏松，皮肤菲薄。③脂肪代谢：糖皮质激素能促进脂肪的分解，增强脂肪酸在肝内的氧化过程，有利于糖异生。糖皮质激素过多时，可导致脂肪组织由四肢向躯干重新分布，形成所谓的"向心性肥胖"。

2. 在应激反应中的作用 应激反应是指机体受到有害刺激时（如缺氧、创伤、寒冷、饥饿等），出现以促肾上腺皮质激素和糖皮质激素分泌增加为主的反应。糖皮质激素分泌增多，可大大增强机体对有害刺激的耐受力，提高生存适应性。当切除肾上腺皮质时，则机体的应激反应减弱，严重时可危及生命。

3. 对其他组织器官的作用 ①血细胞：糖皮质激素可使血中红细胞、血小板和中性粒细胞增加，而使淋巴细胞和嗜酸性粒细胞减少。因此，常用糖皮质激素治疗贫血、血小板减少性紫癜、中性粒细胞减少症、淋巴肉瘤或淋巴性白血病等。②消化系统：糖皮质激素能增加胃酸和胃蛋白酶的分泌，若长期大量使用糖皮质激素，可诱发胃溃疡。③循环系统：糖皮质激素对血管无直接作用，但能提高血管平滑肌对儿茶酚胺的敏感性，从而提高儿茶酚胺的缩血管效应（允许作用），有利于维持正常的动脉血压。大剂量糖皮质激素还具有抗炎、抗毒、抗免疫和抗休克等药理作用。

（二）糖皮质激素分泌的调节

糖皮质激素的分泌主要受下丘脑 – 腺垂体 – 肾上腺皮质轴的调节。

下丘脑分泌的促肾上腺皮质激素释放激素（CRH）通过垂体门脉系统作用于腺垂体，促进促肾上腺皮质激素（ACTH）的合成与分泌。促肾上腺皮质激素是调节肾上腺皮质活动的主要激素，它促进肾上腺皮质合成和分泌糖皮质激素，同时促进肾上腺皮质的增生。

血中糖皮质激素对腺垂体和下丘脑有反馈性调节作用。当糖皮质激素浓度升高时，可通过负反馈抑制下丘脑 CRH 和腺垂体 ACTH 的分泌，从而维持体内糖皮质激素水平的稳态（图 11 – 3，图 11 – 4）。

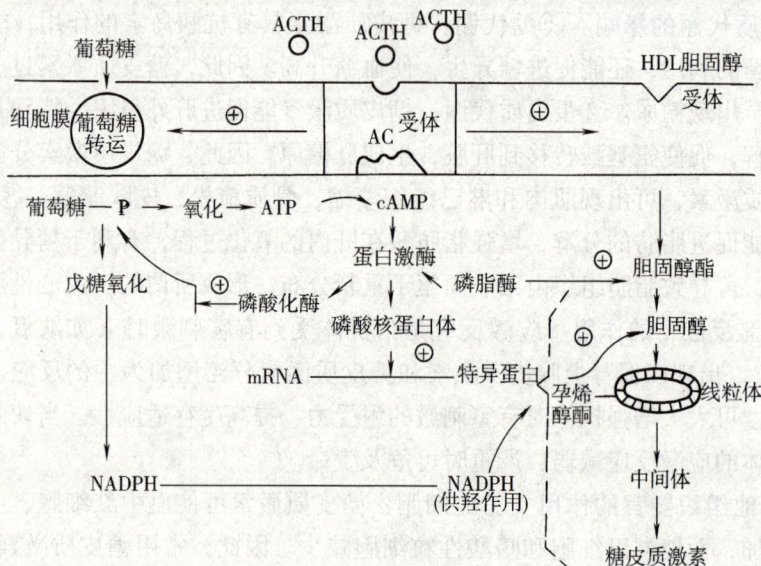

图 11 – 3　ACTH 作用机制示意图

HDL：高密度脂蛋白；AC：腺苷酸环化酶

应激刺激

下丘脑

CRH

（短反馈）

腺垂体　ACTH

长反馈

ACTH

肾上腺皮质

糖皮质激素

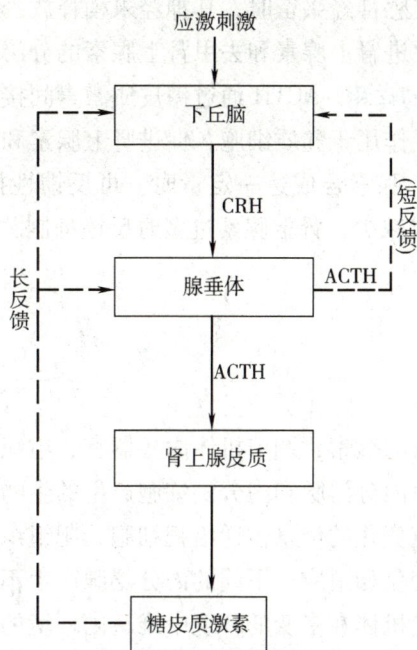

图 11 – 4　糖皮质激素分泌调节示意图
—表示促进；┄┄表示抑制

长期大量应用糖皮质激素的人，由于负反馈的作用，ACTH 分泌减少，促增生的作用减弱，可使肾上腺皮质逐渐萎缩，分泌功能降低。若突然停止用药，会出现急性肾上腺皮质功能不全，引起肾上腺皮质功能危象，甚至危及生命。故应逐渐减量停药或在用药期间间断给予 ACTH，以防肾上腺皮质萎缩。

二、肾上腺髓质激素

肾上腺髓质可分泌**肾上腺素**（E）和**去甲肾上腺素**（NE），两者都属于儿茶酚胺。

（一）肾上腺髓质激素的生理作用

肾上腺髓质激素的作用广泛，几乎对全身各系统均有作用。肾上腺髓质直接受交感神经节前纤维支配，两者关系密切，组成了交感 – 肾上腺髓质系统。机体在紧急状态时，这一系统的活动显著增强，肾上腺髓质激素大量分泌，可提高中枢神经系统兴奋性，使机体处于警觉状态，反应敏捷；同时心率增快，心肌收缩力增强，心输出量增多，血压升高；内脏血管收缩，骨骼肌血管舒张，血液重新分配，以保证重要器官（如心脏、脑和骨骼肌等）血液供应；呼吸深快，肺通气量加大以增加组织供氧量；代谢增强、产热量增多，血糖升高等，以提供更多的能源供机体利用。

（二）肾上腺髓质激素分泌的调节

1. 自主神经的作用　肾上腺髓质接受交感神经节前纤维支配，它在结构和功能上相当于交感节后神经元。交感神经兴奋时，其神经末梢释放乙酰胆碱，通过肾上腺髓质嗜铬细胞上的胆碱受体，促进肾上腺素和去甲肾上腺素的分泌。

2. 促肾上腺皮质激素的作用　ACTH 通过糖皮质激素间接刺激肾上腺髓质使髓质激素合成分泌增加，也可直接作用于髓质细胞，促进肾上腺素和去甲肾上腺素分泌。

3. 反馈调节　去甲肾上腺素合成达一定量时，可反馈性抑制酪氨酸羟化酶（关键酶）的含量及活性，使合成减少；肾上腺素过多时反馈抑制关键酶的活性，使肾上腺素合成减少。

小　结

内分泌系统通过其分泌的激素，调节机体内各器官、组织和细胞的新陈代谢、生长发育和生殖活动。激素是由内分泌腺和内分泌细胞产生的生物活性物质，它在机体内起着传递信息的任务，将环境变化的信息传递给靶细胞、靶组织和靶器官，调整它们的活动，使它们的活动与环境变化相适应。不同的内分泌腺产生不同的激素，调节不同的机体活动，但最终的目的是使机体在多变的环境中维持内环境的相对稳定，从而保证机体内的新陈代谢和生命活动能正常进行。

课 后 习 题

一、名词解释

激素　应急反应　应激反应　呆小症　侏儒症

二、填空题

1. 内分泌系统是由_____和_____组成。
2. 神经垂体贮存和释放的激素是_____和_____。
3. 甲状腺激素主要是影响_____和_____的生长发育。

三、单项选择题

1. 下列激素不属于腺垂体分泌的是
   A. 促性腺激素　　　　　　B. 促肾上腺皮质激素　　　C. 促甲状腺素
   D. 催产素　　　　　　　　E. 催乳素
2. 不属于下丘脑调节性多肽的是
   A. 促甲状腺素释放激素　　B. 生长素释放激素　　　　C. 生长抑素
   D. 促性腺激素　　　　　　E. 催乳素释放因子
3. 合成抗利尿激素的主要部位是
   A. 下丘脑视上核　　　　　B. 腺垂体　　　　　　　　C. 神经垂体

D. 甲状腺 C 细胞　　　　　　E. 甲状旁腺

4. 抗利尿激素的主要生理作用是

　A. 促进肾小管对 Na^+ 的重吸收

　B. 促进肾小管分泌 H^+

　C. 促进肾小管分泌 K^+

　D. 使血管收缩，血压升高

　E. 提高远曲小管和集合管对水的通透性

5. 某男性，18 岁，身高 1.1 米，智力低下，性发育延迟。其原因是幼年时缺乏

　A. 生长素　　　　　　B. 甲状腺激素　　　　　　C. 垂体激素

　D. 胰岛素　　　　　　E. 肾上腺素和性腺激素

6. 维持甲状腺激素相对稳定主要依靠

　A. 下丘脑的调节性多肽

　B. 腺垂体的促激素

　C. 甲状腺的自身调节

　D. 下丘脑 – 腺垂体 – 甲状腺轴的作用

　E. 甲状腺激素的正反馈调节

7. 食物中长期缺碘可引起

　A. 甲状腺功能亢进　　　　B. 甲状腺组织萎缩　　　　C. 单纯性甲状腺肿

　D. 腺垂体功能减退　　　　E. 神经垂体功能减退

8. 呆小症是由于

　A. 幼年时生长素分泌不足

　B. 幼年时生长素分泌过多

　C. 婴幼儿时期甲状腺功能减退

　D. 糖皮质激素分泌过多

　E. 胰岛素分泌不足

9. 对甲状旁腺素生理作用的下列说法，错误的是

　A. 促进溶骨过程，动员骨 Ca^{2+} 入血

　B. 促进肾小管重吸收 Ca^{2+}

　C. 抑制骨小管对磷酸盐的重吸收

　D. 间接促进肠道吸收 Ca^{2+}

　E. 降低血钙，升高血磷

10. 不属于胰岛素的生理作用是

　A. 促进组织细胞对糖的摄取、贮存和利用

　B. 促进脂肪的分解和利用

　C. 促进蛋白质的合成

　D. 促进 K^+ 进入细胞内

　E. 促进 DNA、RNA 的合成

11. 胰岛素不能降低
    A. 血糖浓度   B. 血脂肪酸浓度   C. 血氨基酸浓度
    D. 血 K^+ 浓度   E. 血 Na^+ 浓度

12. 调节胰岛素分泌的最重要因素是
    A. 血中脂肪酸   B. 血中氨基酸   C. 血糖
    D. 胃肠激素   E. 血钠

13. 肾上腺髓质分泌
    A. 性激素
    B. 肾上腺素与去甲肾上腺素
    C. 胰高血糖素
    D. 盐皮质激素
    E. 胰岛素

14. 肾上腺素可使
    A. 心输出量增加   B. 冠脉血流量增加   C. 总外周阻力升高
    D. 支气管平滑肌舒张   E. 糖原合成，血糖降低

15. 促使远曲小管和集合管保钠排钾的激素主要是
    A. 糖皮质激素   B. 盐皮质激素   C. 抗利尿激素
    D. 雌激素   E. 雄激素

四、简答题

1. 比较生长激素和甲状腺激素对机体生长发育的影响有何异同。
2. 长期大量服用糖皮质激素的患者为什么不能突然停药？
3. 长期缺碘为什么会引起甲状腺肿大？

第十二章　生　殖

学习要点

1. 睾酮的生理作用。
2. 雌激素的生理作用。
3. 孕激素的生理作用。
4. 月经周期中子宫内膜的周期性变化。

第一节　男性生殖

男性的生殖腺是睾丸，睾丸主要由精曲小管和间质细胞组成，前者是精子生成的场所，后者具有内分泌功能，能分泌雄激素。

一、睾丸的功能

【问题导入】

夫妻结婚多年没有小孩，原因可能有多种，其中有无男性的原因？比如不良的生活习惯（抽烟、喝酒等）。

1. 睾丸的生精作用　精子是在睾丸的精曲小管生成的。精曲小管中的精子不具有运动能力，在附睾内进一步成熟后获得运动能力。在性高潮时，精子被输送到后尿道，与附睾、精囊腺、前列腺和尿道球腺的分泌物混合形成精液，射出体外。正常男子每次射出精液 3~6mL，每毫升约有2000万到4亿个精子。如少于2000万个，则不易受孕。吸烟、酗酒、接触放射性物质等可导致精子活力降低、畸形率增加，甚至少精或无精。精子的生成需要适宜的温度。若睾丸没有由腹腔降入阴囊内，称为隐睾症，会造成不育。

2. 睾丸的内分泌功能　睾丸的间质细胞分泌雄激素，其中以睾酮的生物活性最强。睾酮的生理作用主要有以下几个方面：①维持生精作用；②刺激生殖器官的生长发育，促进男性副性征出现并维持其正常状态；③维持正常的性欲；④促进蛋白质合成，特别是肌肉和生殖器官的蛋白质合成。

二、睾丸功能的调节

一方面下丘脑－垂体调节睾丸的功能；另一方面睾丸分泌的激素又能反馈调节下丘脑和垂体的分泌活动。下丘脑、垂体、睾丸在功能上密切联系，互相影响，上下统一，称为下丘脑－垂体－睾丸轴。

第二节 女 性 生 殖

女性的生殖腺是卵巢，主要功能包括生卵作用和内分泌功能等。

一、卵巢的功能

【问题导入】

女性从什么时候开始具有生育能力？理论上，女性一生可以孕育多少个新生命？

卵巢的主要功能是产生卵子和分泌卵巢激素，这两种功能分别称为卵巢的生卵作用和内分泌功能。

(一) 卵巢的生卵作用

青春期时卵巢所含的原始卵泡数为 30 万~40 万个，自青春期起，在腺垂体分泌的促性腺激素的作用下，部分原始卵泡开始生长发育，历经初级卵泡、生长卵泡，最后形成成熟卵泡。每个月中有 15~20 个卵泡生长发育，但通常只有一个发育成熟形成卵细胞，并被排出。正常女性一生中平均排出约 400 个成熟的卵细胞。

成熟卵泡在高浓度黄体生成素作用下，卵泡壁破裂，次级卵母细胞连同放射冠、透明带和卵泡液离开卵巢进入腹腔，称为**排卵**，排出的卵细胞随即被输卵管伞捕捉，并送入输卵管中。

排卵后，残余的卵泡壁塌陷，血液填充卵泡腔，凝固形成血体，随着血液被吸收，在黄体生成素刺激下，颗粒细胞和内膜细胞增殖，血管长入，形成**黄体**。在卵泡刺激素和黄体生成素的作用下，黄体细胞分泌大量孕激素和雌激素。若排出的卵子未受精，黄体在排卵后 9~10 天开始萎缩变小，逐渐被结缔组织取代，纤维化，成为白体。若排出的卵受精，在胎盘分泌的人绒毛膜促性腺激素作用下，黄体继续发育成为妊娠黄体，大量分泌雌激素和孕激素，并维持 6 个月左右，以适应妊娠的需要。

(二) 卵巢的内分泌功能

卵巢主要合成和分泌雌激素和孕激素，此外还分泌抑制素、少量的雄激素及多种肽类激素。

1. **雌激素** 主要的作用是促进女性生殖器官的发育和副性征的出现。如在青春期前雌激素过少，则生殖器官不能正常发育；雌激素过多，则会出现早熟现象。

(1) 对生殖器官的作用

①卵巢：雌激素一方面协同卵泡刺激素促进卵泡发育；另一方面诱导排卵前黄体生成素峰的出现而诱发排卵。因此雌激素是卵泡发育成熟并排卵不可缺少的调节因素。

②输卵管：雌激素促进输卵管发育和节律性收缩，有利于精子和卵子的运动。

③子宫：雌激素能促进子宫发育，内膜增生、腺体数增加。也能促进子宫平滑肌的增生，提高子宫平滑肌的收缩力及对催素的敏感性。

④阴道：雌激素可使阴道黏膜上皮细胞增生、角化，糖原含量增加。糖原分解使阴道呈酸性，利于阴道乳酸菌的生长，从而排斥其他微生物的繁殖，所以雌激素能增强阴道的抵抗力。

(2) 对乳腺和副性征的影响 雌激素刺激乳腺导管和结缔组织增生，促进乳房发育，并使全身脂肪和毛发分布具有女性特征，音调较高，骨盆宽大，臀部肥厚等。

(3) 对代谢的主要影响 ①雌激素能刺激成骨细胞的活动，抑制破骨细胞的活动，加速骨的生长，促进钙盐沉积，并能促进骨骺软骨的愈合，因而在青春期早期女孩的生长较男孩为快。绝经期后由于雌激素分泌减少，骨骼中的钙逐渐流失，易引起骨质疏松；②雌激素能促进血管内皮细胞修复和血管活性物质合成增加等，从而对血管系统有保护作用；③雌激素可使体液向组织间隙转移，由于血容量减少而引起醛固酮分泌，促进肾小管对水和钠的重吸收，从而导致水、钠潴留，引起水肿。

2. 孕激素 主要作用于子宫内膜和子宫平滑肌，适应孕卵着床和维持妊娠。由于孕酮受体含量受雌激素调节，因此孕酮的绝大部分作用都必须在雌激素作用的基础上才能发挥。

(1) 影响子宫的生长发育和功能 孕酮能促使在雌激素作用下增生的子宫内膜进一步增厚，并发生分泌期的变化，有利于孕卵在子宫腔的生存和着床。另外，孕酮能使子宫肌对催产素的敏感性降低，防止子宫收缩，保持胚胎生长的环境，并可抑制母体的免疫排斥反应，因而不致将孕体排出子宫。孕酮使宫颈黏液减少而变稠，黏蛋白分子弯曲，交织成网，使精子难以通过。

(2) 促进乳腺的发育 在雌激素作用的基础上，孕激素主要促进乳腺腺泡发育，并在妊娠后为泌乳做好准备。

(3) 产热作用 女性基础体温在排卵前先出现短暂降低，而在排卵后升高 0.5℃ 左右，并在黄体期一直维持在此水平上，临床上常将这一基础体温的双相变化，作为判定排卵的标志之一。妇女在绝经或卵巢摘除后，这种双相的体温变化消失，如果注射孕酮则可引起基础体温长高，因此认为基础体温的升高与孕酮有关。

二、月经周期

【问题导入】

青春期开始，女孩每月都有那么几天阴道出血的现象，并且一般每月出现

时间大致相近，你知道是什么原因吗？

（一）月经周期的概念

女性从青春期开始，在卵巢激素分泌的影响下，子宫内膜发生周期性剥落出血，从阴道流出的现象，称为月经。子宫内膜这种规律性活动的周期，称**月经周期**。

第一次来月经称初潮，初潮的年龄多数在 12～14 岁。到 50 岁左右，月经周期停止，称为绝经。女性月经周期以月经来潮第一天为周期的开始，到下次月经来为止，平均约为 28 天。

（二）月经周期的分期

根据子宫内膜的变化可将月经周期分为 3 期：月经期、增殖期和分泌期。

1. 月经期　为月经周期第 1～4 天。排出的卵子没有受精，8～10 天黄体开始退化、萎缩，孕激素、雌激素分泌减少，子宫内膜血管出现痉挛性收缩，造成内膜缺血、坏死，导致内膜功能层从基底层崩解脱落，随血液排出，称之为月经。月经持续时间 3～5 天，月经量一般为 50～200mL。

2. 增殖期　为月经周期的第 5～14 天。在雌激素作用下，子宫内膜基底层细胞开始增生，先是修复剥脱处创面，随后因继续增生而变厚，腺体增多、变宽，并渐屈曲。血管也增生，渐呈螺旋状，间质则增生致密。此期卵泡发育至成熟并排卵。

3. 分泌期　为月经周期的 15～28 天。黄体分泌的孕激素和雌激素，将使增生期内膜继续增厚，腺体进一步扩大、屈曲，出现分泌现象。血管也迅速增长，更加屈曲，间质变疏松并有水肿。此时内膜厚且松软，含有丰富营养物质，有利于受精卵着床发育。

三、妊娠与分娩

【问题导入】

你知道新生儿是如何形成的吗？

妊娠是指卵子受精后，在母体子宫内生长发育形成胎儿，直到胎儿分娩的过程，包括受精、着床、妊娠的维持及胎儿的生长。分娩是指成熟的胎儿及其附属物经过母体子宫、阴道产出体外的过程。

（一）妊娠

1. 受精　精子与卵子结合形成受精卵的过程称**受精**。每一个精子和卵子各含 23 个染色体，受精卵则含有 23 对染色体。因此具有父母双方的遗传特性。

射入阴道的精子进入输卵管与卵子相遇的过程比较复杂。一次射精虽能排出数以亿计的精子，但最后能到达受精部位的只有 15～50 个精子，到达的时间约在性交后 30～90 分钟。精子在女性生殖道内的受精能力大约只能保持 1～3 天。

知识链接

精子获能

大多数哺乳动物和人类，精子必须在雌性生殖道内停留一段时间，方能获得使卵子受精的能力，称为精子获能。精子经过附睾中的发育，已经具备了受精能力。但在附睾与精浆中存在去获能因子，它使精子的受精能力受到抑制。当精子进入雌性生殖道内后，能解除去获能因子对精子的抑制，从而使其恢复受精能力。获能的主要场所是子宫，其次是输卵管，宫颈也可能有使精子获能的作用。

受精卵在输卵管的蠕动和纤毛的作用下，逐渐运行至子宫腔。受精卵在运行途中，一面移动，一面进行细胞分裂，经过胚球和桑椹期阶段，发育为胚泡。在受精后第 4 ~ 5 天，桑椹胚或早期胚泡进入子宫腔，桑椹胚在子宫腔内继续分裂变成胚泡。胚泡在子宫腔内停留 2 ~ 3 天，胚泡外面的透明带变薄，胚泡可以直接从子宫内膜分泌的液体中吸收营养。

2. 着床 着床是胚泡植入子宫内膜的过程，经过定位、黏着和穿透三个阶段。着床成功的关键在于胚泡与子宫内膜的同步发育与相互配合。胚泡的分化与到达子宫的时间必须与子宫内膜发育程度一致。胚泡过早或过迟到达子宫腔，将使着床明显降低，甚至不能着床。在着床过程中，胚泡不断发出信息，使母体能识别妊娠发生的相应变化。胚泡可产生多种激素和化学物质，如绒毛膜促性腺激素，它能刺激卵巢黄体转变为妊娠黄体，继续分泌妊娠需要的孕激素。

子宫仅在一个极短的关键时期内允许胚泡着床，此时期为子宫的敏感期或接受期。在此时期内，子宫内膜受到雌激素与孕激素的协同作用，可能分泌某些物质，激活胚泡着床。

3. 妊娠的维持及激素调节 正常妊娠的维持有赖于垂体、卵巢和胎盘分泌的各种激素相互配合，在受精与着床之前，在腺垂体促性腺激素的控制下，卵巢黄体分泌大量孕激素与雌激素，导致子宫内膜发生分泌期的变化，以适应妊娠的需要。如未受孕，黄体按时退缩，孕激素与雌激素分泌减少，引起子宫内膜剥脱流血；如果受孕，在受精后第 6 天左右，胚泡滋养层细胞便开始分泌绒毛膜促性腺激素，并逐渐增多，刺激卵巢黄体变为妊娠黄体，继续分泌孕激素和雌激素。胎盘形成后，胎盘成为妊娠期一个重要的内分泌器官，大量分泌蛋白质激素、肽类激素和类固醇激素。

(1) 人绒毛膜促性腺激素（HCG） 卵子受精后第 6 天左右，胚泡形成滋养层细胞，开始分 HCG，但其量甚少。妊娠早期形成绒毛组织后，由合体滋养层细胞分泌大量的 HCG，而且分泌量增长很快，至妊娠 8 ~ 10 周，HCG 的分泌达到高峰，随后下降，在妊娠 20 周左右降至较低水平，并一直维持至妊娠末。如无胎盘残留，于产后 4 天血中 HCG 消失。在妊娠过程中，尿中 HCG 含量的动态变化与血液相似。因为 HCG 在妊娠早期即出现，所以检测母体血中或尿中的 HCG，可作为诊断早孕的准确指标。

(2) 类固醇激素 胎盘本身不能独立产生类固醇激素，需要从母体或胎儿得到前身物质，再加工制成孕激素与雌激素。①孕激素：由胎盘合体滋养层细胞分泌，胎盘不能将醋酸盐转变为胆固醇，而能将自母体进入胎盘的胆固醇变为孕烯醇酮，然后再转变为孕酮。胎儿肾上腺虽能合成孕烯醇酮，但由于缺乏 β–醇甾脱氢酶，故不能将孕烯醇酮转变为孕酮，而胎盘中此种酶的活性很强，能把来自胎儿和母体的孕烯醇酮转变为孕酮。在妊娠期间，母体血中孕酮浓度随着孕期的增长而稳步上升，在妊娠 10 周以后，由胎盘代替卵巢持续分泌孕酮，血中孕酮迅速增加，至妊娠足月时达高峰。②雌激素：胎盘分泌的雌激素主要为雌三醇。雌三醇的生成是胎儿、胎盘共同参与制造的，故把两者称为胎儿–胎盘单位。检测母体血中雌三醇的含量可判断胎儿是否存活。③人绒毛膜生长激素：是一种肽类激素，主要作用是调节母体与胎儿的物质代谢过程，保证胎儿代谢与营养需要，促进胎儿的生长。

（二）分娩与授乳

【问题导入】

生小孩就如同"瓜熟蒂落"吗？哺乳期间会来月经吗？

分娩是一个极其复杂的过程，子宫节律性收缩是分娩的主要动力。自然分娩的过程可分为三个连续的产程：第一产程又称宫颈扩张期，指从有规律的子宫收缩开始到子宫颈完全扩张，初产妇约需 11～12 小时，经产妇宫口扩张较快，需 6～8 小时；第二产程又称胎儿娩出期，指从宫口开全到胎儿娩出，初产妇约需持续 1～2 小时，经产妇常数分钟即可完成；第三产程又称胎盘娩出期，指从胎儿娩出到胎盘娩出，需 5～15 分钟，不应超过 30 分钟。

知识链接

母乳喂养

在婴儿娩出后 24 小时，母体乳腺可分泌富含蛋白质的初乳。分娩后 1 周乳汁量为 500mL/d，最高可达 2000mL/d。母乳含有 160 多种营养物质，其中免疫球蛋白可增加婴儿的免疫力，而各种蛋白质、激素和生长因子可直接作用于婴儿的胃肠道，促进消化系统的生长发育，也可被吸收进入血液循环作用于其他组织器官。因此，母乳喂养对于婴儿的正常发育十分重要。

由哺乳引起的高浓度催乳素，对促性腺激素的分泌有抑制作用。因此，在哺乳期间可出现月经暂停，一般为 4～6 个月，它能起到自然调节生育间隔的作用。也有部分妇女，在激素的作用下，卵泡又开始发育并排卵，此时可能不出现月经，当仍有受孕的可能。

小　　结

生物体生长发育到一定阶段后可产生与自己相似的子代个体现象，称为生殖。这对于种族延续、遗传信息的传递具有重要意义。男性的睾丸和女性的卵巢都是生殖腺，分别产生精子、雄激素和卵子、雌激素，在生殖过程中起重要作用。在雌孕激素的作用下，子宫内膜发生周期性变化，产生月经周期。卵子受精后，受精卵在母体子宫内生长发育形成胎儿，包括受精、着床、妊娠的维持及胎儿的生长。成熟的胎儿及其附属物经过母体子宫、阴道产出体外。

<h1 style="text-align:center">课　后　习　题</h1>

一、名词解释

生殖　月经周期

二、填空题

1. 正常一个月经周期其组织形态的周期性改变可分为 3 期，即 _____、_____ 和 _____。
2. 自然分娩的过程可分为三个连续的产程 _____、_____ 和 _____。

三、简答题

1. 雌孕激素的生理作用。
2. 月经周期中子宫内膜的周期性变化如何？
3. 简述分娩的过程。

实 验 指 导

实验 1　反射弧分析

【实验目的】

分析反射弧的组成部分，说明反射弧的完整性与反射活动的关系。

【实验材料】

蛙或蟾蜍、蛙解剖器械、铁支架、双凹夹，肌夹。

【实验内容与方法】

1. 制备脊蛙用探针捣毁蛙脑部，保留脊髓。
2. 检查屈腿反射。
3. 剥去一侧足趾皮肤。
4. 剪断未剥皮侧坐骨神经。

【实验分析】

1. 根据每项实验结果说明其产生原因。
2. 这些实验结果证明了什么问题？

实验 2　神经干的动作电位

【实验目的】

观察神经干动作电位的波形，证明生物电现象的存在。了解神经干动作电位的引导方法。

【实验原理】

用细胞外记录法，将一对引导电极（M 和 N）放置在神经干表面。静息时，神经干表面均为正电位，两电极间没有电位差。当神经受到刺激产生的动作电位沿神经干扩布到 M 处时，M 处变负，而 N 处为正，两电极间出现电位差，记录曲线向上；当动作电位扩布到 N 处，而 M 处兴奋尚未恢复时，M 和 N 两点处均为负，两电极间没有电位差，记录曲线回到零电位线；随后 M 处恢复静息状态，N 处仍处于兴奋状态，两电极间又出现电位差，但和第一次电位差方向相反，即 M 处为正，N 处为负，记录曲线向下。当 M 和 N 点均恢复静息状态，两电极间没有电位差，记录曲线再次回到零电位线。以上记录到的动作电位波形呈双相变化，称为双相动作电位（实验图 −1）。

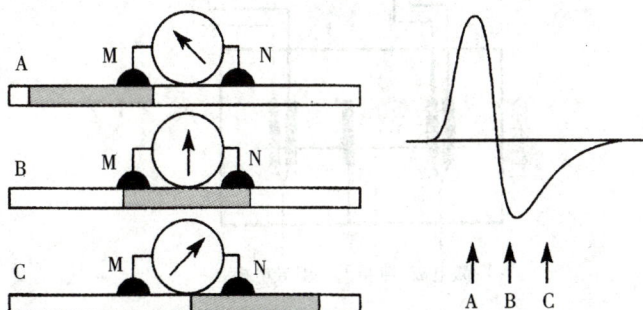

实验图 −1　细胞外引导双相动作电位示意图

左：点区表示兴奋区兴奋自左向右进行，经历 A、B、C 三个阶段。M、N 为引导电极，图上电流表指针指示电流方向；右：记录出来的双向动作电位，标有数字的箭头表示相应于 A、B、C 传导阶段。

【实验用品】

蟾蜍或蛙，蛙类手术器械，计算机（配置生物信号记录分析系统）或示波器、刺激器，林格液（任氏液），滤纸片，刺激电极，引导电极，标本屏蔽盒。

【实验方法】

1. 制备蟾蜍坐骨神经标本。在做成坐骨神经 − 腓肠肌标本基础上，沿坐骨神经向下继续分离，把股神经和腓神经完全游离后将整条神经干两端结扎后取下。放入任氏液中浸泡 10 ~ 30 分钟，使其兴奋性保持正常。

2. 连接实验装置（实验图 −2）。

3. 安放标本。用镊子夹持标本结扎线，用滤纸片吸去标本上多余任氏液，将标本放置在屏蔽盒标本槽内电极上。神经干中枢端接触刺激电极，外周端接触引导电极，引导电极与地线保持适当距离。

4. 观察双相动作电位。以适当的强度刺激神经，调节扫描速度，使荧屏上动作电位波形清晰稳定；将神经干标本放置方向倒换后观察动作电位波形有无变化；将引导电极调换位置后观察动作电位波形有无变化。

5. 观察单相动作电位。用小镊子将两个引导电极之间的神经夹伤，观察动作电位

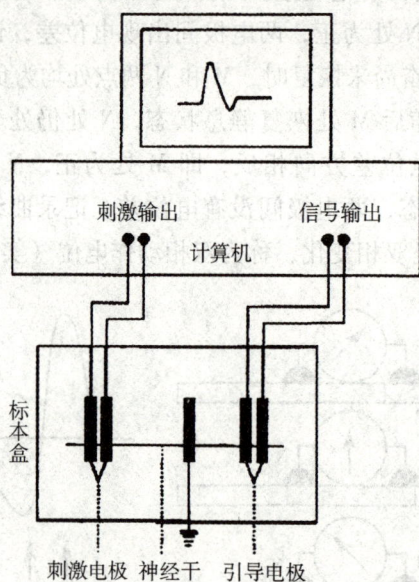

图实验 - 2　引导神经干动作电位装置示意图

波形变化。

6. 观察神经干动作电位幅度与刺激强度之间的关系。用不同刺激强度（由最小逐渐增大）观察动作电位的产生和幅值的变化。

【注意事项】

1. 各仪器要妥善接地，仪器之间、标本与电极之间应接触良好。

2. 制备的神经标本应尽量长些。

3. 屏蔽盒内置一小片湿润滤纸，保持盒内湿润，防止标本干燥。

4. 注意区别刺激伪迹和生物电波形。生物电达一定幅值不再改变，而刺激伪迹可继加大；改变刺激性，伪迹方向倒置，生物电方向不变。

【实验分析】

1. 神经干动作电位波形与单根神经纤维动作电位波形有何不同？为什么？

2. 夹伤神经后动作电位波形为何变为单相？

3. 为什么在一定范围内神经干动作电位幅值与刺激强度呈正变？

实验 3　ABO 血型鉴定

【实验目的】

1. 学会用玻片法鉴定 ABO 血型（如实验图 - 3）。

2. 观察红细胞的凝集反应，掌握血型鉴定的原理。

3. 了解血型鉴定在输血治疗中的意义。

【实验材料】

人血、玻片、玻璃蜡笔、吸管、小试管、采血针、牙签、酒精棉球、干棉球、A 型标准血清、B 型标准血清、75% 酒精、生理盐水。

【实验内容与方法】

1. 取洁净玻片一块，用玻璃蜡笔在玻片两端分别标明 A、B 字样。

2. 分别将一滴 A 型标准血清与 B 型标准血清加在玻片的 A、B 两端。

3. 将受试者耳垂或手指用 75% 的酒精棉球擦拭消毒。用消毒采血针刺破皮肤，取一滴血滴入装有 1mL 生理盐水的试管中，制备红细胞悬液。

4. 用吸管吸红细胞悬液，分别滴入玻片 A、B 标准血清中，各一滴。并将其振荡混匀。

5. 静置玻片，10～15 分钟后用肉眼观察有无红细胞凝集现象。凝集者液体澄清，其中出现大小不等的红色颗粒，不凝集液体呈浑浊不均的淡红色。

6. 再根据红细胞凝集反应，判断红细胞膜上的抗原，再根据抗原的类型来判断血型。

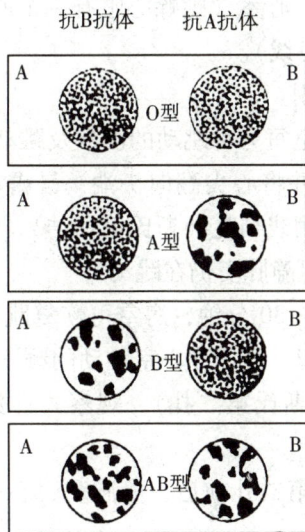

实验图－3　ABO 血型鉴定示意图

【实验分析】

1. 根据玻片两端有无凝集反应，判断血型，并说明原因。

2. 根据这些结果可以得出什么结论？

实验 4 蛙心搏动观察及心搏起源分析

【实验目的】

1. 利用斯氏结扎法来观察蛙心起搏点。
2. 了解心脏兴奋传导的顺序和蛙心各部分自律性的高低，掌握心脏正常起搏点。

【实验材料】

蟾蜍或蛙、蛙类手术器械、蛙钉、棉球、蛙心夹、秒表、滴管、丝线、任氏液。

【实验内容与方法】

1. 取蟾蜍一只，用探针破坏其脑和脊髓，将其仰卧位固定在蛙板上。
2. 用剪刀在剑突下剪开一个小口，然后将剪刀由切口处伸入皮下，向左、右两侧锁骨方向剪开皮肤，将皮肤掀向头端。
3. 提起剑突下端的腹肌，在腹肌上剪一口，将剪刀伸入胸腔（勿伤及心脏和血管），沿皮肤切口方向剪开胸壁，剪断左右鸟喙骨和锁骨，使创口呈一倒三角形。
4. 用眼科镊提起心包膜，用眼科剪小心地剪开，暴露心脏。
5. 识别蛙的静脉窦、心房、心室（蟾蜍心脏有一个心室，两个心房）、房室沟、动脉圆锥、动脉干、窦房沟（半月线）。
4. 在主动脉干下方穿线备用。
5. 观察静脉窦、心房和心室每分钟跳动的次数及跳动的顺序，并计数。
6. 用蛙心夹夹住心尖部，并将心尖翻向头端，暴露心脏背面，在静脉窦和心房交界的半月形白线（窦房沟）处用线结扎（斯氏第一结），以阻断静脉窦和心房之间的传导。观察到心房和心室停跳，但静脉窦仍在跳动。
7. 在第一结扎后，约经 15～30 分钟，房室可恢复跳动（为促其恢复，可用镊柄叩击房室交界区）分别计数静脉窦、心房和心室跳动的频率，注意观察是否一致。
8. 再在房室沟用线结扎（斯氏第二扎），观察并计数静脉窦、心房和心室的跳动情况。
9. 比较斯氏第一扎和斯氏第二扎前后，静脉窦、心房和心室跳动的频率、分析心脏各部分的自律性及传导顺序。

【实验分析】

1. 根据静脉窦、心房及心室跳动的频率，分析心脏各部分自律性的高低及兴奋传导的顺序。
2. 分析结扎后，为什么心脏会出现停跳？过一段时间后，心脏为什么会复跳？
3. 心脏哪个结构的自律性最高？

4. 由这些实验结果，得出什么样的实验结论？

实验 5 期前收缩和代偿间歇

【实验目的】

1. 在心脏活动的不同时期给予刺激，观察心脏收缩活动的变化。
2. 验证心肌兴奋后兴奋性周期性变化的特征，分析期前收缩和代偿间歇的产生机制。

【实验材料】

蟾蜍或蛙、任氏液、生物信号采集系统或二道生理记录仪、张力换能器、蛙类手术器械、蛙心夹、铁支架、双凹夹、小烧杯、滴管、蛙心夹、微调固定器、刺激电极、蛙板。

【实验内容与方法】

1. 蛙心标本制备。

（1）取蟾蜍，破坏其脑和脊髓，仰卧位固定在蛙板上，从剑突下将胸部皮肤向上剪开（或剪掉），再剪掉胸骨，打开心包，暴露心脏。

（2）用有线的蛙心夹在心室舒张期夹住心尖，蛙心夹的线头连至张力换能器。此线应有一定的紧张度。将刺激电极固定于铁支架，使其两级与心室接触。

2. 连接实验仪器装置。张力换能器连接生物信号采集系统的第一通道（也可选择其他通道），刺激电极与生物信号采集系统的刺激输出口相连。

3. 蛙心室期前收缩和代偿间歇的观察。打开计算机，进入生物信号采集系统界面，点击：实验项目—循环实验—期前收缩和代偿间歇，进入实验程序。

4. 记录一段正常蛙心的搏动曲线，观察曲线的收缩相和舒张相。

5. 用中等强度的单刺激，分别在心室的收缩期和舒张早期刺激心室，观察有无出现期前收缩。

6. 用同等强度的单刺激，在心室舒张中后期刺激心室，观察有无期前收缩产生。刺激如能引起期前收缩，观察前后是否出现代偿间歇。

【实验分析】

1. 以中等强度的刺激在心脏的收缩期或舒张早期给予刺激，能否引起期前收缩？为什么？
2. 期前收缩之后为什么会出现代偿间歇？
3. 心肌兴奋后兴奋性变化的主要特点是什么？有何生理意义？

实验6　正常人体心音的听取

【实验目的】

1. 初步掌握心音听诊的方法。
2. 熟悉心脏瓣膜的听诊部位。
3. 了解正常心音的特点及其产生机制，并能分辨第一和第二心音，为临床心音听诊奠定基础。

【实验材料】

受试者、听诊器。

【实验内容与方法】

1. 受试者解开上衣，裸露前胸，取坐位或卧位。检查者坐在受试者对面或站在受试者床的右侧。

2. 检查者将听诊器耳件塞入外耳道，使听诊器的耳件弯曲方向与外耳道一致，向前弯曲。用右手拇指、食指和中指持听诊器胸件，紧贴受试者心尖搏动处，听取心音，并仔细区分第一心音或第二心音。

3. 检查者肉眼观察或用手触诊受检者心尖搏动的位置，按照实验表-1确定心脏瓣膜的听诊部位。

4. 持听诊器按二尖瓣听诊区→主动脉瓣听诊区→肺动脉瓣听诊区→三尖瓣听诊区的顺序进行听诊。

实验表-1　心音听诊部位示意图

心瓣膜	听诊区部位
二尖瓣	左侧锁骨中线与第五肋间相交稍内侧
三尖瓣	胸骨右缘第四肋间或剑突下
主动脉瓣	胸骨右缘第二肋间
肺动脉瓣	胸骨左缘第二肋间

5. 第一心音和第二心音的鉴别

（1）按心音的性质：第一心音音调低，持续时间长；第二心音音调高，持续时间较短。

（2）按两次心音的间隔时间：第一心音与第二心音间隔的时间较短，第二心音与下一次第一心音之间的间隔时间较长。

（3）与心尖搏动同时听到的心音为第一心音，与桡动脉搏动同时听到的心音为第二心音。

【实验分析】

（1）根据心音听诊情况，判断第一心音和第二心音，并区别第一心音和第二心音。

（2）讨论心音听诊的临床意义。

实验7　正常人体动脉血压测量

【实验目的】

1. 了解间接测定动脉血压的原理。

2. 初步掌握袖带法测定肱动脉收缩压和舒张压的方法。并判断其是否正常。

【实验材料】

受试者、血压计、听诊器。

【实验内容与方法】

1. 检查血压计。血压计是由水银检压计、袖带和气球组成。测量前先检查血压计是否完好，水银是否充足，气球是否漏气。

2. 测量准备

（1）受试者静坐5分钟，脱去一侧衣袖，测试者松开血压计橡皮球上的阀门，将袖带内的空气排尽，再关闭阀门。

（2）受试者将前臂平放在桌上，手掌向上，使上臂、血压计与心脏处于同一水平。将袖带缠于上臂，松紧适宜（刚好插入一个指头为宜），袖带下缘位于肘关节上2cm处。用手指在肘窝内上方触摸肱动脉搏动，将听诊器胸件放在搏动明显处。

3. 测量动脉血压

（1）测量收缩压：用橡皮球向袖带内打气加压，使水银柱上升到约180mmHg或听不到脉搏音时再向上打20mmHg，然后松开螺旋阀，徐徐放气，检查者在注视水银柱下降的同时仔细听诊，当突然听到"崩"的声音时，水银柱液面所指示的刻度即为收缩压。

（2）测定量舒张压：继续放气减压，声音则发生一系列变化，先由低而高，而后突然由高变低，最后完全消失。在声音由强突然变弱这一瞬间，水银柱的刻度即为舒张压。连续测定3次，取其平均值，并以"收缩压/舒张压"表示。

4. 血压计使用完毕后，将血压计向右倾斜45°角，使水银检压计内的水银全部回到水银槽内，再关闭开关。

【实验分析】

1. 测定人体动脉压，并分析血压是否正常。

2. 讨论分析影响动脉血压的因素。

3. 说明收缩压和舒张压的测定原理。

实验 8　哺乳动物血压的调节

【实验目的】

1. 学习哺乳动物动脉血压的直接测量方法。

2. 观察神经和体液因素对心脏和血管活动的影响。

【实验材料】

家兔、兔手术台、哺乳动物手术器械、婴儿秤、20% 氨基甲酸乙酯、注射器（1mL、2mL、20mL）、生物信号采集系统、压力换能器、动脉插管、动脉夹、铁支架、双凹夹、电刺激器、三通管、有色丝线、纱布、棉球、肝素、生理盐水、1∶10000 去甲肾上腺素、1∶10000 去甲肾上腺素。

【实验内容与方法】

1. 麻醉和固定。沿家兔耳缘静脉缓慢注射 20% 氨基甲酸乙酯（5mL/kg），注射时应密切观察动物的肌张力、呼吸、角膜反射和痛反射。麻醉后将兔仰卧位固定于兔手术台上。颈部放正拉直。

2. 分离颈部神经和动脉。剪去颈部的毛，沿颈部正中线依次切开皮肤和皮下组织，切口长 5~7cm，用止血钳钝性分离肌肉，暴露气管，在气管两侧见到与气管平行的左、右颈总动脉，与颈总动脉伴行的有迷走神经、交感神经和减压神经，三条神经中迷走神经最粗，交感神经较细，减压神经最细。用玻璃分针依次分离右侧减压神经、迷走神经和颈总动脉，分别穿不同颜色的丝线备用。每根神经、血管分离出 3~4cm。

3. 动脉插管。分离左侧颈总动脉，尽可能向头端游离，穿线并结扎其头端。用动脉夹夹住近心端，血管下穿线备用。用眼科剪在头端结扎线下 0.5cm 处动脉壁上作一斜形切口，切口约为管径的一半，然后将与压力换能器相连的动脉插管（管内预先注入肝素以抗凝）向心脏方向插入颈总动脉，然后用备用的线结扎固定。使动脉插管与动脉保持在同一直线上，然后用胶布将动脉插管固定在手术台上。小心松开动脉夹，可见血液冲进动脉插管。

4. 仪器连接。将压力换能器与生物信号采集系统的通道接口连接，刺激电极与系统的刺激输出连接。

5. 仪器调试。打开计算机进入生物信号采集系统界面，点击：实验模块—循环实验—兔动脉血压的调节，即可记录动脉血压曲线。

6. 观察项目。

（1）观察正常血压曲线。

（2）用动脉夹夹闭右侧颈总 10～15 秒，观察动脉血压的变化。

（3）电刺激减压神经，观察动脉血压变化。

（4）电刺激迷走神经，观察动脉血压的变化。

（5）沿耳缘静脉注入 1：10000 肾上腺素 0.2mL，观察动脉血压的变化。

（6）沿耳缘静脉注入 1：10000 去甲肾上腺素 0.3mL，观察动脉血压的变化。

【实验分析】

1. 根据每项实验结果说明血压变化的机制。

2. 这些实验结果证明了什么问题？

实验 9　正常人体呼吸音的听诊

【实验目的】

初步辨识正常肺部听到的三种呼吸音，掌握其特点及分布区域。

【实验材料】

受试者听诊器。

【实验内容与方法】

1. 体位受检者坐位或者平卧位。

2. 听取支气管呼吸音，听诊位置在喉部，胸骨上窝，背部 6、7 颈椎附近及 1、2 胸椎附近。特点：声音好似将舌尖抬高接近上腭，在呼气时发出的 "ha—" 音；呼气相较吸气相长；呼气较吸气音强且音调高。

3. 听取肺泡呼吸音，听诊区除支气管呼吸音和支气管肺泡呼吸音外，大部分肺野内均可听到肺泡呼吸音部位，依听诊部位而论以乳房下部与肩胛下部最强，腋窝下部次之，肺尖与近肺下缘区域较弱。特点是：声音很像上齿咬下唇发出的 "fu—"，声音较软似微风声；吸气相较呼气相长；吸气相较呼气相音强，音调高。

4. 听取支气管肺泡呼吸音听诊区在胸骨两侧第 1、2 肋间隙，肩胛间区的第 3、4 胸椎水平及肺尖前后部。特点是：吸气时相与呼气时相相似，但音响略强，音调略高；呼气音的性质与支气管呼吸音相似，但较弱稍低，吸呼时相相同，吸呼之间间隙短暂。

【实验分析】

1. 根据实验结果思考呼吸音出现的原理。

2. 试比较三种呼吸音的区别。

实验 10 人体体温测定

【实验目的】

掌握人体体温的测定方法，加深理解体温相对稳定的意义。

【实验材料】

体温计、酒精棉球、干棉球、消毒盘。

【实验内容与方法】

1. 2 人一组，受试者解开衣钮静坐，用纱布擦干腋下。检查者将体温计水银端放于受试者腋窝顶部，屈臂夹紧体温计，测量 10 分钟后，取出读数并记录。

2. 去室外活动 5 分钟，立即回室内测量体温，读数并记录。

3. 比较同一人、同一部位运动前后体温有何变化。

【实验分析】

根据实验结果分析体温的生理性波动。

实验 11 影响尿生成的因素

【实验目的】

通过观察多种因素对家兔尿生成影响，加深理解影响尿生成的因素，并能简单分析结果。

【实验用品】

家兔，哺乳动物手术器材，记录装置，麻醉药及其他用品。

【实验原理】

尿生成的过程包括肾小球的滤过、肾小管和集合管的重吸收及分泌。只要是影响尿生成的因素都是影响尿生成的因素。通过对家兔进行急性实验，施加不同的因素，观察尿量及其成分的变化，加深对理论知识的理解。

【实验方法】

1. 对家兔进行麻醉和固定。

2. 在家兔颈部及腹部进行相应的手术，连接记录仪等相关装置。

3. 采用膀胱插管法或输尿管插管法与记录装置相连。

4. 调整记录装置，记录一段正常血压曲线及尿滴作为对照。

5. 进行下列实验观察。

（1）耳缘静脉注射 37℃生理盐水 15～20mL，观察血压和尿量的变化。

（2）静脉注射 1∶10000 去甲肾上腺素 0.5mL，观察血压和尿量的变化。

（3）取尿液，用班氏试剂进行尿糖定性实验，然后耳缘静脉注射 20% 葡萄糖溶液 5mL，观察尿量变化。待尿量明显增多时，再取尿液，做尿糖定性实验。

（4）静脉注射垂体后叶素 2μL，观察血压和尿量的变化。

（5）静脉注射呋塞米（5mg/kg 体重），观察血压和尿量的变化。

（6）剪断右迷失神经，用中等强度的电流连续刺激其外周端 20～30 秒，让血压下降至 50mmHg 左右，观察尿量的变化。

（7）从一侧股动脉插管放血，让血压迅速下降到 50mmHg 左右，观察尿量的变化。然后迅速从静脉补充生理盐水 20～30mL，观察血压和尿量的变化。

【注意事项】

1. 实验项目多，难度大，损伤大，要选用强壮的家兔。

2. 为了保证有足够的尿量，实验前要多喂新鲜的蔬菜给家兔。

3. 手术操作轻柔准确，避免造成其他部位的损伤。

4. 实验过程中要多次耳缘静脉注射，注意保护耳缘静脉，注射部位从耳尖逐渐移到耳根。

5. 每进行一项实验后要等血压和尿量基本恢复到对照值后再进行下一项。

6. 本实验操作有一定的难度，耗时较长，学生较多，很难保证所有学生都能参与操作并详细观察，可根据情况选择观看实验录像。

实验 12   视敏度测定

【实验目的】

学会使用视力表测定视敏度（视力）。

【实验材料】

标准视力表。

【实验内容与方法】

1. 视力表挂在光线充足、表面均匀的墙上，表上第 10 行（5.0）与受试者的眼在同一高度。

2. 受试者站在离视力表 5 米远处，用遮眼罩罩住一只眼，测定另一只眼的视力。

被试者说出或用手指出字符缺口的方向，由大到小，直到完全不能辨别。受试者能看清楚的最小一行字符的数字即为受试者的视力。

3. 用同样的办法去测试另一只眼。

【实验分析】

分析造成近视的原因，讨论保护视力的措施有哪些。

实验 13　色觉检查

【实验目的】

学会使用色盲图检查色觉异常的方法。

【实验材料】

色盲检查图。

【实验内容与方法】

在明亮而均匀的自然光线下，检查者逐页翻开色盲检查图，被检者应尽可能快地回答图上的图形或数字，每次时间不能超过 30 秒。当出现错误时翻阅色盲图中的说明，查出被检者属于哪类色盲。

【实验分析】

分析色盲形成的原因。

实验 14　瞳孔对光反射

【实验目的】

学会直接观察瞳孔的对光反射。

【实验材料】

手电筒、指示棒。

【实验内容与方法】

1. 观察受试者的双侧瞳孔是否等大，瞳孔边缘是否整齐，是否是正圆形。
2. 在光线较暗处，用手电照射一侧眼，观察被照射侧瞳孔是否缩小，停止照射后，观察瞳孔是否还原。

3. 在光线较暗处，用遮光板在鼻梁上遮住一侧眼，用手电照射另一侧眼，观察两侧瞳孔是否同时缩小。

【实验分析】

分析瞳孔双侧反射的原因。

主要参考书目

[1] 朱大年，王庭槐．生理学．第 8 版．北京：人民卫生出版社，2013.

[2] 马光斌，廖海清．人体解剖生理学．北京：军事医学科学出版社，2013.

[3] 牛欣，张志雄．生理学．第 3 版．北京：中国中医药出版社，2012.

[4] 姚泰．生理学．北京：人民卫生出版社，2010.

[5] 胡志安，王莎莉．生理学．北京：科学出版社，2014.

[6] 顾承麟，任传忠．生理学．第 2 版．北京：科学出版社，2007.

[7] 卢兵，姜林芬．生理学基础．第 2 版．西安：第四军医大学出版社，2014.

[8] 董献红．生理学实验．郑州：郑州大学出版社，2011.

[9] 裴建明．生理学实验指导．西安：第四军医大学出版社，2011.

[10] 朱大诚，于远望．生理学．北京：清华大学出版社，2012.

[11] 王维智，蒋劲涛．解剖生理学基础．第 2 版．北京：人民卫生出版社，2012.

[13] 房德芳．生理学基础．南京：江苏凤凰科学技术出版社，2014.

[14] 施雪筠．生理学．第 3 版．西安：第四军医大学出版社，2006.